Sarah Franz

Ablaufende Blockbuster-Patente als zentrale Herausforderung für die strategische Ausrichtung in Pharmakonzernen

Eine empirische Analyse ausgewählter Top-10 Pharmaunternehmen

disserta
Verlag

Franz, Sarah: Ablaufende Blockbuster-Patente als zentrale Herausforderung für die strategische Ausrichtung in Pharmakonzernen: Eine empirische Analyse ausgewählter Top-10 Pharmaunternehmen, disserta Verlag, 2013

ISBN: 978-3-95425-112-4
Druck: disserta Verlag, Hamburg, 2013
Covermotiv: © carlosgardel – Fotolia.com

Bibliografische Information der Deutschen Nationalbibliothek:
Die Deutsche Nationalbibliothek verzeichnet diese Publikation in der Deutschen Nationalbibliografie; detaillierte bibliografische Daten sind im Internet über http://dnb.d-nb.de abrufbar.

Die digitale Ausgabe (eBook-Ausgabe) dieses Titels trägt die ISBN 978-3-95425-113-1 und kann über den Handel oder den Verlag bezogen werden.

© disserta Verlag, ein Imprint der Diplomica Verlag GmbH
http://www.disserta-verlag.de, Hamburg 2013
Hergestellt in Deutschland

Inhaltsverzeichnis

Abbildungsverzeichnis

Tabellenverzeichnis

Abkürzungsverzeichnis

ANDA	Abbreviated New Drug Application
DDC	Drug Development Candidate
EMA	European Medicines Agency
EMEA	European Agency for the Evaluation of Medical Products
F&E	Forschung und Entwicklung
FDA	U.S. Food and Drug Administration
IRMA	Industrial Research Monitoring and Analysis
M&A	Mergers & Acquisitions
NDA	New Drug Application
OTC	Over-the-Counter
SPC	Supplementary Protection Certificate
USPTO	United States Patent and Trademark Office
VEGF	Vascular Endothelial Growth Factor

1 Einleitung

1.1 Gegenstand und Zielsetzung der Arbeit

„Blockbuster drug bows out"[1], „Patentschutz läuft aus: Pharmabranche drohen Milliarden-Verluste"[2], „Generika kosten Pharmariesen jährlich Milliarden"[3], "5 blockbuster name brand drugs facing patent expiration"[4].

In den letzten Jahren haben sich Schlagzeilen wie diese sowohl in der deutschen als auch in der internationalen Presse gehäuft und spiegeln damit die derzeitige Situation in der Pharmaindustrie wider. Bei einer Vielzahl an Blockbuster-Medikamenten, welche einen erheblichen Anteil am Gesamtumsatz der großen Pharmakonzerne haben, ist entweder in jüngster Zeit das zugrunde liegende Patent abgelaufen oder aber dieses Ereignis steht kurz bevor. Die dann auf den Markt strömenden Generika-Anbieter können das Medikament zu erheblich günstigeren Preisen anbieten und sorgen damit für gravierende Umsatzeinbrüche bei den Blockbuster-Medikamenten. Verschärft wird dieser Zustand durch relativ schwache Forschung- und Entwicklungs- (F&E-) Pipelines der jeweiligen Konzerne, insbesondere in Hinblick auf Wirkstoffe, die sich in späteren Phasen der Entwicklung befinden und somit kurz vor der Marktzulassung stehen. Dadurch können die an Marktanteil verlierenden Blockbuster-Medikamente meist nicht durch nachrückende Produkte ausgeglichen werden. Als Konsequenz sehen sich die betroffenen Unternehmen Umsatzeinbußen im Milliarden-Bereich gegenüber, sofern sie nicht in der Lage sind, die entstehenden Lücken anderweitig zu schließen.

Die vorliegende Untersuchung verfolgt die Zielsetzung, die oben geschilderte Situation theoretisch aufzuarbeiten und anschließend anhand ausgewählter Unternehmensbeispiele empirisch zu analysieren. Einerseits sollen die betroffenen Unternehmen sowie Blockbuster-Medikamente einer Tiefenanalyse unterzogen werden, so dass sich deren Charakteristika nachvollziehen lassen und Erfolgskriterien abgeleitet werden können. Andererseits sollen die von den Konzernen gewählten Wachstumsstrategien angesichts der Bedrohung durch die ablaufende Patente untersucht und miteinander verglichen werden. Im Kontext der Inhouse-Strategien soll hierbei besonderes Augenmerk auf der Entwicklung und Ausgestaltung der eigenen F&E-Aktivitäten liegen. Hinsichtlich der Outhouse-Strategien ist insbesondere die Betrachtung von M&A-Transaktionen sowie von Lizenzierungsaktivitäten von Interesse.

---

[1] Ledfort, H. (2011), S. 16.
[2] Köllen, K. (2012).
[3] Fuest, B. (2011).
[4] McNickle, M. (2012).

1.2 Aufbau der Arbeit

Die vorliegende Arbeit ist in 13 Kapitel untergliedert, welche zu einem theoretischen und einem empirischen Teil zusammengefasst sind. Zu Beginn wird das Forschungsfeld eingegrenzt, so dass ein definierter Rahmen für den weiteren Verlauf der Arbeit gegeben ist. Weiterhin wird der Resource Based View of the Firm, wonach Patente ressourcenbasierte verteidigungsfähige Wettbewerbsvorteile in der Pharmaindustrie darstellen, zur theoretischen Konstituierung der Thematik herangezogen und erläutert.

Kapitel 4 dient der Einführung in die Charakteristika der pharmazeutischen Industrie. Hierzu werden zunächst die wichtigsten Fachtermini sowie die verschiedenen Formen pharmazeutischer Innovationen erläutert (Kapitel 4.1). Im Anschluss daran wird zu besseren Orientierung und Einordnung der später folgenden empirischen Ergebnisse ein Überblick über die pharmazeutische Industrie gegeben. Ein Schwerpunkt des Kapitels 4 wird auf dem Prozess der Arzneimittelentwicklung liegen, da dieses Wissen eine wichtige Grundlage für das Verständnis der empirischen Analyse dieser Arbeit darstellt (Kapitel 4.3). Weiterhin wird auf die besondere Bedeutung von Schutzrechten in der Pharmaindustrie eingegangen und in diesem Kontext insbesondere der Patentschutz als wichtigstes Instrument vorgestellt (Kapitel 4.4). Zum Abschluss dieses Kapitels wird der hohe Stellenwert von Blockbuster-Medikamenten innerhalb der Pharmabranche dargelegt (Kapitel 4.5).

Auf Basis der Literaturrecherche werden weiterhin in den Kapiteln 5 und 6 sowohl die Möglichkeiten externer Wissensgenerierung als auch aktuelle und zukünftige Herausforderungen in der Pharmaindustrie vorgestellt. Aus den Erkenntnissen der Theorie werden dann die Forschungsfrage sowie die Arbeitshypothesen abgeleitet, welche in Kapitel 7 aufgeführt sind. In Kapitel 8 ist ein Überblick über den derzeitigen Stand der Forschung zu dieser Themenstellung zu finden.

Der empirische Teil der Arbeit beginnt mit den Charakteristika der Untersuchung (Kapitel 9), wobei sowohl auf die beiden verwendeten Datenbanken als auch auf die Datenaufbereitung und das Untersuchungsdesign eingegangen wird. Die dann folgende qualitative Analyse (Kapitel 10) findet anhand von drei Fallstudien statt, bei denen sowohl auf die drei Unternehmen als auch die zugehörigen Blockbuster-Medikamente detailliert eingegangen wird. Die quantitative Analyse auf Basis der Datenbanken (Kapitel 11) befasst sich mit den von den Unternehmen gewählten Strategien zur Ausrichtung ihrer F&E. Hierbei wird jedes Unternehmen hinsichtlich seiner Inhouse- und Outhouse-Strategien beleuchtet. Während des gesamten empirischen Teils der Arbeit sind nach jedem Unterkapitel Zusammenfassungen der wichtigsten Ergebnisse zur besseren Übersicht eingefügt. Weiterhin schließen sowohl die qualitative als auch die quantitative Analyse jeweils mit einem Zwischenfazit ab.

In Kapitel 12 werden schließlich die gewonnenen Erkenntnisse der qualitativen und quantitativen Untersuchung zusammengefasst sowie konkret Kontext der Forschungsfrage und Arbeitshypothesen gestellt (Kapitel 12.1). Darüber hinaus wird auf die Limitationen der Untersuchung eingegangen, welche die Ergebnisse hinsichtlich ihrer Interpretierbarkeit und Reichweite in gewissem Maße einschränken. Den Abschluss bildet ein die Ergebnisse reflektierendes Fazit (Kapitel 13), welches ebenfalls Ausblick auf weitere, ggf. noch zu leistende Forschungsarbeit zu der vorliegenden Thematik gibt.

2 Abgrenzung des Forschungsfeldes

Im Folgenden soll zunächst das Forschungsfeld eingegrenzt und definiert werden, um einen klaren Leitfaden und damit die Basis für den weiteren Verlauf dieser Arbeit zu schaffen. Diese Eingrenzung ist zwingend notwendig, weil aus Kapazitätsgründen nicht alle Bereiche und Aspekte des Patentablaufes bei Blockbuster-Medikamenten sowie dessen Folgen für die strategische (Neu-) Ausrichtung für Pharmakonzerne berücksichtigt werden können.

An dieser Stelle soll zunächst geklärt werden, wer als Pharmaunternehmen gilt und wann ein Medikament als Blockbuster definiert wird. Gemäß der Klassifikation der Wirtschaftszweige des Statistischen Bundesamtes zählt allgemein zur pharmazeutischen Industrie, wer pharmazeutische Grundstoffe (z. B. chemisch reiner Zucker, Verarbeitung von Blut usw.) und Spezialitäten (z. B. Antisera, Impfstoffe, verschiedene Arzneiwaren) herstellt. Weiterhin beinhaltet ist die Herstellung von Arzneimitteln chemischen und botanischen Ursprungs. In einer separaten Gruppe werden auch solche Unternehmen erfasst, die Handel mit pharmazeutischen Produkten betreiben sowie ihr Haupttätigkeitsfeld in der Forschung und Entwicklung der Medizin und Pharmazie haben.[5] Per Definition der Europäischen Kommission, auf welche sich auch in dieser Arbeit berufen wird, gilt ein Medikament als Blockbuster, sofern dessen Jahresumsatz über einer Mrd. USD liegt.[6]

Berücksichtigt werden ausschließlich verschreibungspflichtige Medikamente, welche sowohl chemisch-synthetischen als auch biologischen Ursprungs sind. Letzteres ergibt sich aufgrund der immer mehr an Bedeutung gewinnenden Biopharmazeutika, insbesondere in dem sehr umsatzstarken Therapiegebiet der Onkologie. Hierdurch ist eine trennscharfe Abgrenzung von Biotechnologie und Pharmaindustrie heute sehr schwierig. Aus Kapazitätsgründen können selbstverständlich nicht alle Unternehmen analysiert werden, deren Patente auf umsatzstarke Medikamente in jüngster Zeit abgelaufen sind bzw. in naher Zukunft ablaufen werden. Daraus ergibt sich die Notwendigkeit der Selektion, deswegen wurden für die vorliegende Untersuchung drei der etabliertesten Unternehmen in der Pharmaindustrie, namentlich Hoffmann-La Roche, Pfizer sowie Merck & Co., ausgewählt.[7] Darüber hinaus werden die Unternehmen und ihre Blockbuster-Medikamente primär in einem Querschnitt analysiert, d.h. es wird nicht auf das konkrete Lifecycle-Management[8] der Medikamente eingegangen, sondern der Fokus wird auf der strategischen Gesamtausrichtung des jeweiligen Konzerns liegen.

---

[5] Vgl. Statistisches Bundesamt (2008), S. 239 sowie S. 373.
[6] Vgl. European Commission (2008), S. 7.
[7] Siehe dazu Kapitel 9.3.
[8] Beim Lifecyle-Management in der Pharmaindustrie geht es neben der Sicherung des Marktanteils eines Produktes, welches den Patentschutz verliert, vor allen Dingen auch um das Ergreifen der richtigen Maßnahmen in den jeweiligen Phasen des Produktlebenszyklus, um den Umsatz zu erhalten und auszubauen.

An dieser Stelle sei der Vollständigkeit halber darauf hingewiesen, dass diese Arbeit den empirisch-analytischen Ansatz verfolgt, die von den Unternehmen gewählten Wachstumsstrategien unter managementorientierten Gesichtspunkten zu analysieren. Ein normativer Ansatz in Form einer kritischen Auseinandersetzung mit den gesellschaftspolitischen Folgen von Patentschutz in der Pharmaindustrie im Allgemeinen, bspw. inwiefern dadurch der Zugang zu lebenswichtigen Medikamenten beschränkt wird, und welche Rolle die großen Konzerne dabei spielen, ist ohne Zweifel ebenfalls von großer Bedeutung.[9] Allerdings bedarf diese Untersuchung aus Platzgründen einer gesonderten Betrachtung und wird somit nicht Gegenstand der vorliegenden Arbeit sein.

---

[9] Siehe dazu auch Grabowski, H. (2002).

3 Der Ressourcenbasierte Strategieansatz als Erklärungsansatz für das Verhalten von Unternehmen bei Patentabläufen

Zur theoretischen Fundierung der Thematik soll der Ressourcenbasierte Strategieansatz herangezogen werden. Dieser wird als Erklärungsansatz für das Verhalten und somit für die Strategiewahl von Pharmaunternehmen bei Patentabläufen dienen.

Der in den 80er und 90er Jahren des letzten Jahrhunderts entwickelte Ressourcenbasierte Strategieansatz (*Resource Based View of the Firm*) betrachtet die internen Ressourcen und Fähigkeiten eines Unternehmens als wesentlichen Ausgangspunkt zur Erreichung nachhaltiger Wettbewerbsvorteile.[10] Es wird sich auf die im Unternehmen aktuell vorhandenen sowie die zukünftig zur Verfügung stehenden Ressourcen konzentriert. Burr et al. unterscheiden dabei drei Kategorien von Ressourcen:

1) *Ressourcen im engeren Sinne* umfassen bspw. physisches Kapital, Humankapital, Technologische Ressourcen, Reputation etc.

2) *Kompetenzen und Kernkompetenzen* stellen komplexe Ressourcenbündel dar, durch die ein effektiver und effizienter Einsatz von Ressourcen im engeren Sinne stattfindet.

3) *Dynamic Capabilities* sind komplexe Ressourcenbündel, die es dem Unternehmen ermöglichen, sich kontinuierlich den Marktveränderungen anzupassen.[11]

Unternehmen sind demnach heterogene Bündel schwer imitierbarer und substituierbarer Ressourcen, wodurch schließlich auch erklärt werden kann, warum einige Unternehmen bestimmte Leistungen besser und effizienter erbringen als andere. Ziel der strategischen Bemühungen ist es, verteidigungsfähige Wettbewerbsvorteile aufzubauen, indem die Ressourcen des Unternehmens effizient und effektiv entwickelt und eingesetzt werden.[12] Das Vorliegen eines verteidigungsfähigen Wettbewerbsvorteil ist davon abhängig, ob die Ressource einen Wettbewerbsvorteil gegenüber den Konkurrenten hat, einen Wert für den Kunden liefert, spezifisch und nur schwer zu imitieren ist, effizient organisiert wird sowie eine erschwerte Substitution besteht. Da Strategie im Allgemeinen nichts anderes ist als ein „*continuing search for rent*"[13], muss weiterhin eine Appropriierbarkeit gegeben sein. Das Unternehmen muss also in der Lage sein, sich die Erträge aus der Ressource aneignen zu können. Nur so kann schließlich eine unternehmerische Rente erzielt werden.[14] Ein verteidigungsfähiger Wettbewerbsvorteil, der zu einem nachhaltigen Rentenstrom für das Unter-

---

[10] Vgl. Derenthal, K. (2009), S. 61.
[11] Burr, W. et al. (2011), S. 19-28.
[12] Vgl. Burr, W. et al. (2011), S. 17 f.
[13] Bowman, E. H. (1974), S. 47.
[14] Vgl. Burr, W. et al. (2011), S. 29 f.

nehmen führt, kann nur entstehen, wenn die genannten Ressourcen- und Umweltmerkmale alle simultan erfüllt sind.

Abbildung 1:   Der Ressourcenbasierte Strategieansatz.

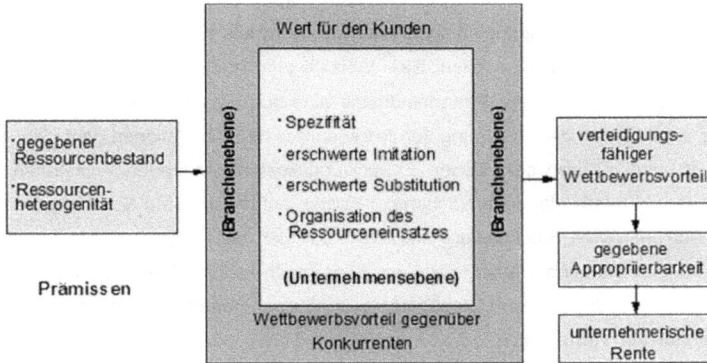

Quelle: Burr, W. et al. (2011), S. 29.

Der Ressourcenbasierte Strategieansatz sieht die Unternehmen also nicht als monolithischen Block an, vielmehr zielt er darauf ab, die Erfolgsfaktoren individuellen unternehmerischen Handelns in Hinblick auf den Aufbau firmenspezifischer Wettbewerbsvorteile zu analysieren.

Dieser Ansatz lässt sich ebenfalls in den Kontext eines dynamischen Wettbewerbsumfeldes, in dem sich die extrem forschungsintensive Pharmaindustrie zweifellos befindet, anwenden. Folgt man der Auffassung Schumpeters, so wird Wettbewerb als Prozess „Schöpferischer Zerstörung" angesehen, wobei Innovationen und technischer Fortschritt der Ursprung wirtschaftlicher Entwicklung sind.[15] Wird dieses Konzept nun auf den ressourcenbasierten Ansatz übertragen, so heißt das für Unternehmen, dass sie ihre Ressourcen immer wieder neu kombinieren müssen, um in einer dynamischen Umwelt ihren Wettbewerbsvorteil nachhaltig verteidigen und ausbauen zu können. Rumelt kombiniert in seinem Werk die Sichtweise Schumpeters mit dem Ressourcenbasierter Strategieansatz in der Form, als dass er Strategie als *"the constant search for ways in which the firm's unique resources can be redeployed in changing circumstances"*[16] definiert.[17] Manifestiert hat sich diese Sichtweise in dem Nachfolgeansatz des Ressourcenbasierten Strategieansatzes, dem *Competence-base View*. Hier wird nicht mehr auf das alleinige Vorhandensein von Ressourcen abgezielt, vielmehr müsse sich ein Unternehmen von anderen abheben, indem es die Kompetenz

---

[15] Vgl. Mahoney, J. T. / Pandian, J. R. (1992), S. 369 sowie Busse, D. (2005), S. 95.
[16] Rumelt, R. P. (1984), S. 569.
[17] Vgl. Mahoney, J. T. / Pandian, J. R. (1992), S. 369

besäße, Ressourcen kontinuierlich zu generieren, zu regenerieren und zu rekombinieren (*Dynamic Capabilities*).[18]

Der Ressourcenbasierte Strategieansatz kann insofern als Erklärungsansatz für das Verhalten von Pharmaunternehmen bei Patentabläufen herangezogen werden, als dass Patente ressourcenbasierte verteidigungsfähige Wettbewerbsvorteile begründen können, sofern sie die genannten Bedingungen erfüllen. Eine Vielzahl von Studien hat mittlerweile bewiesen, dass dem Patentschutz in der Pharmaindustrie eine herausragende Bedeutung beigemessen wird, wenn es um die Aneignung von Erträgen aus den Innovationen geht. Dieser große Stellenwert wird mit den sehr hohen Entwicklungskosten von neuen Wirkstoffen auf der einen Seite und relativ niedrigen Nachahmer-Kosten auf der anderen Seite begründet.[19] Bei vom Ablauf bedrohten Blockbuster-Patenten findet sich das entsprechende Pharmaunternehmen in der Situation wieder, dass es zwar (noch) einen Wettbewerbsvorteil besitzt, dieser aber nicht (mehr) verteidigungsfähig ist. Dann stehen drei grundlegende Handlungsoptionen zur Verfügung:

- Die Strategie der Exploitation des schwindenden Wettbewerbsvorteils.
- Die Strategie der Exploration neuer Wettbewerbsvorteile.
- Eine Mischstrategie aus Exploitation und Exploration.

Dieser Ansatz entstammt dem Konzept der Ambitextrie bzw. Beidhändigkeit. Dieses ist nach Tushman / O´Reilly die gleichzeitige Verwertung vorhandener Ressourcen (Ressourcen Exploitation) zur Ausschöpfung ihres Wertes und die Entwicklung neuer Ressourcen (Ressourcen Exploration) durch Anpassung an Umweltveränderungen.[20] Da ersteres eine hohe Effizienzorientierung voraussetzt, während letzteres primär eine Flexibilitätsorientierung fordert, bedeutet die Ambitextrie die Existenz divergierender Logiken und somit einen Konflikt.[21]

Insbesondere die Exploration neuer Wettbewerbsvorteile ist für die vorliegende Arbeit von besonderem Interesse. Den Unternehmen bleiben diesbezüglich vier Optionen, wie sie auf ablaufende Wirkstoffpatente reagieren können.

- *Competence Building:* Die Erforschung radikal neuer Wirkstoffe und Pharmaprodukte.
- *Competence Leveraging:* Durch Wirkstoff- und Produktmodifikationen werden inkrementelle Innovationen hervorgebracht.
- *Knowledge Buying:* Externe Wissensakquisition durch Mergers and Acquisitions (M&As) sowie Lizenznahme.

---

[18] Vgl. Moldaschl, M. (2011), S. 293.
[19] Vgl. Grabowski, H. (2002), S. 849.
[20] Vgl. Tushmann, M. L. / O´Reilly, C. A. (1996), S. 8-30.
[21] Vgl. Proff, H. (2012), S. 261.

- *Competence Building* bzw. *Competence Leveraging* in neue Geschäftsfelder: Diversifikation in neue Geschäftsfelder jenseits des angestammten Pharmageschäfts, also außerhalb des Bereiches des Blockbuster-Medikaments.[22]

---

[22] Vgl. Burr, W. (2011), S. 7 f.

4   Die Pharmaindustrie im Portrait

4.1   Begriffliche Grundlagen und Formen pharmazeutischer Innovationen

Die Pharmaindustrie ist eine Branche mit vielen Besonderheiten. Insbesondere der Prozess der Entwicklung eines Medikamentes ist äußerst komplex und wird folglich von einer Vielzahl verschiedener Faktoren beeinflusst. Im Folgenden sollen diejenigen erläutert werden, welche für den weiteren Verlauf der vorliegenden Arbeit von besonderer Bedeutung sind.

Der Begriff „Medikament" kommt vom lateinischen Wort „medicamentum" (dt.: das Heilmittel) und ist gleichbedeutend mit dem Begriff „Arzneimittel". Der Gesetzgeber definiert den Begriff des Arzneimittels als *„Stoffe oder Zubereitungen aus Stoffen,*

1) *die zur Anwendung im oder am menschlichen oder tierischen Körper bestimmt sind und als Mittel mit Eigenschaften zur Heilung oder Linderung oder zur Verhütung menschlicher oder tierischer Krankheiten oder krankhafter Beschwerden bestimmt sind oder*

2) *die im oder am menschlichen oder tierischen Körper angewendet oder einem Menschen oder einem Tier verabreicht werden können, um entweder*

    a) *die physiologischen Funktionen durch eine pharmakologische, immunologische oder metabolische Wirkung wiederherzustellen, zu korrigieren oder zu beeinflussen oder*

    b) *eine medizinische Diagnose zu stellen."*[23]

Die Arzneimittel werden von pharmazeutischen Unternehmen entwickelt und unter dem Namen auf den Markt gebracht, welcher ihnen vom entwickelnden oder vertreibenden Unternehmen gegeben wird (bspw. Aspirin® von Bayer HealthCare). Die „Substanz" beschreibt den Wirkstoff des Medikamentes (bspw. Acetylsalicylsäure für Aspirin®), wobei der Substanzname entweder ein Kunstname oder aber an die chemische Struktur angelehnt ist. Eine unter Patentschutz stehende Substanz wird i.d.R. nur unter einem Medikamentennamen vertrieben. Ist der Patentschutz abgelaufen, kann die Substanz auch in anderen Medikamenten vorkommen (bspw. Acetylsalicylsäure in Acesal® von Nycomed).[24]

Im Kontext der Medikamentenentwicklung wird unter „Indikation" vom lateinischen Begriff „Indicare" (dt.: anzeigen) das Krankheitsbild verstanden, für dessen Anwendung das Medikament zugelassen ist. Ähnliche Indikationen werden in Indikationsgruppen zusammengefasst. Die therapeutischen Gebiete, welche einerseits durch den biologischen Ursprung,

---

[23] § 2 Abs. 1 AMG.
[24] Vgl. Fehr, J. (2009), S. 5 f.

andererseits durch die medizinische Praxis bestimmt sind, bilden die Übergruppe der Indikationsgruppen.[25] Die folgende Abbildung veranschaulicht diteses Schema anhand des Beispiels der Onkologie (Wissenschaft, die sich mit Tumorerkrankungen / Krebs befasst).

Abbildung 2:   Indikationen, Indikationsgruppen und therapeutische Gebiete.

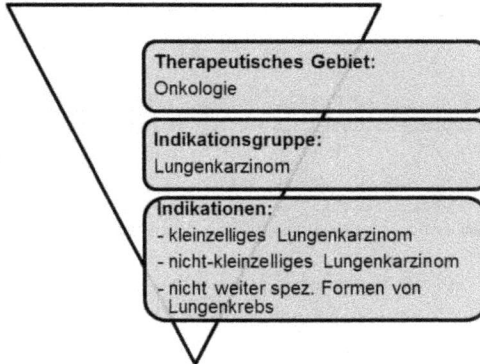

Quelle: Eigene Darstellung.

Im allgemeinen Sprachgebrauch lassen sich Arzneimittel hinsichtlich ihres Innovationsgrades laut Burr / Musil in folgende Gruppen einteilen:[26]

1) *Originalpräparate:* Dieses sind die Präparate des Erstanbieters, welche anfänglich dem Patentschutz unterliegen.[27]

2) *Analogpräparate bzw. Me-too-Arzneimittel:* Diese sind nicht mit den Generika zu verwechseln, denn die Me-toos weisen chemische Innovationen auf, welche in ihrer pharmakologischen Wirkung den Originalpräparaten allerdings stark ähneln. Diese neuen Molekülvariationen sind patentierfähig und sichern dem Erfinder in großen Indikationsgruppen oftmals einen beträchtlichen Marktanteil.[28]

3) *Generika:* Ein Generikum bezeichnet ein Fertigarzneimittel, welches *„nach Ablauf des Patentschutzes mit dem gleichen Wirkstoff und der gleichen Dosierung wie das Originalprodukt (Präparat des Erstanbieters bzw. Entwicklers) auf den Markt gebracht wird.“*[29] Die Generika müssen den Originalprodukten hinsichtlich der Indikation therapeutisch äquivalent sein und werden oftmals deutlich günstiger angeboten als die Originalpräparate, da die Generikaanbieter keine Entwicklungskosten für den Wirkstoff zu tragen haben.[30] Sie werden entweder unter dem Wirkstoffnamen oder aber

---

[25] Vgl. Fehr, J. (2009), S. 6 f.
[26] Vgl. Burr, W. / Musil, A. (2003), S. 3.
[27] Vgl. Lüllmann et al. (2006), S. VII.
[28] Vgl. Bartels, H. (2008), S. 54 f.
[29] Preusker, U. K. (2010), S. 178.
[30] Vgl. ebd.

unter einem sog. Freinamen (International Nonproprietary Names) auf den Markt gebracht.

Abbildung 3: Innovationsgrade von Arzneimitteln.

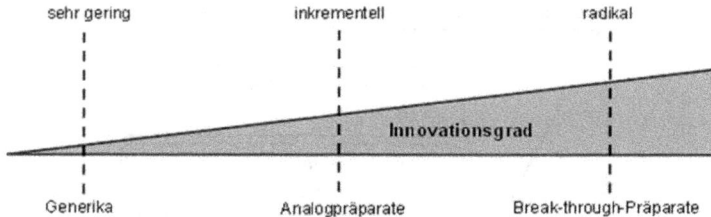

Quelle: Eigene Darstellung; in Anlehnung an: Burr, W. / Musil, A. (2003), S. 3.

In letzter Zeit gewinnen die biologischen Arzneimittel insbesondere in der Krebstherapie immer mehr an Bedeutung. Hierbei handelt es sich um Medikamente, deren Wirkstoff von einem lebenden Organismus stammt oder von diesem hergestellt wird. Prominentes Beispiel hierfür ist das Insulin, welches von einem lebenden Organismus (bspw. Hefen oder Bakterien) produziert werden kann, sofern dieser das Gen zur Produktion von Insulin erhalten hat. Nach Ablauf des Patentschutzes des biologischen Arzneimittels können sog. Biosimilars zugelassen werden. Diese sind dem biologischen Referenzarzneimittel insbesondere hinsichtlich des Wirkstoffes ähnlich, aber nicht mit diesem identisch. Üblicherweise werden Biosimilar und biologisches Referenzarzneimittel in der gleichen Dosierung zur Behandlung der gleichen Indikation(en) eingesetzt. Ein Biosimilar braucht eine separate Marktzulassung, für die gewisse Studien vorgeschrieben sind. In erster Linie geht es hierbei um den Vergleich der beiden Arzneimittel, da diese aufgrund der sehr komplizierten Herstellungsweise immer geringfügig unterschiedlich sind.[31]

Zwar gibt es keine allgemeingültige Definition eines „innovativen Arzneimittels", jedoch wird häufig die Definition des Verbandes der forschenden Arzneimittelhersteller (VFA) herangezogen. Diese umfasst folgende sechs Gruppen:

1) Neue Wirkstoffe gegen zuvor nicht medikamentös behandelbare Krankheiten
2) Neue Wirkprinzipien bei bisher nicht hinreichend therapierbaren Krankheiten
3) Neue Darreichungsformen, durch die bekannte Wirkstoffe besser verfügbar werden und/oder geringere Nebenwirkungen entfalten
4) Neue Technologien in der Herstellung, die das Risiko von Wirkstoffen senken
5) Bekannte Arzneimittel zur Behandlung neuer Indikationen

---

[31] Vgl. European Medicines Agency (2007), S. 1.

6) Kombinationstherapien mit mehreren bekannten Arzneimitteln.[32]

Während es sich bei den Punkten 1) bis 3) um Produktinnovationen handelt, stellt der Punkt 4) eine Prozessinnovation beim Hersteller dar. Bei 5) und 6) hingegen handelt es sich um eine Kombination aus Produkt- und Prozessinnovation, da die Innovationen in den Produkten zu einer Veränderung des Einnahme bzw. Behandlungsprozesses beim Patienten führen.[33]

4.2 Branchenüberblick

Kaum eine andere Industrie kann auf eine ähnlich lange Tradition zurückblicken, wie die Pharmaindustrie: ihre Anfänge sind rückdatierbar bis auf 2100 v. Chr. Antriebsfeder für die Entwicklung von Arzneimitteln war und ist seit jeher das Bedürfnis, Krankheiten zu heilen und zu lindern. Den Ursprung findet die Pharmaindustrie in Apothekenketten (*retail pharmacies*), wie bspw. Merck, Smith Kline and French und Boots, den Anbietern von patentierten Arzneimitteln (*patent medicines*), wie bspw. Beecham und Wintrop-Stearn, sowie den Chemie- und Farbenfirmen, wie z. B. Bayer, Hoechst und ICI. Während in den 1950er und 1960er Jahren, in denen sich die pharmazeutische Industrie nun gänzlich etabliert hatte, die meisten Firmen vollständig vertikal integriert waren, kam es in den 1970er Jahren zu einer ersten Konsolidierungsphase. Multinationale Firmen trieben Akquisitionen kleinerer Firmen in den Ländern voran, in denen sie keine eigenen Niederlassungen hatten. Gleichzeitig schlossen sich kleinere nationale Firmen zusammen, um eine bessere Ausgangsposition im Wettbewerb mit den sich ausdehnenden multinationalen Konzernen zu haben. Die zweite Konsolidierungsphase, welche Mitte der 1990er Jahre begann und bis heute andauert, ist charakterisiert durch Zusammenschlüsse großer, international operierender Konzerne.[34] Die folgende Abbildung gibt eine Übersicht über die globalen Top-10 Unternehmen der Pharmaindustrie nach Umsatz im Jahr 2010.

Tabelle 1:   Weltweite Top-10 Pharmakonzerne nach Umsatz im Jahr 2010.

Rang	Unternehmen	Umsatz in Mio. USD in 2010
1	Pfizer	55.602
2	Novartis	46.806
3	Merck & Co.	38.468
4	Sanofi-Aventis	35.875
5	AstraZeneca	35.535
6	GlaxoSmithKline	33.664
7	Roche	32.693
8	Johnson & Johnson	26.773
9	Abbott	23.833
10	Lilly	22.113

Quelle: Eigene Darstellung; in Anlehnung an: IMS Health (2010a).

---

[32] Vgl. VFA (2002), S. 21.
[33] Vgl. Burr, W. / Musil, A. (2003), S. 4.
[34] Vgl. Breitenbach, J. (2010), S. 6 f.

Der Weltpharmamarkt verzeichnete 2010 einen Umsatz von 634 Mrd. Euro und lag damit 5,4% über dem Vorjahresniveau. Rund 80% der Umsätze wurden in Japan, Nordamerika und Europa erwirtschaftet. Grundsätzlich wird der weltweite Pharmamarkt als Wachstumsmarkt angesehen, da die Lebenserwartung kontinuierlich steigt, viele Krankheiten bislang nicht therapierbar sind und das Konsuminteresse sowie das Streben nach besserer Lebensqualität weltweit die Nachfrage nach medizinischen und pharmazeutischen Produkten weiter ansteigen lassen wird. Durch Fortschritte insbesondere in der Molekular- und Zellbiologie werden neue Anreize für Innovationen geschaffen.[35]

Abbildung 4: Umsatzentwicklung des weltweiten Pharmamarktes.

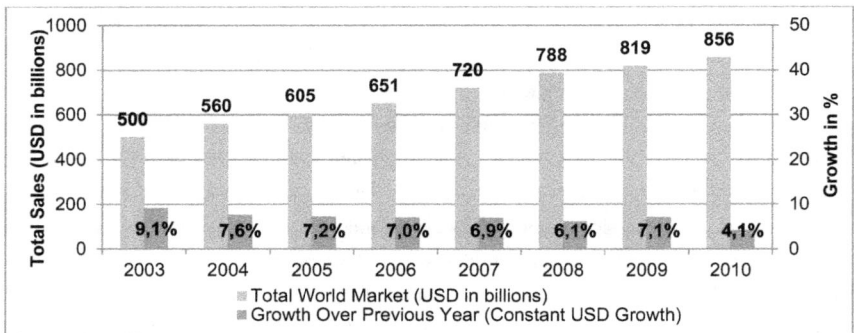

Quelle: Eigene Darstellung. Daten entnommen aus: IMS Health (2011a).

Es lässt sich erkennen, dass die weltweite Pharmaindustrie bislang ein stetiges Wachstum verzeichnete, auch wenn die Wachstumsraten von Jahr zu Jahr leicht rückläufig waren. Der Pharmamarkt entwickelt sich grundsätzlich relativ unabhängig von Konjunkturzyklen, da die Nachfrage in diesem Markt vor allen Dingen durch Pandemien und Epidemien, wie bspw. Aids oder Malaria, die Multimorbidität alternder Bevölkerungsgruppen, ungesunde Lebensweise sowie medizinischen Fortschritt bestimmt wird.[36] Die größten Märkte waren im Jahr 2010 die USA, Europa sowie Asien / Afrika / Australien. Das größte Wachstum wird für die Region Asien / Afrika / Australien sowie dem lateinamerikanischen Raum prognostiziert. Hier sollen die Wachstumsraten bis 2015 zwischen 11 und 14% und somit deutlich über dem weltweiten Durchschnitt liegen. Für die USA, den derzeit größten Pharmamarkt, wird hingegen nur ein Wachstum zwischen 0 und 3% erwartet.[37]

In Deutschland wurde im Jahr 2010 ein Umsatz von 37,5 Mrd. Euro erwirtschaftet, was ein Plus von 0,6% im Vergleich zum Vorjahr ausmacht. Rund 60% des Umsatzes wurden im

---

[35] Vgl. Breitenbach, J. (2010), S. 38 f.
[36] Vgl. ebd., S. 9.
[37] Vgl. IMS Health (2011b).

Ausland erwirtschaftet.[38] Insgesamt stellte die pharmazeutische Industrie in Deutschland im Jahr 2010 pharmazeutische Erzeugnisse im Wert von 26,9 Mrd. Euro her, was einen Produktionsanstieg in Höhe von 1,6% gegenüber dem Vorjahr bedeutet.[39] Rund 5,5 Mrd. Euro wurden in F&E investiert, was ca. 9,4% der gesamten F&E-Aufwendungen der deutschen Wirtschaft ausmacht. Rund 15% des Umsatzes wurden in 2010 in die F&E investiert, womit die Pharmaindustrie in einer relativen Betrachtung zu den forschungsintensivsten Branchen gehört.[40]

Wesentliches Charakteristikum des Pharmamarktes ist die Differenzierung zwischen zwei Typen von Medikamenten. Einerseits gibt es die freiverkäuflichen Arzneimittel zur Selbstmedikation, die sog. Over-the-Counter- (OTC-) Produkte. Diese sind apotheken-, aber nicht verschreibungspflichtig.[41] Andererseits gibt es die verschreibungspflichtigen Arzneimittel, welche ausschließlich auf ärztliche Verschreibung verkauft werden. Auf Anbieterseite lassen sich zwei Typen von Unternehmen unterscheiden. Zum einen gibt es die Originalpräparatehersteller, welche innovative Medikamente erforschen, entwickeln, produzieren und vermarkten. Charakteristisch ist die Patentierung der Präparate, wodurch sich diese Unternehmen aufgrund der Vermarktungsexklusivität die Erträge aus den Innovationen sichern können, wovon wiederum ein Teil in neue F&E-Aktivitäten reinvestiert wird. Läuft der Patentschutz aus, bringen die Generikaanbieter, der zweite Typ von Unternehmen, Nachahmerpräparate i.d.R. zu wesentlich günstigeren Preisen auf den Markt.[42] Auf diese Weise verlieren die Originalpräparatehersteller binnen sehr kurzer Zeit bis zu 50 und 90% ihrer Umsätze aus den vom Patentablauf betroffenen Produkten.[43]

Auch hinsichtlich der Indikationsgebiete unterscheiden sich die Umsätze stark, was im Wesentlichen durch die Häufigkeit und das Ausmaß der in dem jeweiligen Bereich auftretenden Krankheiten geprägt ist.[44] Die folgende Tabelle gibt eine Übersicht über die umsatzstärksten Indikationsgruppen in 2010.

Tabelle 2:   Top-10 der Indikationsgruppen nach Umsatz im Jahr 2010.

Rang	Arzneimittel	Umsatz in Mio. USD im Jahr 2010	Wachstum zum VJ
1	Krebstherapeutika	55.972	6,7%
2	Cholesterinsenker	36.400	2,0%
3	Präparate gegen Atemwegserkrankungen	35.926	7,0%
4	Anti-Diabetika	34.429	12,2%
5	Ulkustherapeutika	27.972	n\a

---

[38] Vgl. Verband Forschender Arzneimittelhersteller e.V. / Institut der deutschen Wirtschaft Köln (2011), S. 3.
[39] Vgl. Bundesverband der pharmazeutischen Industrie e.V. (2011), S. 10.
[40] Vgl. ebd., S. 14 f.
[41] Vgl. Gemeinsamer Bundesausschuss (2012).
[42] Vgl. European Commission (2008), S. 6.
[43] Vgl. Hofmann, S. (2012), S. 30.
[44] Vgl. Breitenbach, J. (2010), S. 10.

6	Blutdrucksenker	26.630	4,5%
7	Antipsychotika, Neuroleptika	25.412	9,0%
8	Immunsuppressiva	20.710	14,7%
9	Anti-Depressiva	20.216	3,4%
10	HIV-Medikamente	15.432	13,2%

Quelle: Eigene Darstellung; in Anlehnung an: IMS Health (2010b).

Somit ist die Onkologie mit Abstand das umsatzstärkste Indikationsgebiet im Pharmabereich. Das größte Wachstum verzeichnen hingegen Medikationen im Bereich der Autoimmuner-krankungen, HIV-Therapie sowie Diabeteserkrankungen.

Auch wenn die Meldungen über die so genannten „Mega-Mergers" gemeinhin den Schluss zulassen, dass die Branche weitestgehend konsolidiert sei, so kommt eine aktuelle Studie des Beratungshauses McKinsey aus dem Jahr 2011 zu einem anderen Ergebnis. Demnach lässt sich im Pharmabereich eine ähnliche Entwicklung wie in der Automobilindustrie erkennen. Der Markt ist mittlerweile viel fragmentierter als noch Ende der 1980er Jahre. Als Ergebnis müssen die großen Pharmakonzerne, die aufgrund ihrer historischen Entwicklung immer noch stark vertikal integriert sind, in einigen Bereichen ihrer Wertschöpfungskette mit extrem spezialisierten Wettbewerbern konkurrieren. Hierzu zählen in erster Linie die bereits genannten Generikahersteller, aber auch Life-Science Service-Anbieter und Biotechnologie-Unternehmen.[45]

4.3 Der Prozess der Arzneimittelentwicklung

Der Prozess der Arzneimittelentwicklung hat sich im Laufe der Jahre zu einem komplexen System von vielen verschiedenen, miteinander verzahnten Aktivitäten entwickelt.[46] Von der Idee bis zum marktfähigen Produkt hat es in den 1950er Jahren nur etwa zwei Jahre gebraucht, mittlerweile liegen die Entwicklungszeiten heute bei durchschnittlich 10 bis 12 Jahren. Die Contergan-Katastrophe in den 1960er Jahren hat maßgeblich zur Erhöhung der Anforderungen an Sicherheit und Wirksamkeit der Medikamente beigetragen und somit die Zulassungsvoraussetzungen drastisch verschärft. Aber auch weitere Faktoren, wie die bereits angesprochene abnehmende Effektivität der Forschung, zunehmende Komplexität der Technik, hohe Anforderungen an das Produkthaftungsrecht und Überschneidungen zu Forschungsfeldern anderer chemischer Industrien tragen zu der Verlängerung der Entwick-lungszeit bei.[47] Damit einher geht ein enormer Kostenanstieg: während in den 1950er Jahren die Entwicklung bis zur Marktreife ca. 7,5 Mio. USD gekostet hat, wurde dieser Betrag im

---

[45] Vgl. Hunt, V. / Manson, N. / Morgan, P. (2011), S. 3.
[46] Vgl. Breitenbach, J. (2010), S. 36.
[47] Vgl. Breyer et al. (2003), S. 429 f.

Jahr 2003 schon auf knapp 900 Mio. USD und in 2006 auf bis zu 1,3 Mrd. USD geschätzt.[48] Allein im Zeitraum vom 1975 bis 2000 haben sich die Entwicklungskosten ungefähr versechsfacht und sich damit überproportional zur Verlängerung der Entwicklungszeiten verändert.[49]

Abbildung 5: Kosten der Entwicklung eines Arzneimittels.

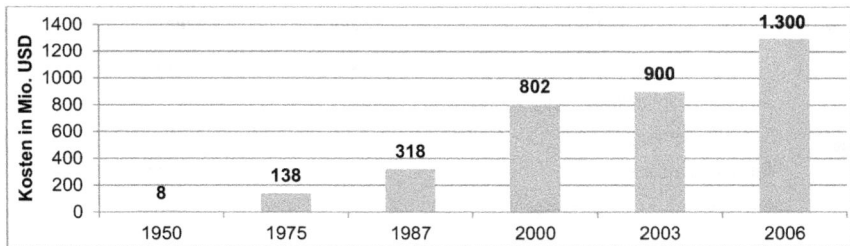

Quelle: Eigene Darstellung; in Anlehnung an: DiMasi et al. (2003) sowie Burr, W. / Musil, A. (2003).

Eine differenzierte Betrachtung der F&E-Kosten nach Indikationsgruppen kann durchaus sinnvoll erscheinen, da sich hier deutliche Unterschiede zeigen. So liegen bspw. die Entwicklungskosten von Arzneimitteln zur Behandlung von Erkrankungen des zentralen Nervensystems weit über dem Durchschnitt, wohingegen Pharmazeutika zur Behandlung von Schmerzen relativ günstig in der Entwicklung sind. Gründe sind hierfür in erster Linie unterschiedliche Beobachtungs- und Entwicklungszeiten.[50]

Der Prozess der Arzneimittelentwicklung lässt sich in charakteristische Phasen einteilen, wie die folgende Abbildung zeigt.

Abbildung 6: Der Prozess der Arzneimittelentwicklung.

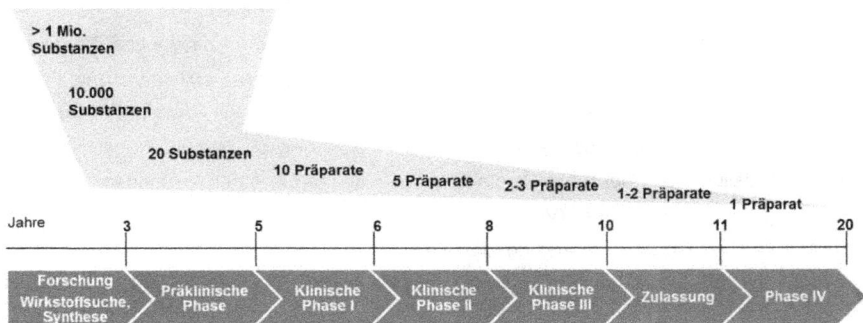

Quelle: Eigene Darstellung.

---

[48] Vgl. Bundesverband der pharmazeutischen Industrie e.V. (2011), S. 21.
[49] Vgl. Thierolf, C. (2008), S. 120.
[50] Vgl. ebd., S. 124.

Der Vollständigkeit halber sei erwähnt, dass nicht alle Quellen exakt die Einteilung vornehmen, wie oben dargestellt. Teilweise werden die verschiedenen Stufen noch weiter differenziert oder zusammengefasst, je nach Ausführlichkeit der jeweiligen Darstellung.[51] Hier soll
sich allerdings an dieser Einteilung orientiert werden, da diese in Hinblick auf die Präklinische und Klinische Entwicklung auch von den beiden Datenbanken verwendet wird und
somit eine gute Orientierung insbesondere für den empirischen Teil dieser Arbeit liefert. Im
Folgenden sollen die einzelnen Phasen und ihre Charakteristika kurz beschrieben werden.

1) *Wirkstoffsuche, Synthese:* Der erste Schritt befasst sich mit der Wirkstoffsuche, wobei
   es um die Identifikation geeigneter Wirkstoffkandidaten geht. In der kombinatorischen
   Chemie werden mithilfe von Computertechnik und automatisierten Anlagen große
   Mengen unterschiedlicher chemischer Verbindungen hergestellt (Synthese). Auf diese Weise kann eine Vielzahl unterschiedlicher Substanzen gewonnen werden. Im
   zweiten Schritt werden diese auf ihre Wirksamkeit untersucht (Screening). Je größer
   die Anzahl der getesteten Verbindungen, desto größer ist die Chance eine therapeutische Schlüssel- bzw. Leitsubstanz zu finden. Wird diese im Screening als wirksam
   erachtet, werden zusätzlich noch chemisch modifizierte Varianten synthetisiert und
   geprüft. Am Ende dieses Prozesses geht ein Wirkstoff hervor, auch *„Drug
   Development Candidate* (DDC)" genannt, dessen Anwendungsgebiete nach dem vor-
   läufigen Stand der Erkenntnis definiert werden. Auch der Applikationsweg in den Organismus wird bestimmt, da hierdurch die Art der zu entwickelten Arzneiform festge-
   legt wird.[52] Die Erfolgsaussichten sind relativ gering: von 10.000 synthetisierten
   Substanzen schaffen es ca. 15 bis 40 in die nächste Phase, von denen wiederum nur
   ein bis zwei die langwierigen klinischen Phasen erfolgreich überstehen werden.[53]
   Sind erfolgversprechende Substanzen identifiziert, werden diese beim Patentamt
   angemeldet.[54]

2) *Präklinische Phase:* Diese Phase beinhaltet sämtliche im Labor- und Tierversuch
   durchgeführten grundlegenden Studien. Die identifizierten Leitsubstanzen werden
   nun an Tieren getestet, da untersucht werden muss, ob die vermuteten Wirkungen
   auch im Organismus nachzuvollziehen sind.[55] Weiterer wichtiger Bestandteil der
   Präklinischen Phase sind Studien zur Toxizität. Hierbei wird insbesondere in Hinblick
   auf die Teratogenität (Verursachung von Missbildungen in der Schwangerschaft),
   Embryotoxizität (Schädigung der Embryonen), Karzinogenität (Verursachung von
   Krebs) und Mutagenität (Schädigung bzw. Veränderung des Erbguts der menschli-

---

[51] Vgl. bspw. Burr, W. (2003), S. 8.
[52] Vgl. Breitenbach, J. (2010), S. 39.
[53] Vgl. Zweifel, P. et al. (2009), S. 408.
[54] Vgl. Burr, W. / Musil, A. (2003), S. 8.
[55] Vgl. de la Haye, R. / Gebauer, A. (2008), S. 106.

chen Zellen) versucht, negative Effekte frühzeitig zu identifizieren. Diese Studien sind eine der wichtigsten Voraussetzungen für die weitere Entwicklung am Menschen, da ihr Ausgang darüber entscheidet, ob eine Human-Verabreichung verantwortbar ist.[56] Somit wird präventiv zur Arzneimittelsicherheit beigetragen. Weiterhin wird in der Pharmakokinetik der zeitliche Verlauf der Konzentration des Arzneimittels im Organismus analysiert.[57]

3) *Klinische Phase I:* In dieser Phase wird das Arzneimittel zum ersten Mal am Menschen getestet, wobei zumeist gesunde, freiwillige Probanden zum Einsatz kommen. Gestartet wird mit einer sehr geringen Dosis, welche dann sukzessive gesteigert wird und schließlich dort endet, wo die höchste, vom Menschen gut tolerierte Dosierung erreicht ist. Da sich gewisse Informationen über das Arzneimittel nicht am gesunden Menschen testen lassen, bspw. die Wirkungen bei Leber- oder Nierenstörungen oder aber auch die Interaktion mit anderen toxischen Substanzen, wie bspw. Krebsmedikamenten, werden auch vereinzelt Studien an entsprechenden Kranken durchgeführt. Pro Studie, welche durch eine große Anzahl an Einzelmessungen gekennzeichnet sind, wird an ca. 10 bis 30 Probanden getestet.[58] Es wird untersucht, wie sich der Wirkstoff im Körper verteilt sowie ab- und umgebaut wird (Pharmakokinetik).[59] Darüber hinaus wird das biologische *„Proof of Concept"* geprüft.[60]

4) *Klinische Phase II:* Der Wirkstoff wird an ca. 100 bis 500 Patienten getestet, wobei Erkenntnisse über die Wirksamkeit als bedeutendes Resultat erhalten werden. Die Studien dauern in der Regel 18 bis 24 Monate.[61] Die relativ kleine Fallzahl ist damit begründet, dass die Reaktionen erkrankter Patienten anders ausfallen können, als die Ergebnisse aus Phase I gezeigt haben, in der hauptsächlich an gesunden Menschen getestet wurde. Das Risiko soll so gering wie möglich gehalten werden. Im Fokus der Studien stehen somit auch das Auftreten eventueller Nebenwirkungen sowie die optimale Dosierung der Substanz. Sofern am Ende eine positive Nutzen-Risiko-Beurteilung vorliegt, wird in Phase III übergegangen.[62]

5) *Klinische Phase III:* Die Studien dieser Phase sind wesentlich repräsentativer als die der vorhergehenden Phase, da hier an mehreren tausend Patienten in Langzeitstudien getestet wird. Außerdem wird an ausgewählten Populationen wie Frauen, Kindern oder älteren Patienten getestet.[63] Besonders wichtig in diesen Studien ist es, dass die Versuche so angelegt sind, dass die gezeigten Ergebnisse mit einer Wahr-

---

[56] Vgl. Pirk, O. / Schöffski, O. (2012), S. 204.
[57] Vgl. Breitenbach, J. (2010), S. 42.
[58] Vgl. de la Haye, R. / Gebauer, A. (2008), S. 111.
[59] Vgl. Burr, W. / Musil, A. (2003), S. 8.
[60] Vgl. Breitenbach, J. (2010), S. 42.
[61] Vgl. Breitenbach, J. (2010), S. 42.
[62] Vgl. de la Haye, R. / Gebauer, A. (2008), S. 112.
[63] Vgl. Breitenbach, J. (2010), S. 43.

scheinlichkeit von über 95 bzw. 99% auf die Wirkungen des Medikamentes und nicht auf externe Effekte zurückzuführen sind. Aufgrund dessen wird hier auf das „Doppel-blind-Verfahren" zurückgegriffen. Hierbei sind das zu testende Arzneimittel und das Vergleichsmedikament, sofern vorhanden, vollkommen gleich aufgemacht, so dass weder Arzt noch Patient wissen, welches Präparat zum Einsatz kommt. Sofern kein Vergleichsmedikament vorhanden ist, werden Placebos verabreicht. Erst wenn die Datenbank ausgewertet ist, wird eine Entschlüsselung darüber vorgenommen, wer welches Medikament erhalten hat.[64]

6) *Zulassung:* Ein entscheidender Meilenstein bei der Entwicklung eines neuen Medi-kamentes ist zweifelsohne das Einreichen der Zulassungsunterlagen bei der zustän-digen Zulassungsstelle.[65] In Europa gibt es seit Anfang 1995 die *European Agency for the Evaluation of Medical Products* (EMEA), die zwei Zulassungsverfahren für neue pharmazeutische Produkte vorsieht. In der sog. *zentralen Zulassung* werden in-novative Produkte bzw. solche aus dem Bereich der Biotechnologie direkt über die EMEA zugelassen, was bei Erteilung der *„marketing authorization"* zu einer für alle Mitgliedsländer geltenden Zulassung führt. Im sog. dezentralisierten Verfahren wird die nationale Zulassung, die ein Staat erteilt hat, durch die anderen Mitgliedsstaaten anerkannt und somit die *„marketing authorization"* ausgedehnt.[66] Darüber hinaus gibt es noch das nationale Zulassungsverfahren.[67] Eingereicht werden muss ein umfas-sendes Zulassungsdossier, welches eine Zusammenfassung sämtlicher präklinischer und klinischer Studien liefert. Es soll eine Beurteilung über den Wirkmechanismus, die pharmakologischen Daten, die Wirksamkeit und Dosierung, den Vergleich zur bisherigen Standardtherapie sowie die Verträglichkeit und zu erwartenden Nebenwir-kungen zulassen.[68] Die Zulassung wird in der Regel dann erteilt, wenn ein positives Nutzen-Risiko-Verhältnis vorliegt.[69] Der Prozess wird als *„New Drug Application (NDA)"* bezeichnet.[70]

7) *Phase IV:* In dieser Phase findet die klinische Prüfung bzw. Forschung nach erteilter Zulassung statt, wobei unterschiedliche Fragestellungen erörtert werden. In diesen marktbegleitenden Studien werden Vergleichsstudien zur Wirksamkeit durchgeführt, aber auch sog. „Outcome Studies" zur Mortalität und Morbidität sowie gesund-heitsökonomische Studien sind Gegenstand der Betrachtung. Darüber hinaus wird die Dosierungsempfehlung aus der erteilten Zulassung überprüft sowie seltene uner-

---

[64] Vgl. de la Haye, R. / Gebauer, A. (2008), S. 113.
[65] Vgl. Schlemminger, M. (2010), S. 136.
[66] Vgl. Breitenbach, J. (2010), S. 44.
[67] Einen Überblick gibt die Internetseite der Heads of Medicines Agency (HMA), http://www.hma.eu.
[68] Vgl. de la Haye, R. / Gebauer, A. (2008), S. 113 f.
[69] Vgl. Schlemminger, M. (2010), S. 136.
[70] Vgl. Dreger, C. (2000), S. 50.

wünschte Arzneimittelwirkungen identifiziert. Insbesondere in der Krebsheilkunde kommen sog. „Therapieoptimierungsstudien" zum Einsatz, mit denen bisherige Therapieschemata optimiert werden sollen.[71] Ständige, breit gestreute Prüfungen sind aus wissenschaftlicher Sicht unerlässlich, denn solange sich ein Präparat auf dem Markt befindet, muss eine Forschung im Sinne einer Nutzen-Risiko-Abwägung hinterlegt sein. Zwei Jahre nach der Unterstellung unter die automatische Verschreibungspflicht, ist bei neuen Wirkstoffen ein ausführlicher Bericht an die Behörde zu stellen. Für jedes Arzneimittel muss fünf Jahre nach der Zulassung die Verlängerung ebendieser beantragt werden. Hierbei fällt dann auch die Entscheidung, ob das Medikament weiter unter der Verschreibungspflicht durch den Arzt bleibt oder rezeptfrei über Apotheken abgegeben werden kann.[72]

Neben dem enormen Zeit- und Kostenaufwand der F&E-Aktivitäten in der Pharmabranche, sind diese auch mit sehr großen Ausfallrisiken verbunden, welche ebenfalls im Zeitablauf immer größer geworden sind.[73] Nur eine von mehreren tausend Substanzen wird über einen Zeitraum von ca. 14 Jahren erfolgreich zugelassen. So hat eine entdeckte Substanz in der Basisforschung eine Zulassungswahrscheinlichkeit von weniger als einem Prozent, selbst in der Klinischen Phase III liegt diese nur bei durchschnittlich 60%.[74]

4.4 Intellectual Property: Überblick über die wesentlichen Schutzrechte

Teile des immateriellen Eigentums von Unternehmen sind mittels gesetzlicher Regelungen geschützt. Bei den *Intellectual Property Rights* bzw. geistigen Eigentumsrechten handelt es sich um Patente und Gebrauchsmuster sowie Geschmacksmuster, Markenschutz, Urheberrecht und andere spezielle Schutzrechte.[75] Grundsätzlich gilt im Wettbewerbsrecht das Prinzip der Nachahmungsfreiheit, welches besagt, dass nicht geschützte Erzeugnisse, Produkte, Marken und Zeichen normalerweise nachgeahmt werden dürfen. Daraus folgt, dass bspw. die exakte Nachahmung und Vermarktung einer pharmazeutischen Formulierung erlaubt ist, sofern diese nicht rechtlich geschützt wurde. Bestehen allerdings Schutzrechte, so kann die Nachahmung verhindert und der Plagiator bestraft werden.[76]

Vor diesem Hintergrund wird nochmals der besondere Stellenwert von Schutzrechten für die Pharmaindustrie deutlich, welcher sich im Wesentlichen in drei zentralen Punkten manifes-

---

[71] Vgl. de la Haye, R. / Gebauer, A. (2008), S. 114.
[72] Vgl. Breitenbach, J. (2010), S. 43.
[73] Vgl. Zweifel, P. et al. (2009), S. 408.
[74] Vgl. Thierolf, C. (2008), S. 120.
[75] Vgl. Bundesministerium für Wirtschaft und Technologie (2009), S. 13 f.
[76] Vgl. Riedl, P. (2010), S. 218.

tiert. Erstens gehen die sehr hohen F&E-Zeiten mit dem hohen Risiko einher, dass ein Wettbewerber den entdeckten Wirkstoff früher in den Markt einführt. Zweitens finden sich Innovatoren in der Pharmaindustrie in der für sie misslichen Situation wieder, dass es ein sehr ungünstiges Verhältnis zwischen Innovations- und Imitationskosten gibt. Erstere sind wie bereits erwähnt sehr hoch, während die Nachahmung relativ günstig ist. Die Entwicklungskosten eines Generikums liegen ca. bei einer halben bis zwei Mio. Euro. Drittens ist der in erster Linie durch Patente gewährte Schutz in der Pharmaindustrie sehr wirksam, da eine im Vergleich zu anderen Branchen sehr hohe Transparenz vorherrscht: Das Angebot desselben Moleküls durch einen Wettbewerber ist daher unmöglich.[77]

Hinsichtlich der möglichen Schutzrechte haben Patente zweifelsohne die größte Bedeutung für die Pharmaindustrie. Durch ein Patent wird für einen gewissen Zeitraum das Eigentumsrecht an einer Erfindung verliehen, was das Recht beinhaltet, andere von der kommerziellen Nutzung ausschließen. Damit einher geht weiterhin das alleinige Recht der Herstellung, Nutzung und Vermarktung der Erfindung sowie ihre Veräußerung und Lizenzierung. Die Entwicklung ähnlicher Produkte mit Hilfe der vom Innovator veröffentlichten Unterlagen wird durch das Patent nicht untersagt, lediglich das ursprüngliche Produkt und der Prozess dürfen nicht nachgeahmt werden.[78]

Die Patenlaufzeit in Deutschland, der EU sowie den USA ist auf 20 Jahre begrenzt, angefangen beim Tag der Patentanmeldung.[79] Durch ein ergänzendes Schutzzertifikat, das sog. „Supplementary Protection Certificate (SPC)", oder andere Patentlaufzeit-Verlängerungen, sog. „Patent Term Extensions (PTE)", kann die Laufzeit um max. fünf Jahre verlängert werden.[80] Läuft das Patent schließlich aus, erlischt die dadurch gewährte Marktexklusivität und führt meist unmittelbar zum Markteintritt zahlreicher Generikaanbieter.[81]

Das Patentrecht ist in den wichtigsten Pharmamärkten weltweit relativ identisch ausgestaltet.[82] Nichtsdestotrotz ist der erteilte Patentschutz territorial begrenzt, d.h. dieser gilt nur für das Land, für welches er erteilt wurde. Darüber hinaus existieren auch überregionale Patente, von denen dem europäischen Patent die größte Bedeutung beigemessen wird.[83] Die erste Patentanmeldung (Basic Application) erfolgt i.d.R. in nur einem Land. Darauf folgen dann Anmeldungen in allen anderen Ländern, in denen der Patentschutz gewünscht ist (International Filings). Alle diese Anmeldungen müssen innerhalb eines Jahres nach der ersten Patentanmeldung erfolgen (Priority Year). Diese Zeitspanne ist nicht verlängerbar.[84]

---

[77] Vgl. Raasch, C. / Schöffski, O. (2008), S. 215.
[78] Vgl. Raasch, C. (2010), S. 32.
[79] Vgl. Alpen, D. (2000), S. 11.
[80] Vgl. Roche (2005a), S. 4.
[81] Vgl. Raasch, C. / Schöffski, O. (2008), S. 215.
[82] Vgl. Burr, W. / Musil, A. (2003), S. 11.
[83] Vgl. Riedl, P. (2010), S. 218.
[84] Vgl. Roche (2005a), S. 4.

Das Besondere am Patentschutz in der Pharmaindustrie ist, dass nicht nur der eigentliche Wirkstoff patentiert werden kann. Darüber hinaus können noch

- *„sein Metabolit sowie sog. Pro-Drugs (Moleküle, die im Körper den eigentlichen Wirkstoff freisetzen) und Polymorphe (andere räumliche Kristallstrukturen),*
- *Syntheseverfahren,*
- *eine besondere Galenik oder Formulierung sowie*
- *therapeutische Anwendungen und Therapieverfahren (allerdings nicht in der EU)"*[85]

patentiert werden. Das bedeutet im Umkehrschluss, dass es eigentlich nicht ein einziges Patent für ein Medikament gibt und somit folglich auch nicht „den einen" Patentablauf. Vielmehr handelt es sich um eine Vielzahl an Patenten, welche unterschiedliche Ablaufzeiten vorweisen. Die folgende Tabelle gibt einen Überblick über die möglichen Ansprüche bei der Patentierung von Arzneimitteln:

Tabelle 3: Mögliche Ansprüche bei der Patentierung von Arzneimitteln.

		Anspruchsart	Beispiele
Fall 1	Stoff ist neu	Stoffanspruch	Stoff A, dadurch gekennzeichnet, dass er der Summenformel C_2H_6O entspricht
Fall 2	Stoff ist bekannt, Verwendung des Stoffes als Arzneimittel unbekannt	Verwendungsanspruch (erste medizinische Indikation)	Pyrrolidin-Derivate der allgemeinen Formel … zur Anwendung als therapeutische Wirkstoffe
Fall 3	Stoff ist bekannt, Verwendung des Stoffes als Arzneimittel ist bekannt, bislang nicht bekannte Verwendung des Stoffes zur Behandlung einer medizinischen Indikation	Verwendungsanspruch (zweite medizinische Indikation)	Verwendung des Stoffes A zur Herstellung eines Arzneimittels zur Behandlung der Krankheit B

Quelle: Eigene Darstellung; in Anlehnung an: Vanek, V. et al. (2004), S. 28.

Geschmacks- und Gebrauchsmuster sowie Marken haben in der Pharmaindustrie lediglich eine untergeordnete Bedeutung, weswegen diese hier nur kurz skizziert werden sollen. Das Gebrauchsmuster wird oftmals auch als „kleines Patent" bezeichnet, da es ebenfalls technische Erfindungen schützt. Verfahrensansprüche sind allerdings vom Schutz ausgenommen.[86] Der wesentliche Unterschied zum Patent besteht darin, dass die Laufzeit des Ge-

---

[85] Raasch, C. (2010), S. 35 f.
[86] Vgl. ebd., S. 220.

brauchsmusters auf max. 10 Jahre begrenzt ist.[87] Eine Marke kennzeichnet die Waren oder Dienstleistungen eines Unternehmens, wobei die Zeichen schutzfähig sind, welche die Waren oder Dienstleistungen von anderen Unternehmen unterscheiden.[88,89]

4.5 Die Bedeutung von Blockbuster-Medikamenten in der Pharmaindustrie

Wie bereits eingangs erwähnt, handelt es sich per Definition um ein Blockbuster-Medikament, sofern dieses über 1 Mrd. USD Umsatz pro Jahr generiert. Die positive Folge für das Unternehmen sind Umsätze in Milliardenhöhe über die Folgejahre. Allerdings kann ein solches Produkt nur entstehen, wenn bereits in den ersten Jahren nach der Markteinführung eine schnelle und vollständige Marktdurchdringung erzielt wird, was wiederum enorme Marketingaufwendungen erforderlich macht.[90] Deutlich wird, dass die Unternehmen aufgrund der enormen Gewinne bislang natürlich bestrebt waren, ein solches Blockbuster-Medikament auf den Markt zu bringen und entsprechend auch ihre F&E-Aktivitäten dahingehend ausgerichtet haben.

Eine Reihe von Studien hat sich mit den Charakteristika von Blockbuster-Medikamenten befasst und versucht Handlungsempfehlungen für die F&E- sowie Marketingaktivitäten der Unternehmen abzuleiten. Die Historie hat demnach gezeigt, dass es weniger darum geht, der Erste, sondern vielmehr darum, der Beste in einem bestimmten Markt zu sein. Die größte Wertschöpfung wurde nicht mit vollkommen neuen Wirkstoffen (NCE / NME: *New Chemical Entities / New Molecular Entities*) erzielt, sondern mit den Me-too- bzw. Analogpräparaten.[91] Auffällig war vor allen Dingen, dass sich die Blockbuster in den meisten Fällen in mindestens einem der Aspekte Wirksamkeit, Sicherheit (insbesondere in Hinblick auf Nebenwirkungen), Indikation und Annehmlichkeit bzw. Komfort (beispielsweise Häufigkeit der Einnahme) von den anderen Produkten am Markt differenziert haben.[92]

Momentan befindet sich der weltweite Pharmamarkt allerdings in einer Umbruchphase. Insgesamt laufen nach Schätzungen des Marktforschers IMS Health bis 2015 bei Medikamenten mit insgesamt mehr als 120 Mrd. Dollar Umsatz die Patente aus. Das würde ca. 15% des aktuellen Umsatzes der Branche entsprechen.[93] Hinzu kommt der Kostendruck, da viele

[87] Vgl. Riedl, P. (2010), S. 221.
[88] Vgl. Deutsches Patent- und Markenamt (2012b).
[89] Der Erfolg eines Medikamentes insbesondere im freiverkäuflichen Bereich ist nicht nur von der Wirksamkeit oder dem Preis abhängig, sondern wird ganz wesentlich von der Marke bestimmt. Diese dient den Patienten oftmals als Orientierungshilfe und wird zum absatzfördernden Gütesiegel. Auch der Arzt orientiert sich trotz des Drucks hinsichtlich der Gesundheitskosten am Image des Medikaments bzw. des Herstellers.
[90] Vgl. Breitenbach, J. (2010), S. 12.
[91] Vgl. Booth, B. / Zemmel, R. (2003), S. 838.
[92] Vgl. ebd., S. 839.
[93] Vgl. Hofmann, S. (2012), S. 30.

Industrienationen die hohen Ausgaben im Gesundheitssektor senken wollen. Auch die Entwicklungsländer werden zukünftige Ausgaben stärkeren Kontrollmechanismen unterziehen. Regulatorische Anforderung - insbesondere in Hinblick auf Nutzen, Risiken und Kosten - werden weiter ansteigen und die Zulassung neuer innovativer Produkte erschweren.[94] Dem gegenüber stehen laut Aussage einiger Quellen eingebrochene F&E-Aktivitäten bzw. Pipelines, die entweder nicht ausreichend gefüllt sind oder aber keine Innovationen aufweisen, welche den veränderten Marktbedingungen gerecht werden würden.[95]

Allgemein hat sich der Wettbewerb um die Blockbuster drastisch verändert. Neben einer geographischen Verlagerung weg von europäischen Firmen hin zu US-amerikanischen Unternehmen, ist auch der Zeitdruck wesentlich größer geworden.[96] Die Dauer der Marktexklusivität hat sich in den letzten Jahren stark verkürzt, weil die Effektivität der F&E-Aktivitäten aufgrund des bereits weit entwickelten Standes der Medizin in den meisten Bereichen immer weiter abnimmt und die Zulassungsvoraussetzungen immer weiter verschärft wurden. In der Konsequenz werden die Entwicklungszeiten immer länger, wodurch bereits viel von der Dauer des Patentschutzes in Anspruch genommen wird.[97] Die Folge sind zeitnah auf den Markt strömende generische Wettbewerber, durch welche dem Originator innerhalb der ersten 18 Monate bis zu 70% der Umsätze verloren gehen.[98]

Auch hier gibt es einen regelrechten Wettstreit, wenn es darum geht, das erste Generikum für einen Blockbuster anzubieten. Der Prozess bis dahin ist aufwendig. In den USA beispielsweise sieht die *„Abbreviated New Drug Application* (ANDA)" ein zweistufiges Verfahren vor, bestehend aus staatlichen Vorgaben sowie einem privatem Gerichtsverfahren. Einerseits muss der Generika-Anbieter vor Gericht beweisen, dass die Patente des Originalpräparates abgelaufen bzw. ungültig sind. Anderseits muss der Generika-Anbieter eine formelle Prüfung durch die *„U. S. Food and Drug Administration* (FDA)" durchlaufen, in der geprüft wird, ob das Generikum tatsächlich das biologische Äquivalent zum Originalpräparat darstellt und die gleiche Konzentration im Blut erreichen wird. Außerdem muss die FDA sicherstellen, dass der Anbieter in der Lage ist, ausreichende Mengen des Generikums herstellen zu können. Anders als bei den Blockbustern ist es für ein Generikum von großer Bedeutung, das erste (Nachahmer-) Präparat auf dem Markt zu sein. Dieses bekommt nämlich für eine Zeitspanne von sechs Monaten die Exklusivrechte für die Vermarktung. In diesem Zeitraum kostet das Generikum ca. 70-80% vom Originalpreis. Nach den sechs Monaten können weitere Wettbewerber in den Markt drängen, so dass der Preis dann auf ca. 5% des Originalpreises abfällt. Im Falle eines Blockbusters kann dieser exklusive Vermarktungszeitraum

---

[94] Vgl. Hunt, V. / Manson, N. / Morgan, P. (2011), S. 2.
[95] Vgl. Ledford, H. (2011a), S. 16.
[96] Vgl. Breitenbach, J. (2010), S. 12.
[97] Vgl. Raasch, C. (2010), S. 20 f.
[98] Vgl. Breitenbach, J. (2010), S. 12 f.

von sechs Monaten einen Gewinn von mehreren hundert Millionen USD für das Generikum bedeuten.[99] Für die Zulassung muss lediglich die Bioäquivalenz zum Originalpräparat nachgewiesen werden, wonach sich zwei Arzneimittel nicht mehr als 20% hinsichtlich des Ausmaßes und der Geschwindigkeit der Arzneimittelresorption unterscheiden dürfen. Unbedenklichkeits- und Wirksamkeitsstudien sind nicht mehr erforderlich.

Etwas anders gestaltet sich die Situation allerdings bei den biologischen Arzneimitteln bzw. ihren Nachfolgern, den Biosimilars.[100] Wie bereits erwähnt, sind diese beiden Formen – anders als bei den chemischen Arzneimitteln – einander nur ähnlich, aber sie sind nicht identisch. Der Grund hierfür sind die höchst komplizierten, den Wirkstoffen zugrunde liegenden Formeln und die äußerst komplexen Herstellungsprozesse, die das Kopieren erschweren. Vor ihrer Zulassung müssen die Biosimilars eine Reihe von präklinischen und klinischen Studien durchlaufen. Diese sind zwar nicht so aufwendig wie bei ihren Vorbildprodukten, dennoch müssen sie insbesondere in der Klinischen Phase noch an mehreren hundert Patienten getestet werden.[101] Die Entwicklungskosten eines Biosimilars liegen bei ca. 80 bis 120 Mio. Euro.[102] Die bereits am Markt befindlichen Produkte zeigen, dass bei Biosimilars eine Preisreduktion von 20 bis 25% gegenüber den Originalpräparaten erwartet werden kann. Bei dieser Aussage muss allerdings berücksichtigt werden, dass es in Europa erst 14 zugelassene Biosimilars gibt, in den USA wurde die Möglichkeit der Biosimilar-Zulassung erst im Jahr 2010 geregelt.[103] In anderen nicht-europäischen Ländern herrschen eigene Zulassungsvoraussetzungen, die oftmals nicht annähernd so streng und umfangreich ausgestaltet sind wie in Europa, den USA und Japan. Die Kopien von biopharmazeutischen Medikamenten aus diesen nicht-europäischen Ländern dürfen in Deutschland aufgrund mangelnder Qualität und Sicherheit nicht eingesetzt werden.[104]

Generell wird der Pharmaindustrie vorausgesagt, dass die Ära der Blockbuster-Medikamente, so wie sie sich historisch gezeigt hat, vorbei sein wird. Die Zyklen, in denen ein Medikament an der Spitze stehen und extrem hohe Umsätze generieren wird, werden zukünftig immer kürzer werden.[105]

---

[99] Vgl. Eban, K. (2011), S. 205.
[100] „Biosimilars" ist die offizielle Bezeichnung dieser Produkte in Europa, weswegen dieser Begriff in der vorliegenden Arbeit verwendet wird. Andere Bezeichnungen lauten „ähnliche biologische Arzneimittel", „Biosi-milar-Arzneimittel", „Follow-on-Biologicals" oder „Biogenerika".
[101] Vgl. Heitmann, M. (2010), S. 361.
[102] Vgl. Pro Generika (2008), S. 4.
[103] Vgl. Heitmann, M. (2010), S. 361.
[104] Vgl. Dingermann, T. / Zündorf, I. (2007), S. 74.
[105] Vgl. Ledford, H. (2011a), S. 17.

5 Externer Wissenserwerb durch Mergers & Acquisitions und Lizenzgeschäft

Der Erfolg von Unternehmen ist neben der Fähigkeit, interne Ressourcen aufbauen und sinnvoll einsetzen zu können, auch im wesentlichen Maße davon abhängig, wie gut diese sich Zugang zu Wissen und Fähigkeiten außerhalb der eigenen Unternehmensgrenzen verschaffen können. *Mergers and Acquisitions* (M&A)[106] spielen eine zentrale Rolle, wenn es um diesen externen Wissens- und Ressourcenzugang geht. Neben der Möglichkeit mit ihrer Hilfe Eintrittsbarrieren für bestimmte Märkte zu überwinden, kann die eigene Ressourcenbasis ausgebaut bzw. um komplett neue Ressourcen ergänzt werden. Durch die richtige Re-Konfiguration bestehender Ressourcen, Routinen und Fähigkeiten kann sich das Unternehmen an die veränderten Umweltbedingungen anpassen und somit seine Wettbewerbsfähigkeit erhalten.[107]

Insbesondere in der Pharmaindustrie haben M&As eine lange Tradition, wobei diese in ihrem Umfang sowie in ihrer strategischen Reichweite sehr unterschiedlich sind. Alleine in den Jahren von 1999 bis 2004 gab es 22 große M&A-Deals mit einem Gesamtwert von mehreren hundert Mrd. USD. Die Gründe für das anorganische Wachstum sind vielschichtig. In erster Linie sind Akquisitionen bei drohenden Patentabläufen einerseits und wenigen Produkten in der Pipeline, welche sich in der Klinischen Phase III befinden anderseits, für das Unternehmen das beste Mittel, um an ein starkes Portfolio mit neuen Produkten zu gelangen.[108] Weiterhin kann durch M&A eine benötigte kritische Masse für die F&E-Aktivitäten erreicht sowie Redundanzen in diesem Bereich ausgeschaltet werden. Dieser Aspekt wird vor allen Dingen vor dem Hintergrund stark angestiegener F&E-Kosten immer relevanter. Drittens kann durch entsprechend ausgewählte Übernahmekandidaten die weltweite Präsenz des Konzerns ausgebaut bzw. Märkte erschlossen werden, die bislang noch nicht oder nur wenig bedient wurden. Schließlich können durch gezielte Übernahmen auch Lücken oder Schwächen in der eigenen F&E-Pipeline geschlossen werden, indem Unternehmen akquiriert werden, welche größere Expertise auf einem entsprechenden Forschungsgebiet haben.[109] Eine Studie von Munos aus dem Jahr 2009 zeigte allerdings, dass M&As insbesondere in Hinblick auf die F&E-Produktivität und somit die Zulassung von NMEs keinen Einfluss bei großen Konzernen haben.[110]

---

[106] Das mittlerweile zum deutschen Sprachgebrauch zählende Begriffspaar „Mergers & Acquisitions" lässt sich am besten mit den deutschen Begriffen „Unternehmenszusammenschlüsse und –übernahmen" übersetzen (vgl. dazu Picot, G. (2005), S. 20).
[107] Vgl. James, A. D. (2002), S. 300 f.
[108] Vgl. Mittra, J.(2007), S. 282.
[109] Vgl. ebd., S. 283.
[110] Vgl. Munos, B. (2009), S. 965.

Eine weitere Möglichkeit der externen Wissensakquisition ist die Einlizenzierung von Produkten bzw. Wirkstoffen. Die Entwicklung des Lizenzgeschäftes in der Pharmaindustrie ist historisch bedingt. Da in den 1940er und 1950er Jahren die meisten Firmen keine Präsenz außerhalb ihres Heimatmarktes hatten, waren Lizenzgeschäfte unabdingbar, wenn das Medikament weltweit vertrieben werden sollte. Ohne das Eingehen solcher Partnerschaften wäre die Einflussnahme auf internationale Märkte stark limitiert gewesen. Im Laufe der Jahre haben sich immer kreativere Formen der Lizenzvergabe bzw. der Geschäftsentwicklung, wie bspw. Co-Marketing, Co-Promotion oder Co-Development, etabliert. Bis heute ist charakteristisch, dass mit der Lizenzvergabe der Lizenzgeber das Recht verliert, das Produkt selbst in den entsprechenden Markt einzuführen und zu vermarkten.[111]

Heute stehen Pharmaunternehmen vor der Entscheidung, ob sie Wirkstoffe selbst entwickeln wollen bzw. können oder ob sie diese einlizenzieren. Hierbei handelt es sich um klassische *Make-or-Buy-* Entscheidungen. Die Gründe für eine Einlizenzierung auf Käuferseite reichen dabei von der Anreicherung komplementären Wissens über die Verbesserung der Produktion bis hin zum Zugang zu blockierenden Patenten. Die Pharmaindustrie setzt insbesondere auf die Nutzung von Komplementärstärken, d.h. dass sich viele Unternehmen eher auf die Verwertung als auf die Entwicklung eigener Produktentwicklungen verlassen.[112]

Daraus folgt, dass die großen Pharmaunternehmen bei weitem nicht alle ihrer auf dem Markt befindlichen Wirkstoffe selbst entwickelt haben. Im Gegenteil: viele haben sich auf Wirkstoffe verlassen, welche von anderen – i.d.R. Biotechnologie-Firmen – entwickelt worden sind. In 2001 machten diese sog. einlizenzierten Medikamente rund 30 % des Umsatzes der großen Pharmakonzerne aus.[113] Die folgende Abbildung macht deutlich, dass sich diese Situation im Jahr 2007 noch weiter verschärft hat.

Abbildung 7: Umsatzanteil einlizenzierter Produkte in der Pharmaindustrie.

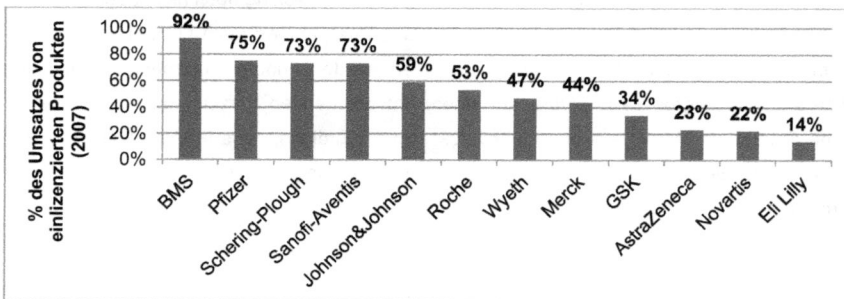

Quelle: Eigene Darstellung; in Anlehnung an: Breitenbach, J. (2010), S. 14.

---

[111] Vgl. Breitenbach, J. / Lewis, J. B. (2010), S. 244 ff.
[112] Vgl. Gassmann, O. / Baader, M. A. (2011), S. 132.
[113] Vgl. Kalamas, J. et al. (2002), S. 9.

Nichtsdestotrotz ist die Einlizenzierung pharmazeutischer Produkte extrem kostenintensiv. Wurden im Jahr 2000 noch im Mittel ca. 60 Mio. USD für ein Produkt in Phase III gezahlt, waren es im Jahr 2008 schon 600 Mio. USD und mehr.[114] Eine Studie von McKinsey zum Einlizenzierungsverhalten großer Pharmakonzerne zeigt, dass nur 1/3 aller Lizenzierungen in der Präklinischen Phase stattfinden und die Unternehmen hier einen viel zu hohen Risikoabschlag vornehmen. Aus Sicht der Konzerne ist dieses Verhalten insofern nachvoll-ziehbar, als dass das Risiko des Scheiterns bei Wirkstoffen in späteren Entwicklungsphasen minimiert wird. Dennoch: je später lizenziert wird, desto teurer wird es. Die Biotechnologie-Firmen machen den größten Gewinn mit Wirkstoffen, für welche sie in Phase II oder III Lizenzen vergeben. Die Vorauszahlungen und Meilensteinzahlungen für einen einzigen Wirkstoff in einer späten Klinischen Phase können für einen Pharmakonzern teurer sein, als die Aneignung der Rechte an 10 Wirkstoffen, welche sich in der Präklinischen Phase befinden. Die Berechnung einer Monte-Carlo-Simulation ergab, dass die Pharmakonzerne aus Gewinngesichtspunkten wesentlich früher, also in der Präklinischen Phase, dafür aber öfter lizenzieren sollten.[115]

Abbildung 8: Annual Deals by Clinical Phase.

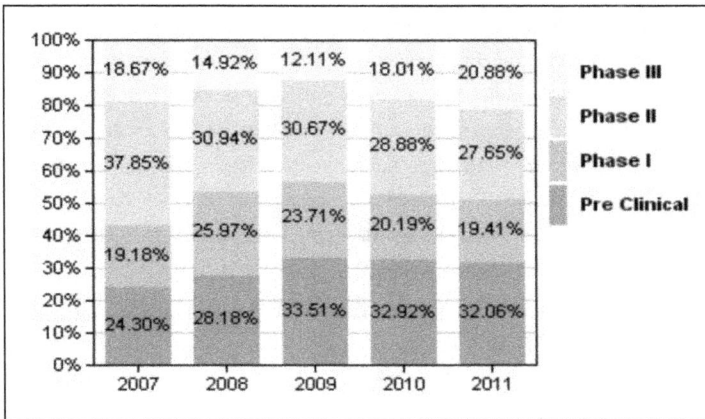

Quelle: MedTrack (2012).

Die oben stehende Abbildung zeigt, dass im Jahr 2011 wesentlich mehr Deals in der Präklinischen Phase geschlossen wurden als noch im Jahr 2007. Allerdings wird ebenfalls deutlich, dass insbesondere die Phasen II und III im Kontext der Einlizenzierung eine bevorzugte Stellung haben und entsprechend stark vertreten sind.

---

[114] Vgl. Breitenbach, J. (2010), S. 16.
[115] Vgl. Kalamas, J. et al. (2002), S. 9 ff.

6 Pharma 2020: Aktuelle Trends und zukünftige Herausforderungen

Die Pharmaindustrie wird zukünftig einige Herausforderungen in den verschiedensten Bereichen erwarten. Die Hauptfaktoren, welche den pharmazeutischen Markt gravierend beeinflussen werden, sind lt. einer Studie der Wirtschaftsprüfungsgesellschaft PricewaterhouseCoopers in erster Linie Veränderungen in der Demographie, Epidemiologie sowie der Ökonomie.

Die Lebenserwartung der weltweiten Bevölkerung steigt stetig. Für das Jahr 2020 wird prognostiziert, dass rund 9,4% der Menschen 65 Jahre und älter sein werden. Durch diese Entwicklung wird die Nachfrage an Medikamenten drastisch steigen, da ältere Menschen i.d.R. einen größeren Bedarf an Medikamenten haben als jüngere. Verstärkt wird dieser Effekt durch den klinischen Fortschritt, wodurch vormals einige tödliche Krankheiten heutzutage zumindest in behandelbare chronische Erkrankungen umgewandelt werden können.[116]

Darüber hinaus werden immer neue Krankheiten bzw. die Ausbreitung von Mutationen bereits bekannter Erkrankungen entdeckt. Gründe hierfür sind die weltweite Mobilität sowie die zunehmende Urbanisierung. So konnte sich bspw. SARS (Schweres Akutes Respiratorisches Syndrom, Infektionskrankheit) in wenigen Tagen von Asien nach Nord Amerika und Europa verbreiten. Ähnlich verlief die Ausbreitung des Influenzavirus H5N1 (volkstümlich als „Vogelgrippe" bezeichnet), welche von China und Südost-Asien in den Mittleren Osten vordrang. Weiterhin wird die Nachfrage nach neuen Antibiotika steigen, insbesondere vor dem Hintergrund der aktuellen Diskussion um die Krankenhausinfektionen. Rund 70% von diesen Infektionen sind nach heutigen Schätzungen gegen mindestens ein in der regulären Therapie eingesetztes Antibiotikum resistent.[117]

Viele Wissenschaftler gehen davon aus, dass sich Tropenkrankheiten wie Malaria, Cholera, Diphterie und Denguefieber als Folge der globalen Erderwärmung auch in weiter entwickelten Regionen ausbreiten könnten.[118] Allerdings werden für kühlere Regionen wie Nord Amerika und West Europa eher Erkrankungen der Atemwege, wie bspw. Asthma und Bronchitis, als zukünftige Bedrohung gesehen. Als Hauptgrund wird der Ausstoß an Treibhausgasen gesehen, welcher den Pollenflug verstärken und somit das Auftreten allergischer Reaktionen erhöhen wird. Weiterhin wird die Bakterienproduktion, bspw. Salmonellen, schon durch einen leichten Anstieg der Temperatur begünstigt, wodurch sich weitere medizinische Probleme ergeben können.[119]

---

[116] Vgl. Department of Health (2011), S. 1.
[117] Vgl. PricewaterhouseCoopers (2007), S. 2.
[118] Vgl. GlaxoSmithKline (o. J.), S. 16 f.
[119] Vgl. Jack, A. (2007).

Gravierende Veränderungen werden sich in den Entwicklungsländern vollziehen. Waren bis vor ein paar Jahren noch Infektionskrankheiten die Haupt-Todesursache sind es heute in einigen Regionen bereits chronische Erkrankungen. Diese Entwicklung wird noch weiter voranschreiten, in dem Maße wie die Bevölkerung in den Entwicklungsländern älter, übergewichtiger und weniger aktiv wird.[120] Die Anzahl der Diabetes- und Bluthochdruck-Erkrankungen, normalerweise primär mit den Industriestaaten in Verbindung gebracht, ist insbesondere in Indien, dem Mittleren Osten sowie Südost Asien enorm angestiegen und ein Ende dieser Entwicklung ist nicht absehbar.[121] Insbesondere in Hinblick auf die Entwicklungsländer ist festzuhalten, dass jeder Markt seine Besonderheiten und demzufolge auch verschiedene medizinische Bedürfnisse hat. Neben ökonomischen Eigenschaften spielt im Bereich der Pharmazie auch die ethnische Herkunft eine entscheidende Rolle. Menschen unterschiedlicher ethnischer Herkunft reagieren aufgrund anderer Genotypen auch sehr verschieden auf bestimmte Therapien. In Kombination mit Ernährungsgewohnheiten und anderen Umweltfaktoren haben sich so in den verschiedenen Märkten sehr unterschiedliche Subtypen bestimmter Erkrankungen entwickelt.[122]

Die E7-Staaten (China, Indien, Russland, Brasilien, Mexiko, Indonesien und die Türkei) werden für die Pharmaindustrie zukünftig noch attraktiver sein. Es wird prognostiziert, dass sich das BIP dieser Staaten von 2004 bis 2020 verdreifachen wird. Knapp 1% davon wird derzeit für Medikamente ausgegeben, allerdings ist davon auszugehen, dass dieser Anteil aufgrund der alternden Bevölkerungsstruktur zunehmen wird. Das sind durchaus positive Aussichten für die Pharmaindustrie: wird mit einem durchschnittlichen Wachstum des Pharmamarktes von 5-7% p.a. für die G7-Staaten sowie von 10-15% p.a. für die E7-Staaten gerechnet, würde sich der weltweite Pharmamarkt in 2020 bei einem Volumen von ca. 1,3 Bil. USD bewegen.

Die gegenwärtige Situation der Pharmaindustrie ist neben den ablaufenden Blockbuster-Patenten auch noch durch einen Mangel an Innovationen gekennzeichnet. Charakteristisch ist, dass die Weltbevölkerung einerseits immer älter wird, andererseits die Lebensqualität stetig steigt. In der Konsequenz steigen auch die Erwartungen an die medizinische sowie pharmazeutische Versorgung, welche von der Pharmaindustrie derzeit scheinbar nur schwer erfüllt werden können. Problematisch hierbei ist, dass zwar die F&E-Ausgaben, wie bereits skizziert, über die letzten Jahre kontinuierlich angestiegen sind, die Anzahl der Neuzulassungen im Bereich der NCEs bzw. NBEs jedoch rückläufig ist. Hierdurch wird die abnehmende Effektivität der Forschung besonders deutlich.[123]

---

[120] Vgl. Lopez et al. (2006), S. 1747.
[121] Vgl. Aboderin, I. et al. (2001), S. 7.
[122] Vgl. PricewaterhouseCoopers (2007), S. 18.
[123] Vgl. ebd., S. 3 f.

Abbildung 9: Entwicklung der F&E-Ausgaben und zugelassene NCEs und NBCs.

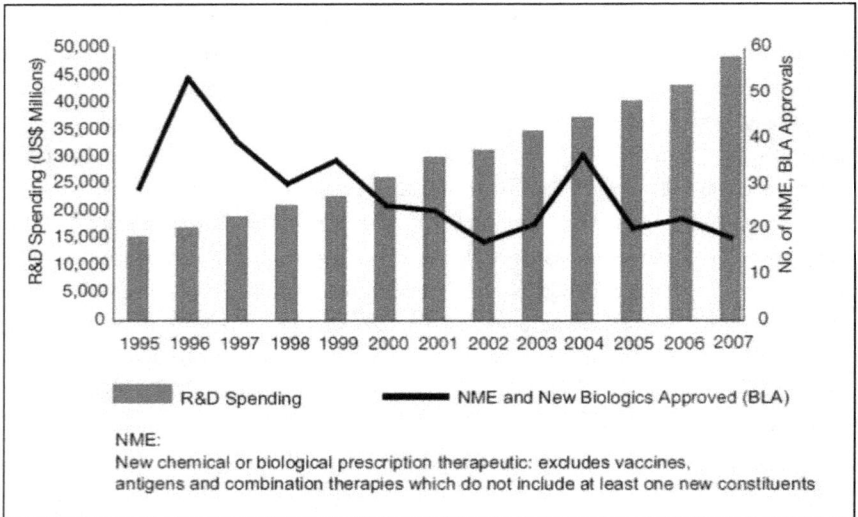

Quelle: PricewaterhouseCoopers (2008), S. 2.

Die meisten Umsätze werden mit „alten" Produkten generiert, welche sich schon länger als fünf Jahre auf dem Markt befinden und deren Patentschutzende absehbar ist. Problematisch vor diesem Hintergrund ist vor allen Dingen, dass die Forschung der großen Pharmakonzerne relativ konservativ und risikoavers ausgerichtet ist.[124] In 2004 sind rund 20% der F&E-Budgets in Me-toos und *Line Extensions* geflossen.[125] Der Ausweg bzw. das Zukunftsthema für die F&E wird vielen Studien zufolge die Personalisierte Medizin sein. Im Wesentlichen geht es darum, dass jeder Mensch auf ein und dieselbe Therapie, bspw. bei einer Krebserkrankung, unterschiedlich reagieren kann.[126] Unter der Personalisierten Medizin wird die Entwicklung von Produkten und Services verstanden, welche zielgerichtete Behandlungen für jeden Subtyp einer Erkrankung erlauben. Die Forschung wird sich zukünftig weniger an der isolierten Entwicklung neuer chemischer Komponenten orientieren, sondern vielmehr Krankheiten in ihrer Tiefe und Breite erforschen, um darauf aufbauend neue Therapien zu entwickeln.[127]

Weiterhin wird erwartet, dass zukünftig die Prävention von Krankheiten immer mehr an Bedeutung gewinnen wird. Dies geht einher mit dem Umstand, dass bislang vielmehr die Behandlung von Krankheiten im Fokus stand, was mit enormen Ausgaben im Gesundheits-

---

[124] Vgl. Ledford, H. (2011a), S. 17.
[125] Vgl. PricewaterhouseCoopers (2007), S. 8.
[126] Vgl. Roche (2011a), S. 50.
[127] Vgl. Arlington, S. et al. (2002), 4 f.

44

wesen eines jeden Staates verbunden ist. Will ein Staat auch zukünftig die Bedarfe im Gesundheitssektor seiner Bevölkerung erfüllen können, so werden die Ausgaben für Präventionsmaßnahmen drastisch steigen müssen, da eine reine Ausrichtung auf die Behandlung von Krankheiten schlicht nicht finanzierbar sein wird. An dieser Stelle werden insbesondere Impfstoffe in den Fokus der Betrachtung rücken. Allerdings sind diese in der Entwicklung noch aufwendiger als bspw. andere Wirkstoffe. Einerseits müssen sehr langwierige klinische Studien mit gesunden Probanden durchgeführt werden, anderseits muss der Herstellungsprozess einer strengen Kontrolle unterliegen. Nichtsdestotrotz scheint dieser Bereich extrem zu wachsen: die F&E-Pipelines im Bereich der Impfstoffe sind hinsichtlich der Therapiegebiete sehr breit gestreut. Insbesondere im Bereich Krebs, HIV und Grippe ist die Forschung sehr aktiv.[128]

Mit diesen aktuellen Entwicklungen geht ein weiterer Trend hinsichtlich der F&E-Aktivitäten der großen Pharmakonzerne einher. Mit dem Ziel, die Kosten zu senken und die Effektivität zu steigern, werden u.a. Forschungskooperationen mit Universitäten intensiviert sowie Forschungsprojekte in frühen Phasen outgesourct, während die eigenen F&E-Budgets zurückgefahren werden.[129] So sind in den letzten Jahren Millionen USD-Beträge in neue akademische Forschungskooperationen geflossen, die aufgrund von Interessenkonflikten beider Parteien nicht immer ganz unkritisch gesehen werden. Nichtsdestotrotz sind die Vorteile für die Kooperationspartner naheliegend: die Universitäten profitieren von der finanziellen Förderung der Forschungsprojekte durch die Pharmakonzerne, während diese das Know-how der Wissenschaftler nutzen können. In 2011 lagen die Forschungsschwerpunkte hierbei auf Krebs, Entzündungsreaktionen sowie Übergewicht und Diabetes.[130] Darüber hinaus haben sich eine Vielzahl neuer Finanzierungs- und Kooperationsmodelle herausgebildet, wie bspw. „Corporate Venture Investments" oder sog. „Capability Bartering". Hierbei werden bspw. Optionen an vielversprechenden Projekten in der frühen Phase der Entwicklung erworben, um Zugang zu neuen Substanzen zu bekommen. Das Capability Batering zielt darauf ab, durch die Zurverfügungstellung von internen Ressourcen wie Personal, Laborausstattung, Wissen usw. Zugang zu interessanten externen Projekten i. d. R. von kleinen Unternehmen, welchen die angesprochene Ressourcenausstattung fehlt, zu bekommen. Das Ziel dieser Aktivitäten ist klar: Die Unternehmen wollen einen möglichst breiten Zugang zu einer Vielzahl an Forschungsprojekten, allerdings ohne die Kapital- oder Ressourceninvestitionen zu erhöhen.[131]

---

[128] Vgl. PricewaterhouseCoopers (2007), S. 10.
[129] Vgl. David, E. et al. (2010), S. 2 / Cressey, D. (2011), S. 154 / Ledford, H. (2011b), S. 433.
[130] Vgl. Ledford, H. (2011b), S. 433.
[131] Vgl. David, E. et al. (2010), S. 3 ff.

7 Theoretische Fragestellung und Arbeitshypothesen

Nachdem der erste Teil dieser Arbeit auf Basis von Literaturrecherche die wesentlichen Charakteristika der Pharmaindustrie näher beleuchtet hat, soll nun die Forschungsfrage empirisch erörtert werden. Wie die eingangs aufgearbeitete theoretische Grundlage des Ressourcenbasierter Strategieansatz bereits gezeigt hat, haben insbesondere Blockbuster-Patente einen herausragenden Stellenwert für die Pharmaindustrie und stellen für die involvierten Unternehmen einen entscheidenden Wettbewerbsvorteil dar. Laufen diese Patente aus, ist der Wettbewerbsvorteil nicht (mehr) verteidigungsfähig.[132] In diesem Zusammenhang lautet die zentrale Fragestellung der vorliegenden Arbeit:

**Wie reagieren die Unternehmen auf die Bedrohung durch
die Patentabläufe ihrer Blockbuster-Medikamente?**

Zur Annäherung sollen dazu die nachfolgenden Arbeitshypothesen untersucht werden, um damit abschließend eine möglichst konkrete Antwort auf die Fragestellung erzielen zu können:

H1)   Die zu analysierenden Blockbuster-Medikamente werden einen großen Anteil am Gesamtumsatz des Unternehmens haben.

H2)   Die F&E-Pipelines werden nur eine geringe Anzahl an Projekten aufweisen, die sich in reifen Entwicklungsphasen und somit kurz vor der Zulassung befinden.

H3)   Durch die generelle Intensivierung der eigenen F&E-Aktivitäten sowie deren Fokussierung auf umsatzstarke Therapiefelder, werden die Unternehmen versuchen die Umsatzverluste durch die ablaufenden Blockbuster-Patente abzufangen.

H4)   Die Lizenzierungs- und M&A-Aktivitäten werden stark ausgeprägt sein, um sich externes Know-how, insbesondere außerhalb des angestammten Kerngeschäftes, zu erschließen.

---

[132] Vgl. dazu Kapitel 3.

8 Stand der Forschung

Es gibt in der Literatur eine Vielzahl an Arbeiten, welche die F&E-Aktivitäten und den Patentschutz in der Pharmaindustrie aus einer betriebswirtschaftlichen Sichtweise betrachtet haben. Als Basiswerke sind hier zunächst einmal die vielfach zitierten Paper von DiMasi et al. zu nennen, welche sich im Wesentlichen mit den steigenden F&E-Kosten in der Pharmaindustrie im Zeitablauf auseinandersetzen.[133] Der im Jahr 2003 im *Journal of Health Economics* veröffentlichte Aufsatz *„The Price of Innovation: New Estimates of Drug Development Costs"* analysiert bspw. die Entwicklungskosten von 68 Medikamenten aus zehn verschiedenen Unternehmen, um daraus die zukünftigen Entwicklungskosten neuer Arzneimittel schätzen zu können. Zudem werden die Erkenntnisse mit den Ergebnissen älterer Studien verglichen, wodurch schließlich ein signifikanter Anstieg der Entwicklungskosten im Zeitverlauf nachgewiesen wird.[134]

Wie bereits an anderer Stelle dieser Arbeit erwähnt, hat sich eine Reihe von Studien mit den Charakteristika von Blockbuster-Medikamenten befasst. Hier ist insbesondere der Aufsatz von Booth und Zemmel mit dem Titel „Quest for the Best" zu erwähnen, welcher im Jahr 2003 in der Nature Reviews Drug Discovery erschienen ist. Demnach ist es sekundär für den späteren Erfolg, ob der Wirkstoff als erstes Produkt auf den Markt eingeführt wird. Viel wichtiger sind demnach die Qualität sowie die deutliche Abgrenzung von der Konkurrenz in mindestens einem der Punkte Wirksamkeit, Sicherheit, Indikation und Benutzerfreundlichkeit.[135]

Die auch als „Yale-Studie" bekannt gewordene empirische Untersuchung von Levin et al. aus dem Jahr 1987 bestätigte bereits damals die Wichtigkeit von Patenten als Schutz vor Imitationen in der Pharmaindustrie, welche insbesondere den Produktpatenten eine sehr hohe Effektivität gegen Nachahmungen bescheinigte. Die große Bedeutung insbesondere in den chemischen Industrien wurde mit den vergleichsweise klar definierten Eigenschaften von patentierten Molekülen begründet. Bspw. lässt sich die Einzigartigkeit eines neuen Moleküls oder einer chemischen Verbindung viel leichter nachweisen als bei einem neuartigen komplexen mechanischen System. Weiterhin ergab die Studie, dass Patente die Nachahmer-Kosten in der Pharmaindustrie um ca. 40% erhöhen und somit auch auf diese Art zum Schutz gegen Imitationen beitragen.[136] Diese Ergebnisse werden auch durch diverse jüngere Arbeiten gestützt. Unter anderem hat sich Grabowski in dem Aufsatz *„Patents, Innovation and Access to new Pharmaceuticals"*, welcher im *Journal of Economic Law* im Jahr 2002

---

[133] Siehe dazu bspw. DiMasi, J.A. / Hansen, R.W. / Grabowski, H.G. / Lasagna, L. (1991), S. 107–142 sowie DiMasi, J.A. / Hansen, R.W. / Grabowski, H.G. / Lasagna, L. (1995), S. 152–169.
[134] Vgl. DiMasi et al. (2003).
[135] Vgl. Booth, B. / Zemmel, R. (2003), S. 838-841.
[136] Vgl. Levin et al. (1987), S. 796 ff. sowie S. 811.

veröffentlicht worden ist, mit der herausragenden Bedeutung des Patentschutzes innerhalb der Pharmaindustrie auseinandergesetzt.[137] Demnach werden in Ländern mit einem ausgereiften Patentschutz, sowohl hinsichtlich der Reichweite als auch der Dauer, mehr neue Wirkstoffe auf den Markt gebracht als bspw. in Entwicklungsländern.[138] In diesem Paper wird ebenfalls direkter Bezug zu den Erkenntnissen der DiMasi et al.-Studien genommen, an denen Grabowski ebenfalls mitgewirkt hat. Der Patentschutz an sich liefert also Anreize für die Pharmaunternehmen in langwierige, kostenintensive und risikoreiche F&E-Aktivitäten zu investieren.[139] Qian spezifiziert diese Aussagen dahingehend, dass neben dem Patentschutz auch der Entwicklungsstand, der Bildungsgrad sowie die wirtschaftliche Freiheit eines Staates für dessen Innovationsstärke ausschlaggebend sind.[140] Darüber hinaus existiert eine Vielzahl an Veröffentlichungen zu länderspezifischem Patentschutz und dessen Auswirkungen auf die Innovationsaktivitäten der Unternehmen vor Ort, wie bspw. Mossinghoff / Bombelles Paper *„The Importance of Intellectual Property Protection to the American Research-intensive Pharmaceutical Industry"*.[141]

Eine ebenfalls in diesem Kontext zu erwähnende Arbeit ist die Dissertation von Raasch aus dem Jahr 2006 mit dem Titel *„Der Patentauslauf von Pharmazeutika als Herausforderung beim Management des Produktlebenszyklus"*. Neben einer ausführlichen theoretischen Abhandlung des Themas Patentschutz werden hier anhand von vier Fallstudien Blockbustermedikamente analysiert, welche den Patentschutz verloren haben. Allerdings liegt das Hauptaugenmerk, wie auch der Titel schon aussagt, auf dem *Lifecycle-Management* der Medikamente nach Patentablauf. Konkret mit der Thematik des ablaufenden Patentschutzes von Blockbuster-Medikamenten und den in dieser Situation zur Verfügung stehenden Strategien für die Pharmaunternehmen haben sich Burr / Musil in dem Aufsatz *„Strategien beim Ablauf von Patenten in der Pharmaindustrie – Eine explorative Studie aus Sicht des Resource-based View of the Firm"* beschäftigt. Die Ergebnisse diese Arbeit zeigen, dass sich Unternehmen in der Praxis sowohl der Ressourcenexploitation als auch der –exploration bedienen.

Die Erörterung der Thematik auf Basis der beiden Datenbanken Pharmaprojects und Citeline-Pipeline vor dem Hintergrund einer betriebswirtschaftlichen Fragestellung stellt hingegen ein Novum in der Forschung dar. Zwar stellte insbesondere die Pharmaprojects-Datenbank schon mehrmals die Datengrundlage für Dissertationen, allerdings waren diese eher im Gebiet der Naturwissenschaften angesiedelt. Ein Beispiel hierfür ist u.a. die Dissertation von Fehr aus dem Bereich Humanbiologie mit dem Titel *„Entwicklung eines systema-*

---

[137] Vgl. Grabowski, H. (2002).
[138] Ein weiterer Grund sind auch die geringen Pro-Kopf-Ausgaben für Gesundheit.
[139] Vgl. Grabowski, H. (2002), S. 853 ff.
[140] Vgl. Qian, Y. (2007), S. 436.
[141] Vgl. Mossinghoff, G. J. / Bombelles, T. (1996), S. 38-48.

tischen Verfahrens zur Untersuchung von indikationsübergreifenden Signalwegen und Zielmolekülen für pharmazeutische Forschung und Entwicklung" aus dem Jahr 2009.[142]

---

[142] Vgl. Fehr, J. (2009).

9 Charakteristika der empirischen Untersuchung

9.1 Datengrundlage

Bei der empirischen Untersuchung wurde im Wesentlichen auf die Rohdaten zweierlei Datenbanken zurückgegriffen. Diese stammen zum einen aus der Datenbank „Pharmaprojects". Die *„Pharmaprojects – Pharmaceutical Research and Development Pipeline Intelligence"*[143] gehört der Informa Healthcare UK Ltd. an und stellt Daten zu sämtlichen relevanten Forschungs- und Entwicklungspipelines zur Verfügung. Hierbei werden Informationen zu neuen Wirkstoffentwicklungen vom Projektstart bis zur Zulassung und darüber hinaus zusammengetragen und aufbereitet. Eigentlich für den „Einsatz in der Praxis" konzipiert, erlaubt sie Wettbewerberanalysen hinsichtlich der F&E-Aktivitäten und zeigt Optionen für die weitere Unternehmensentwicklung auf, wie bspw. Lizenzierungsmöglichkeiten.[144] Die ebenfalls von Informa stammende Datenbank „Citeline Pipeline"[145] stellt ebenfalls sämtliche Informationen zu Wirkstoff-Profilen zur Verfügung, dazu gehören u.a. die Entwicklungsgeschichte, Eigentumssituation der Substanz, Lizenzinformationen und Molekülstrukturen. Den Zugriff auf die kostenpflichtigen Datenbanken erlaubte die vom Lehrstuhl für Technologie- und Innovationsmanagement der Philipps-Universität Marburg erworbene Lizenz, welche bis Mitte Juni 2012 zur Verfügung stand. Sofern nicht anders vermerkt, entstammen sämtliche im Folgenden verwendeten Daten diesen beiden Datenbanken.

9.2 Datenaufbereitung

Die beiden vorgestellten Datenbanken verwenden unterschiedliche Klassifizierungssysteme, so dass eine schlichte Zusammenführung der Daten nicht möglich ist. Während die Pipeline-Datenbank nach Indikationen bzw. Krankheitsbildern („Disease") klassifiziert, erfolgt dieses bei Pharmaprojects nach Therapieklassen („Therapy Class") und –Codes („Therapy Code"), welche sich im Wesentlichen an der Anatomisch-Chemischen-Klassifikation (ATC) orientieren. Da bislang noch keine Kodifizierung vorliegt, die eine Überführung der Daten von einem in das andere Klassifikationssystem ermöglicht, müssen die Ergebnisse zwei gesonderten Betrachtungen unterzogen werden.

Allein die Wirkstoffe in der Pipeline-Datenbank sind 3.717 verschiedenen Indikationen zugeordnet. Um eine bessere Übersichtlichkeit und Vergleichbarkeit der unterschiedlichen Unternehmensdaten zu erlangen, sind diese Indikationen zu 15 Krankheitsgruppen („Dise-

---

[143] Im Folgenden kurz „Pharmaprojects" genannt.
[144] Vgl. Pharmaprojects (2012).
[145] Im Folgenden kurz „Pipeline" genannt.

ase Groups") geclustert worden. Bspw. werden sämtliche Krebsindikationen der Gruppe „Krebs" zugeordnet. Dieser Prozess wurde mittels der Funktion „S-Verweis" in den aus der Datenbank exportierten Excel-Dateien umgesetzt, wobei auf die entsprechende Datenmatrix mit den Indikationen und zugehörigen Krankheitsgruppen verwiesen worden ist.

Abbildung 10: Aufbereitung der Rohdaten der Pipeline-Datenbank.

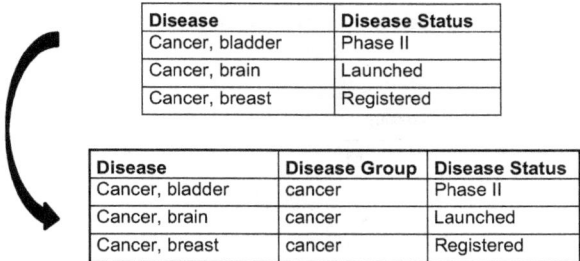

Disease	Disease Status
Cancer, bladder	Phase II
Cancer, brain	Launched
Cancer, breast	Registered

Disease	Disease Group	Disease Status
Cancer, bladder	cancer	Phase II
Cancer, brain	cancer	Launched
Cancer, breast	cancer	Registered

Quelle: Eigene Darstellung.

Diese Vorgehensweise erleichtert die Auswertung der Daten erheblich, führt aber aufgrund der vorgenommenen Dimensionsreduzierung zwangsweise zu einem gewissen Informationsverlust.

9.3 Untersuchungsdesign

Mit beiden Datenbanken wurde das Thema dieser Arbeit bisher nicht wissenschaftlich erforscht, womit es sich um eine sehr innovative Aufgabenstellung handelt. Die gezogenen Rohdaten liegen anfangs für eine Analyse im wissenschaftlichen Sinn relativ unstrukturiert vor, weswegen ein exploratives Studiendesign gewählt wurde. Hierbei handelt es sich um eine flexible Vorgehensweise, bei welcher der Forscher im Verlauf seiner Arbeit auf Basis neuer Erkenntnisse andere Richtungen einschlagen und Punkte hinzunehmen kann, die zu Beginn gar nicht angedacht waren. Der Blickwinkel ist zunächst weit und wird im weiteren Verlauf immer mehr zugespitzt.[146]

Im Rahmen der vorliegenden Arbeit werden drei Top-10 Pharmaunternehmen analysiert, wobei die Höhe des F&E-Budgets als Auswahlkriterium herangezogen wurde. Die Grundannahme hierbei ist, dass ein hohes F&E-Budget sowohl Rückschlüsse auf die eigenen Forschungsaktivitäten des Unternehmens als auch auf die Unternehmensgröße zulässt. Um die entsprechenden Pharmaunternehmen herauszufiltern, wurde auf die Informationen des

---

[146] Vgl. Lamnek, S. (2005), S. 25.

„*2011 EU Industrial R&D Investment Scoreboard*"[147] zurückgegriffen, welches jährlich im Rahmen der *Industrial Research Monitoring and Analysis* (IRMA)- Aktivitäten von der Europäischen Kommission herausgegeben wird. Aus den „*World Top 1400 Companies*" wurden die am besten gerankten Unternehmen des Industriesektors „Pharmaceuticals" ausgewählt. Im zweiten Schritt wurde überprüft, welche der Pharmaunternehmen mit dem höchsten F&E-Budget von Blockbuster-Patentabläufen in jüngster Zeit betroffen waren oder in naher Zukunft bedroht sein werden. Hierzu wurden sowohl Presseartikel als auch Geschäftsberichte gesichtet.

Tabelle 4: Übersicht der analysierten Unternehmen.

Ranking	Unternehmen	Blockbuster	Wirkstoff	Therapiegebiet	Patentablauf
1	Hoffmann – La Roche	Avastin	Bevacizumab	Onkologie	2019 (USA)
		Herceptin	Trastuzumab	Onkologie	2019 (USA)
		MabThera/ Rituxan	Rituximab	Onkologie	2018 (USA)
2	Pfizer	Lipitor	Atorvastatin calcium	Erhöhte Blutfettwerte	2011 (USA)
5	Merck & Co.	Singulair	Montelukast Sodium	Asthma	2012 (USA)
		Cozaar	Losartan Potassium	Bluthochdruck	2010 (USA)

Quelle: Eigene Darstellung.

Für den empirischen Teil dieser Arbeit wurde ein zweistufiger *Mixed-Method*-Ansatz gewählt, wobei sich für das *Exploratory Design* entschieden wurde. Bei dem gewählten Klassifizierungsmodell geht es darum, in der qualitativen Phase zunächst wichtige Variablen zu identifizieren, welche dann anschließend quantitativ weiter untersucht werden. Der Fokus der Untersuchung liegt auf dem qualitativen Teil.

In einem ersten Schritt werden die drei in die Untersuchung einbezogenen Unternehmen Hoffmann – La Roche, Merck & Co und Pfizer sowie deren Blockbuster-Medikamente in Fallstudien dargestellt und analysiert. Um ein eine einheitliche Struktur zu erhalten, wurde für die Analyse ein Raster mit entsprechenden Kriterien entwickelt, anhand derer die Unternehmen und Blockbuster untersucht werden sollen. Im Anschluss an die Fallstudien wird ein Zwischenfazit gezogen. Hierbei werden Gemeinsamkeiten sowie Unterschiede zwischen den Unternehmen sowie deren Blockbuster-Medikamenten herausgestellt.

---

[147] Vgl. European Commission (2011).

Abbildung 11: Analyseraster für die Fallstudien.

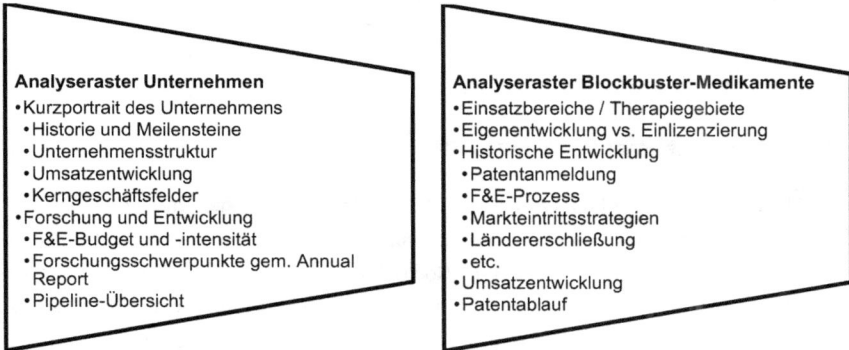

Analyseraster Unternehmen
- Kurzportrait des Unternehmens
- Historie und Meilensteine
- Unternehmensstruktur
- Umsatzentwicklung
- Kerngeschäftsfelder
- Forschung und Entwicklung
- F&E-Budget und -intensität
- Forschungsschwerpunkte gem. Annual Report
- Pipeline-Übersicht

Analyseraster Blockbuster-Medikamente
- Einsatzbereiche / Therapiegebiete
- Eigenentwicklung vs. Einlizenzierung
- Historische Entwicklung
- Patentanmeldung
- F&E-Prozess
- Markteintrittsstrategien
- Ländererschließung
- etc.
- Umsatzentwicklung
- Patentablauf

Quelle: Eigene Darstellung.

Die Unternehmens- und Blockbusteranalysen werden im Wesentlichen auf einer ausführlichen Dokumentenanalyse relevanter Quellen, wie die Jahresabschluss- und Finanzberichte sowie Artikel der Fachpresse, basieren durch die Informationen der beiden Datenbanken ergänzt. Insbesondere für die Recherche relevanter Kennzahlen, welche nicht in den beiden genannten Datenbanken enthalten waren, wurde auf die OSIRIS-Datenbank, einer Faktendatenbank mit Informationen zu 53.000 Unternehmen, zurückgegriffen

Im zweiten Schritt erfolgt dann die empirische Datenauswertung auf Basis der Pharmaprojects- und Citeline-Datenbank. Hierbei liegt der Fokus auf den internen und externen Wachstumsstrategien, welche die Unternehmen gewählt haben. An diesen Schritt schließt sich ebenfalls ein Zwischenfazit an, welches die wesentlichen Ergebnisse und Erkenntnisse zusammenfasst. Abschließend wird ein Gesamtfazit die Ergebnisse aus Fallstudien und Datenbankauswertung zusammenführen. Die Zielsetzung hierbei ist die Identifikation wesentlicher Zusammenhänge zwischen den beiden Analysesträngen.

10 Qualitative Untersuchung: Fallstudien-Analyse

10.1 F. Hoffmann-La Roche AG

10.1.1 Unternehmensanalyse

Im Oktober 1896 gründet Fritz Hoffmann-La Roche die gleichnamige Firma und übernimmt die von ihm und seinem Partner, Carl Traub, aufgebaute Firma Hoffmann, Traub & Co. in Basel. Die Zielsetzung der F. Hoffmann-La Roche & Co.[148] ist die Herstellung neuartiger und in Hinblick auf Qualität und Dosierung standardisierter pharmazeutischer Wirkstoffe. Die ersten erfolgreichen Produkte sind eine Reihe von Schilddrüsenpräparaten sowie das Wundantiseptikum Airol. Die folgenden Jahre bis 1914 sind im Wesentlichen durch Erweiterung und Internationalisierung geprägt. Die Produktion wird größtenteils nach Deutschland verlagert, Tochtergesellschaften werden u. a. in Mailand, London, New York und St. Petersburg gegründet. Die Auswirkungen des Ersten Weltkrieges sind hingegen verheerend für das Unternehmen: Roche-Produkte werden in Deutschland boykottiert. Darüber hinaus gerät Roche in große finanzielle Schwierigkeiten, deren Folge die Umwandlung in eine Aktiengesellschaft ist. In der Zeit von 1928 bis 1944 erlebt Roche einen finanziellen Aufschwung, was nicht zuletzt seiner Produktion von Vitaminen zu verdanken ist. Dadurch ist das Unternehmen wieder in der Lage zu expandieren und beginnt mit seinem ausgeprägten Engagement auf dem amerikanischen Markt. Roche entwickelt sich zu einem der größten Vitaminanbieter weltweit.[149]

Die pharmazeutische Forschung des Konzerns wird in den 1950er und 60er Jahren stark intensiviert, um der Abhängigkeit vom Vitamingeschäft zu begegnen. Geforscht wird an Antidepressiva, Antibiotika, Antiinfektiva und Krebstherapeutika. Von 1965 bis 1978 diversifiziert der Konzern stark und erschließt auch die Bereiche Medizintechnik, Gesundheitspublizistik, Diagnostika und biomedizinische Grundlagenforschung. Letzteres ist geprägt von der Eröffnung mehrerer Forschungszentren in den USA, der Schweiz und Japan.[150] Die Jahre von 1979 bis 1990 sind wiederum durch die Fokussierung auf das Kerngeschäft bestimmt. Roche strukturiert sich um und besteht 1990 aus den vier weitgehend selbstständigen Divisionen Pharma, Vitamine und Feinchemikalien, Diagnostics sowie Riechstoffe und Aromen. Erreicht wird diese Neuausrichtung durch gezielte Übernahmen und Veräußerungen. Bis zum Jahr 2000 werden in den verschiedenen Divisionen eine Reihe von Innovationen hervorgebracht, im Bereich Pharma insbesondere Arzneimittel gegen Krebs, wie

---

[148] Im Folgenden „Roche" genannt.
[149] Vgl. Roche (2012a).
[150] Vgl. ebd.

Herceptin und MabThera, sowie gegen HIV. 1994 wird Syntex Corporation, eine pharmazeutische Unternehmensgruppe mit Sitz in Palo Alto (USA) übernommen, um das Pharmageschäft von Roche zu stärken und seine Stellung auf dem US-amerikanischen Markt auszubauen. Syntex wird in Roche Bioscience umfirmiert und zu einem der F&E-Hauptstandorte des Konzerns. Durch die Übernahme von Boehringer Mannheim im Jahr 1998 wird Roche Marktführer im Bereich Diagnostics. 1999 wird Tamiflu auf den Markt gebracht, ein verschreibungspflichtiger Neuraminidasehemmer gegen alle klinisch bedeutsamen Stämme von Grippeviren (kein Impfstoff).[151]

Von 2000 bis 2006 fokussiert sich Roche auf die zwei Kerngeschäftsfelder Pharmaceuticals und Diagnostics. Im Zuge dessen werden die beiden anderen Divisionen Vitamine und Feinchemikalien sowie Riechstoffe und Aromen abgestoßen. Die beiden Bereiche Pharmaceuticals und Diagnostics werden als hervorragende strategische Kombination angesehen, da sie das komplette Spektrum von der Früherkennung und Prävention von Krankheiten bis hin zur Diagnose und Behandlung abdecken. Darüber hinaus wird die Präsenz auf dem japanischen Markt durch die Gründung eines neuen Unternehmens, welches sich auf verschreibungspflichtige Arzneimittel spezialisiert hat, verstärkt. 2004 werden zwei neue Medikamente für die Krebstherapie eingeführt, eines davon ist das im Folgenden noch näher analysierte Avastin. Weiterhin werden die biotechnologischen Produktionskapazitäten in Basel und Penzberg weiter ausgebaut.[152]

Die letzten fünf Jahre sind insbesondere geprägt durch die Fokussierung auf die Personalisierte Medizin. Durch Innovationen und biotechnologische Medizin lassen sich Krankheiten jetzt früher erkennen und gezielter behandeln. Durch den vollständigen Erwerb des biotechnologischen Pionierunternehmens Genentech im Jahr 2009, dem weitere Akquisitionen im Biotechnologie-Bereich vorausgingen, hat Roche nun Zugriff auf umfangreiches Know-how auf dem Gebiet der Biowissenschaften, Gensequenzierung und Gewebediagnostik.[153]

Roche hat sich im historischen Zeitverlauf stark gewandelt. War es zwischenzeitlich stark diversifiziert, so konzentriert es sich mittlerweile wieder auf seine zwei Geschäftsbereiche Pharma und Diagnostics. Auf dem Weg dahin hat es sich sowohl organischer als auch anorganischer Wachstumsstrategien bedient. Insbesondere der Biotechnologie-Bereich ist von vermehrten M&A-Aktivitäten gekennzeichnet, was in der Übernahme des Pionierunternehmens in diesem Bereich, Genentech, gipfelt. Erkennbar ist, dass sich Roche stark an dem Zukunftsthema Personalisierte Medizin orientiert und sich strategisch entsprechend

---

[151] Vgl. Roche (2012a).
[152] Vgl. ebd.
[153] Vgl. ebd.

aufgestellt hat. Roche beschäftigt heute über 80.000 Mitarbeiter und vertreibt Produkte in über 150 Ländern.[154] Die Konzernorganisation stellt sich wie folgt dar:

Abbildung 12: Unternehmensstruktur F. Hoffmann-La Roche.

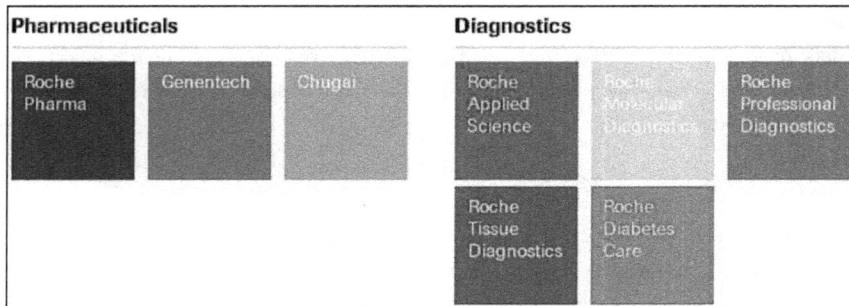

Quelle: Roche (2012c).

Das operative Geschäft teilt sich also wie bereits erwähnt in die beiden Divisionen Pharmaceuticals und Diagnostics auf. Im Folgenden soll der Schwerpunkt der Analyse auf dem Bereich Pharmaceuticals liegen.

Die Division Pharmaceuticals hat ausschließlich verschreibungspflichtige Medikamente zum Gegenstand. Die fünf wichtigsten therapeutischen Gebiete sind Onkologie, Virologie, Stoffwechselkrankheiten, Entzündungskrankheiten sowie Erkrankungen des Zentralnervensystems.[155] Roche Pharma ist für die Entwicklung und Zurverfügungstellung innovativer Medikamente auf Basis medizinischer Chemie und Biotechnologie zuständig. Bei Genentech handelt es sich, wie bereits in der historischen Betrachtung des Roche-Konzerns beschrieben, um das führende Unternehmen im Bereich der Biotechnologie. Hier werden Medikamente für verschiedene Therapiebereiche entwickelt, produziert und vermarktet. Es ist führend im Bereich der Onkologie, weitere Spezialisierungen sind Immunologie, Neurowissenschaften, Stoffwechsel- und Infektionserkrankungen. Chugai[156] ist zuständig für die F&E-Aktivitäten verschreibungspflichtiger Medikamente auf dem japanischen Markt und darüber hinaus. Es fokussiert sich auf die Therapiegebiete Onkologie, Nierenerkrankungen sowie Knochen- und Gelenke.[157]

Im Folgenden soll die Umsatzentwicklung des Geschäftsbereichs Pharmaceuticals näher betrachtet werden. Da Roche als einziges der hier betrachteten Unternehmen in CHF bilanziert, müssen die Werte in USD transformiert werden, um eine einheitliche Bemes-

---

[154] Vgl. Roche (2012b).
[155] Vgl. Roche (2012g).
[156] Chugai Pharmaceutical Co., LTD entsteht aus dem Zusammenschluss von Nippon Roche und Chugai. Im Jahr 2002 geht es eine strategische Allianz mit Roche ein und ist seitdem an den F&E-Aktivitäten beteiligt.
[157] Vgl. Roche (2012c).

sungsgrundlage zu erhalten. Nur so ist eine Vergleichbarkeit zwischen den Unternehmen gegeben. Die Werte wurden jeweils mit dem Wechselkurs vom 31.12. des jeweiligen Jahres umgerechnet, da dieses Datum dem Bilanzstichtag von Roche entspricht. Dieses Verfahren beinhaltet selbstverständlich gewisse Limitationen, wie bspw. Wechselkursschwankungen bzw. Umrechnungseffekte, auf die an dieser Stelle ausdrücklich hingewiesen werden soll.

Abbildung 13   Umsatzentwicklung Roche, Geschäftsbereich Pharmaceuticals.

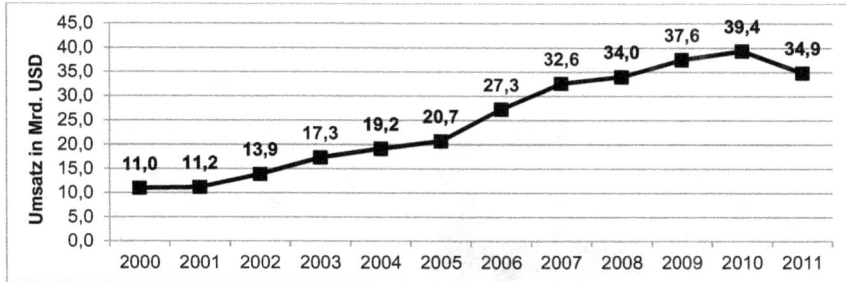

Quelle: Eigene Darstellung. Daten teilweise entnommen aus Roche (2011a) und Roche (2012e).

Die Division Pharmaceuticals war im Jahr 2011 für rund 77% des Gesamtumsatzes von 34,9 Mrd. USD des Roche-Konzerns zuständig, während der Bereich Diagnostics 23% des Umsatzes ausmachte.[158] Für den Betrachtungshorizont von 2000 bis 2010 sind steigende Umsätze zu verzeichnen, allerdings sind diese von 2005 bis 2007 deutlich stärker gestiegen als in den Jahren zuvor. Dies kann einerseits vermutlich mit der bereits beschriebenen Fokussierung auf die beiden Kerngeschäftsfelder Pharmaceuticals und Diagnostics erklärt werden, welche genau in diese Zeitspanne fällt. Darüber hinaus wurde im Jahr 2004 das sich in den Folgejahren zum Blockbuster entwickelnde Krebsmedikament Avastin auf den Markt gebracht, was wesentlich zur Umsatzentwicklung in der Pharma-Sparte beiträgt. Ein weiterer sprunghafter Anstieg ist von 2008 auf 2009 zu verzeichnen. Dieser ist in erster Linie durch das Umsatzplus von umgerechnet 2,5 Mrd. USD von Tamiflu im Vergleich zum Vorjahr zu erklären, welches durch den Ausbruch des H1N1-Virus („Schweinegrippe") in 2009 verstärkt nachgefragt wurde. Das leicht rückläufige Ergebnis in den Folgejahren ist auf die sinkende Nachfrage nach Tamiflu, Gesundheitsreformen und Sparmaßnahmen zurückzuführen, welche nur teilweise durch das Umsatzwachstum bei anderen Produkten ausgeglichen werden konnte.[159] Die Aufwertung des Schweizer Frankens gegenüber Euro und US-Dollar hat sich signifikant negativ auf das in Schweizer Franken dargestellte Ergebnis ausgewirkt. Um Währungsschwankungen bereinigt, stellen sich die Umsätze der Pharma-Division als stabil dar. Zurückzuführen ist dies auf ein konstantes Umsatzwachstum sowohl bei den

---

[158] Vgl. Roche (2012h), S. 5.
[159] Vgl. Roche (2011a), S. 13.

Schlüsselprodukten als auch bei erst kürzlich auf den Markt eingeführten Produkten, so dass rückläufige Verkäufe beim Krebsmedikament Avastin sowie Tamiflu und einigen weiteren Produkten nahezu ausgeglichen werden konnten. Weitere sich negativ auf den Umsatz in der Pharmasparte auswirkende Aspekte sind die Gesundheitsreform in den USA, anhaltende Sparmaßnahmen in Europa sowie alle zwei Jahre anfallende Preiskürzungen in Japan.[160]

Abbildung 14: Roche Pharmaceuticals – Verkäufe nach Therapiebereichen in 2011.

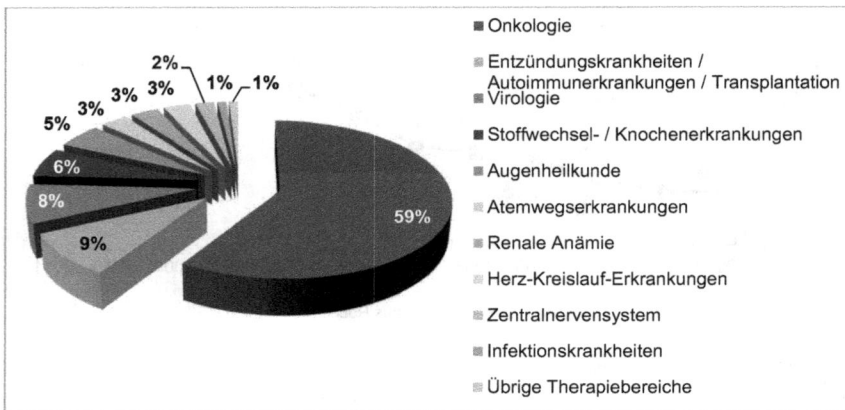

Quelle: Eigene Darstellung; in Anlehnung an Roche (2012h), S. 9.

Die obige Abbildung gibt eine Übersicht darüber, wie sich der Umsatz in dem Geschäftsbereich Pharmaceuticals auf die verschiedenen Therapiebereiche bei Roche im Jahr 2011 aufgeteilt hat. Der gesamte Bereich Onkologie macht rund 57% des Gesamtumsatzes aus und ist damit mit großem Abstand das umsatzstärkste therapeutische Gebiet bei Roche. Es folgen dann die Bereiche Entzündungskrankheiten / Autoimmunerkrankungen / Transplantation sowie Virologie. Alle anderen Segmente sind mit weniger als 6% am Gesamtumsatz des Geschäftsbereiches beteiligt. Vor diesem Hintergrund erscheint schlüssig, dass die drei umsatzstärksten Produkte im Roche-Portfolio alle aus dem Bereich Onkologie stammen und jeweils einen Jahresumsatz von über 5 Mrd. USD erwirtschaftet haben. Das viertstärkste Produkt nach Umsatz stammt aus dem Bereich der Augenheilkunde. Das umsatzstärkste Produkt ist MabThera / Rituxan, welches sowohl in der Krebstherapie als auch im Bereich Entzündungskrankheiten / Autoimmunerkrankungen / Transplantation Anwendung findet. Insgesamt befinden sich unter den Top-10-Produkten neun Medikamente mit Blockbuster-Status.

---

[160] Vgl. Roche (2012e), S. 17.

Wie bereits eingangs erwähnt, liegt einer der Hauptschwerpunkte in der F&E bei Roche auf der sog. Personalisierten Medizin, welche sich in sämtlichen Therapiegebieten wiederfindet. Das besondere beim F&E-Prozess bei Roche ist die enge Verzahnung der beiden Divisionen Pharmaceuticals und Diagnostics. Die vier Bereiche *Pharma Research and Early Development* (pRED), *Genentech Research and Early Development* (gRED), *Roche Diagnostics* sowie Chugai arbeiten zwar grundsätzlich selbstständig und verfügen über unterschiedliche F&E-Prozesse, nutzen aber bei internen Projekten Forschungsstätten, Technologien und Know-how gemeinsam und können einander so ergänzen.[161] Darüber hinaus bilden diese vier Bereiche die Hubs in einem ausgedehnten Innovationsnetzwerk bestehend aus Universitäten, Biotech-Unternehmen und Forschungseinrichtungen.[162] Hinsichtlich der F&E-Aufwendungen und –intensität im Zeitablauf ergibt sich bei Roche folgendes Bild:

Abbildung 15: Entwicklung der F&E-Aufwendungen und -intensität bei Roche.

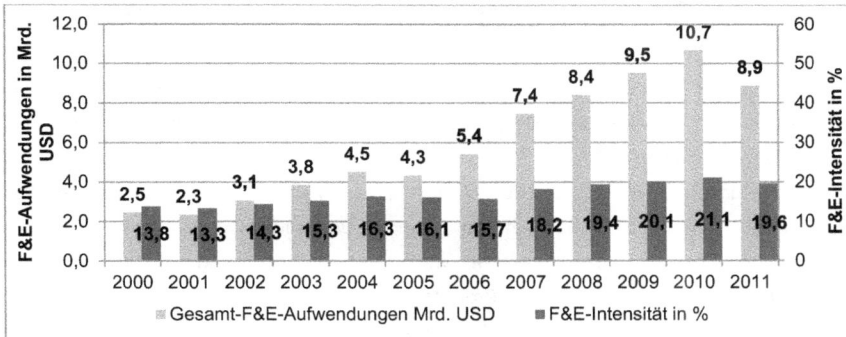

Quelle: Eigene Darstellung. Daten entnommen aus Pharmaprojects sowie Roche (2012e).

Der Graphik lässt sich entnehmen, dass die gesamten F&E-Ausgaben im Zeitraum von 2000 bis 2009 ca. um das 3,5-fache angestiegen sind. Zwar umfassen diese Aufwendungen die beiden Bereiche Pharmaceuticals und Diagnostics, dennoch zeigt eine Durchsicht der Financial Reports, dass ca. 85 bis 90% in den Bereich Pharmaceuticals fließt. Laut der „Global Innovation 1.000"-Studie von Booz & Company war Roche das Unternehmen mit den weltweit höchsten F&E-Ausgaben im Jahr 2010.[163] Auffällig ist insbesondere, dass die F&E-Aufwendungen von 2010 auf 2011 um ca. 1,8 Mrd. USD zurückgefahren worden sind. Allein der Division Pharmaceuticals wurden gut 1,6 Mrd. USD weniger Budget zugeteilt als in 2010.[164] Die Einsparungen sind laut Jahresabschlussbericht 2011 auf Ressourcenumverteilung (der Bereich Diagnostics hat ein um 12% im Vergleich zum Vorjahr erhöhtes F&E-

---

[161] Vgl. Roche (2012d).
[162] Vgl. Roche (2012e), S. 31.
[163] Vgl. Booz & Company (2011), S. 9.
[164] Vgl. Roche (2012h), S. 61.

Budget erhalten) sowie Einsparungen durch das Operational Excellence Programme[165] zurückzuführen.[166]

Ein ebenfalls wichtiger Indikator zur Messung der F&E-Aktivitäten ist die Forschungsintensität eines Unternehmens. Dazu werden die F&E-Aufwendungen ins Verhältnis zum Gesamtumsatz des betreffenden Konzerns gesetzt und als prozentualer Wert ausgewiesen. Laut des R&D-Scoreboards 2011 hat die Pharmaindustrie eine durchschnittliche F&E-Intensität von 15,3% aufgewiesen und gehört damit zu den extrem forschungsintensiven Branchen.[167]

Der Abbildung lässt sich entnehmen, dass Roche eine sehr hohe F&E-Intensität aufweist. Das Verhältnis von F&E-Aufwendungen zum Gesamtumsatz liegt immer oberhalb der 13%-Marke. Im Jahr 2010 ist ein Hoch von 21,1% erreicht und selbst im Jahr 2011, als das F&E-Budget in absoluten Zahlen um rund 2 Mrd. USD gekürzt worden ist, liegt die F&E-Intensität noch bei 19,6%. Konkret auf die Division Pharmaceuticals bezogen liegt diese in 2011 sogar bei knapp 22%.[168] Damit weist Roche eine stark über dem Branchendurchschnitt liegende F&E-Intensität auf.

Kernelement der Forschung bei Roche ist die Personalisierte Medizin, bei der es gezielt um die Identifikation genetischer Faktoren geht, welche die Verträglichkeit und Wirksamkeit eines Medikamentes beeinflussen.[169] Das Ziel des Unternehmens ist es jeweils entweder der Erste oder der Beste in dem jeweiligen Markt zu sein. Verbesserte Therapiemöglichkeiten sollen insbesondere in den Bereichen Brust-, Lungen- und Hautkrebs, Asthma sowie Arthritis bei Kindern und Erwachsenen entwickelt werden.[170] Der Darstellung im Jahresabschluss zufolge befinden sich bei Roche 147 Projekte in einer frühen Entwicklungsphase sowie 28 Projekte in der späten Entwicklung.[171] Die relativ hohe Anzahl der Projekte in frühen Phasen kommt sicherlich auch dadurch zustande, dass Roche die „Discovery Programmes", also die Wirkstoffsuche und Synthese, hier mit auflistet. Wie bereits in Kapitel 4.3 erörtert, ist der Ausschuss hier aber enorm hoch, so dass die hier aufgeführten Zahlen (insbesondere auch in der später folgenden Gegenüberstellung mit den anderen Unternehmen) sicherlich relativiert werden müssen. Aufschlussreicher ist hingegen die Pipeline-Auflistung auf der Konzern-Homepage, bei der sich folgendes Bild ergibt[172]:

---

[165] Das Operational Excellence Programme wurde 2010 bei Roche gestartet. Im Bereich Pharmaceuticals geht es dabei in erster Linie um die Produktivitäts- und Effizienzsteigerung der F&E-Aktivitäten. Im Zuge dessen werden Forschungseinrichtungen zusammengelegt bzw. abgestoßen und das Innovationsnetzwerk ausgebaut.
[166] Vgl. Roche (2012e), S. 31.
[167] Vgl. European Commission (2011), S. 42.
[168] Vgl. Roche (2012e), S. 30.
[169] Vgl. ebd., S. 33.
[170] Vgl. ebd., S. 32.
[171] Vgl. ebd., S. 35.
[172] Vgl. Roche (2012f).

Abbildung 16: Roche Pipeline nach Phasen, Stand April 2012.

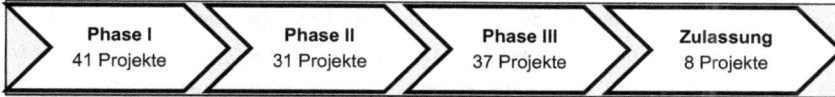

Phase I	Phase II	Phase III	Zulassung
41 Projekte	31 Projekte	37 Projekte	8 Projekte

Quelle: Eigene Darstellung. Daten entnommen aus Roche (2012f).

Damit hat Roche 117 Projekte in der F&E-Pipeline, welche sich in der klinischen Entwicklung respektive im Zulassungsprozess befinden. Das Verhältnis von Projekten zur Entwicklung der NMEs und solchen, die sich mit zusätzlichen Indikationen und neuen Darreichungsformen für bereits am Markt befindliche Produkte befassen, beträgt 60:40. Allein in der späten Phase der Entwicklung (Phase III und Zulassung) befinden sich 45 Projekte, darunter 10 NMEs. Dieser Wert ist als durchaus positiv zu bewerten, sofern berücksichtigt wird, dass in der Pharmaforschung der Mangel an Effektivität sowie an neuen, innovativen Produkten kritisiert wird.[173]

Hinsichtlich der therapeutischen Schwerpunkte dominiert bei Roche klar die Onkologie, welche mit 59% das mit Abstand größte Forschungsfeld darstellt. Dieses ist gleichzeitig auch der wohl profitabelste Markt in der Pharmabranche, da der Bereich Onkologie allgemein ein jährliches Wachstum von rund 20% aufweist. Damit wächst er dreimal schneller als der Gesamtmarkt für Medikamente.[174] 15% der Projekte sind im Gebiet der Immunologie angesiedelt, während 10% sich mit Themen aus der Neurologie befassen. Interessant ist, dass Herz-Kreislauf-Erkrankungen, obwohl eine „Volkskrankheit", bei Roche nur 9% der Pipeline ausmachen. Als „Exot" im Portfolio kann das Gebiet der Ophthalmologie, also der Augenheilkunde, angesehen werden, welche immerhin 4% der Forschungsprojekte ausmacht.

Abbildung 17: Pipeline-Zusammensetzung Roche, Stand April 2012.

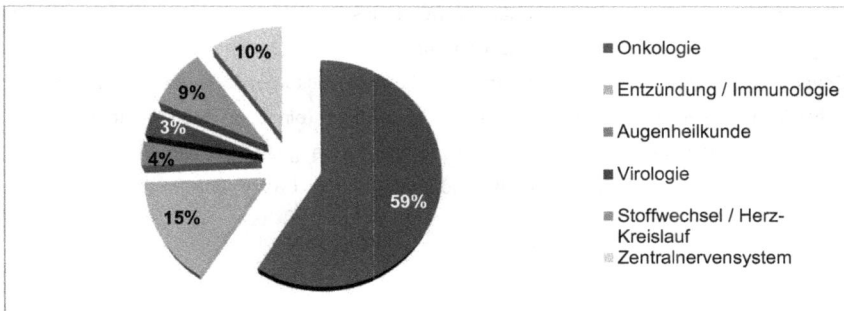

Quelle: Eigene Darstellung. Daten entnommen aus Roche (2012f).

---

[173] Vgl. dazu Abbildung 9.
[174] Vgl. Müller, M. (2006), S. 40.

Wie bereits aus der Darstellung der Umsätze nach Therapiegebieten erkennbar war, ist bei Roche eine extreme Dominanz des Therapiegebietes Onkologie feststellbar. Hier ist eine starke Spezialisierung erkennbar, welche u. U. aber auch zu einer Abhängigkeit führen bzw. die Flexibilität in Hinblick auf andere wichtige Forschungsthemen einschränken könnte. Grundsätzlich lässt sich bei Roche festhalten, dass es keine großen Diskrepanzen zwischen dem bestehenden Produktportfolio und der F&E-Pipeline zu geben scheint. Bei beiden dominiert mit großem Abstand das Therapiegebiet Onkologie, gefolgt von dem Bereich Entzündungskrankheiten / Immunerkrankungen. Leichte Umschichtungen scheint es hinsichtlich der Therapiegebiete Zentralnervensystem sowie Stoffwechsel- / Herz-Kreislauferkrankungen zu geben. Diese beiden Klassen spielen im derzeitigen Produktportfolio nur eine untergeordnete Rolle, sind aber in der aktuellen F&E-Pipeline immerhin mit 10 bzw. 9% der Projekte vertreten.

Zusammenfassung

- Roche ist in den beiden Geschäftsfeldern „Pharmaceuticals" und „Diagnostics" aktiv
- Der Umsatz in 2011 betrug rund 34,9 Mrd. USD
- Im Therapiegebiet Onkologie werden ca. 59% der Umsätze generiert
- Aktuell befinden sich 117 Projekte in der F&E-Pipeline von Roche, davon ca. 47 neue Wirkstoffe
- Der größte Anteil der Projekte in der F&E-Pipeline ist dem Bereich Onkologie zuzuordnen (59%), an zweiter Stelle folgt der Bereich Entzündung / Immunologie (15%)

10.1.2 Blockbusteranalyse Avastin®

Der Wirkstoff Bevacizumab ist ursprünglich ein Gemeinschaftsprojekt von Genentech und Roche gewesen, nach der Übernahme wird allerdings nur noch Roche als Erfinder aufgeführt. In den verschiedenen Ländermärkten wurde das Produkt mit unterschiedlichen Namen eingeführt, u.a. Avastin, bevacizumab und anti-VEGF MAb, Genentech bzw. Roche.[175] Bei Bevacizumab handelt es sich um einen monoklonalen Antikörper (eine Art von Protein), der speziell entwickelt wurde, um eine bestimmte Struktur (ein sog. Antigen) im Körper zu identifizieren und daran zu binden. Bevacizumab wurde gezielt für die Bindung an den Gefäßwachstumsfaktor VEGF (Vascular Endothelial Growth Factor) entwickelt.[176,177]

---

[175] Im Folgenden wird der Einfachheit und Übersichtlichkeit halber der Name „Avastin" verwendet.
[176] Vgl. European Medicines Agency (2011a).
[177] Durch Bevacizumab wird die Neubildung von Blutgefäßen in den Krebszellen und somit ihre Durchblutung eingeschränkt, so dass diese nicht mit ausreichend Nahrung und Sauerstoff versorgt werden können. Auf diese Weise wird das Tumorwachstum gehemmt.

Bei Avastin handelt es sich (zumindest bislang) um ein reines Krebsmedikament[178], womit es dem umsatzstärksten Medikamententyp angehört.[179] Zum Einsatz kommt es bei bereits fortgeschrittenen Stadien der Erkrankung. Für vier Indikationen wird es bereits vermarktet, für zwei weitere, hat es eine Zulassung erhalten. Hinzu kommen 18 weitere Indikationen, bei denen es sich in der Klinischen Phase II oder III befindet. Somit handelt es sich bei Avastin um ein Medikament, welches offensichtlich innerhalb des Bereiches Onkologie sehr heterogen einsetzbar ist. Darüber hinaus spricht die Vielzahl der sich noch in einer relativ frühen Phase befindlichen Projekte dafür, dass es sie hierbei um ein sehr „aktives" Medikament in Hinblick auf fortdauernde F&E-Aktivitäten handelt. Offenbar wird hier noch viel Potenzial im Bereich der Krebstherapie vermutet. Die Marktgröße des therapeutischen Gebietes Onkologie wird in Pharmaprojects auf zwei bis fünf Mrd. USD geschätzt. Die Entwicklungszeit von Avastin wird im Vergleich zu anderen Medikamenten aus diesem Therapiegebiet als überdurchschnittlich schnell eingestuft.

Nachfolgend soll auf die historische Entwicklung von Avastin hin zu einem Blockbuster-Medikament nachvollzogen werden. Im Mai 1995 wird das Patent für Bevacizumab, dem Avastin zugrunde liegenden Wirkstoff, beim *United States Patent and Trademark Office* (USPTO) eingereicht, im selben Jahr erscheint Avastin als neues Produkt in der Datenbank. Innerhalb von acht Jahren durchläuft es die gesamte klinische Entwicklung bis zur Einreichung der Registrierung in den USA. Das erscheint im Vergleich zu den heutigen Entwicklungszeiten, welche in der Theorie thematisiert werden, sehr zügig. Berücksichtigt werden muss hierbei, dass das Medikament bereits in den 1990er Jahren entwickelt worden ist und dass acht Jahre Entwicklungszeit vermutlich dem damaligen Durchschnitt entsprachen. Darüber hinaus muss an dieser Stelle erwähnt werden, dass die Grundlagenforschung für Bevacizumab, nämlich die Identifikation von Angiogenesehemmern und schließlich des Gefäßwachstumsfaktors VEGF, welche für das Wachstum von Krebszellen verantwortlich sind, schon Anfang der 1970er Jahre begonnen hat.[180] Als Avastin im Jahr 2004 erstmalig in einen Markt eingeführt wurde, war es das erste Medikament in der Indikation Darmkrebs, welches das Gefäßwachstum der Tumorzellen auf diese spezielle Art und Weise hemmt. Somit ist Avastin in Hinblick auf die Markteintrittsstrategie als *First-Mover* einzuordnen.[181]

Die folgende Abbildung veranschaulicht die historische Entwicklung von Avastin in chronologischer Reihenfolge.

---

[178] Vgl. Anhang, S. XXV.
[179] Vgl. dazu Tabelle 2.
[180] Vgl. Consumer Project on Technology (2012a).
[181] Vgl. o. V. (2004), S. 4.

Abbildung 18: Skizzierung der historischen Entwicklung von Avastin.

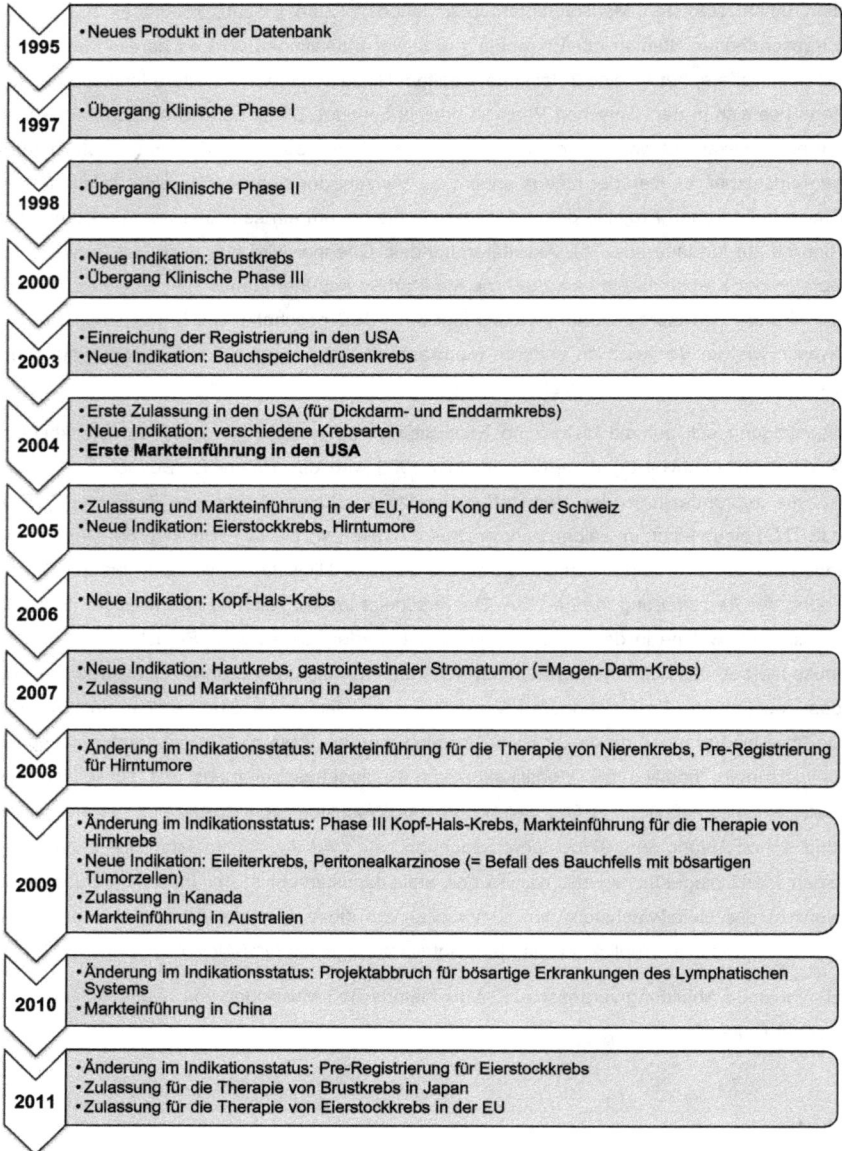

1995
- Neues Produkt in der Datenbank

1997
- Übergang Klinische Phase I

1998
- Übergang Klinische Phase II

2000
- Neue Indikation: Brustkrebs
- Übergang Klinische Phase III

2003
- Einreichung der Registrierung in den USA
- Neue Indikation: Bauchspeicheldrüsenkrebs

2004
- Erste Zulassung in den USA (für Dickdarm- und Enddarmkrebs)
- Neue Indikation: verschiedene Krebsarten
- **Erste Markteinführung in den USA**

2005
- Zulassung und Markteinführung in der EU, Hong Kong und der Schweiz
- Neue Indikation: Eierstockkrebs, Hirntumore

2006
- Neue Indikation: Kopf-Hals-Krebs

2007
- Neue Indikation: Hautkrebs, gastrointestinaler Stromatumor (=Magen-Darm-Krebs)
- Zulassung und Markteinführung in Japan

2008
- Änderung im Indikationsstatus: Markteinführung für die Therapie von Nierenkrebs, Pre-Registrierung für Hirntumore

2009
- Änderung im Indikationsstatus: Phase III Kopf-Hals-Krebs, Markteinführung für die Therapie von Hirnkrebs
- Neue Indikation: Eileiterkrebs, Peritonealkarzinose (= Befall des Bauchfells mit bösartigen Tumorzellen)
- Zulassung in Kanada
- Markteinführung in Australien

2010
- Änderung im Indikationsstatus: Projektabbruch für bösartige Erkrankungen des Lymphatischen Systems
- Markteinführung in China

2011
- Änderung im Indikationsstatus: Pre-Registrierung für Eierstockkrebs
- Zulassung für die Therapie von Brustkrebs in Japan
- Zulassung für die Therapie von Eierstockkrebs in der EU

Quelle: Eigene Darstellung. Daten entnommen aus Pharmaprojects sowie Pipeline-Datenbank.

Ursprünglich für die Therapie von Darmkrebs entwickelt, wird Avastin noch vor der ersten Zulassung bereits für die Therapie von zwei weiteren Krebsarten, nämlich Brust- und Bauchspeicheldrüsenkrebs, getestet und entwickelt. Die erste Markteinführung erfolgt 2004 in den USA. Bereits im darauffolgenden Jahr finden Zulassung und Markteinführung in der EU sowie der Schweiz statt. Avastin soll darüber hinaus auch für die Therapie von Eierstock-krebs und Hirntumoren getestet werden. Erst drei Jahre nach der ersten Markteinführung wird 2007 der japanische Markt erschlossen, für dessen Bearbeitung die Roche-Tochter Chugai zuständig ist. Die folgenden Jahre sind im Wesentlichen durch die Erforschung neuer Indikationen sowie Projektfortschritte für diverse Krebserkrankungen geprägt. Damit einher gehen die Zulassungen für den japanischen und europäischen Markt für Brust- und Eier-stockkrebs.

Avastin wird heute eine große Bedeutung bei der Krebstherapie beigemessen. In den USA und der EU hat das Medikament eine Zulassung für die Behandlung von fortgeschrittenem Dickdarm- und Enddarmkrebs, nichtkleinzelligem Lungenkarzinom sowie Nierenkrebs. Ebenfalls ist es in den USA und 32 weiteren Ländern für die Behandlung von Hirntumoren zugelassen. Darüber hinaus steht es für die Therapie von Brustkrebs in über 80 Ländern zur Verfügung, darunter auch die EU und Japan. In der EU ist es für bestimmte Formen von Eierstockkrebs zugelassen.[182] Daraus lässt sich ableiten, dass relativ schnell nach der ersten Markteinführung in 2004 ein Großteil aller Ländermärkte erschlossen und somit eine rasche Marktdurchdringung erreicht wurde. Es wird deutlich, was bereits aus dem Produktsteckbrief erkennbar war: Roche hat einen eindeutigen Schwerpunkt auf die Erforschung zusätzlicher Indikationen gelegt. Durch diese *Line Extensions* ist es möglich, den Patentschutz, zumin-dest in wichtigen Teilbereichen, aufrechtzuerhalten.

Hinsichtlich des Lizenzverhaltens von Roche im Fall von Avastin lässt sich festhalten, dass das Unternehmen keinerlei Lizenzen für die Vermarktung vergeben hat. Noch vor der Akquise von Genentech hat sich Roche die exklusiven Vermarktungsrechte für sämtliche Ländermärkte außerhalb der USA und Japan gesichert. In Japan hält Chugai die Rechte, welches aber zum Roche-Konzern gehört.

Avastin hat in den nur acht Jahren seiner bisherigen Vermarktung knapp 32 Mrd. USD Umsatz für Roche generiert und ist im Jahr 2011 nach MabThera/Rituxan das zweitstärkste Produkt im Roche-Portfolio. Die folgende Abbildung gibt einen Überblick über die historische Umsatzentwicklung des Produktes.

---

[182] Vgl. Roche (2012e), S. 39.

Abbildung 19: Umsatzentwicklung Avastin.

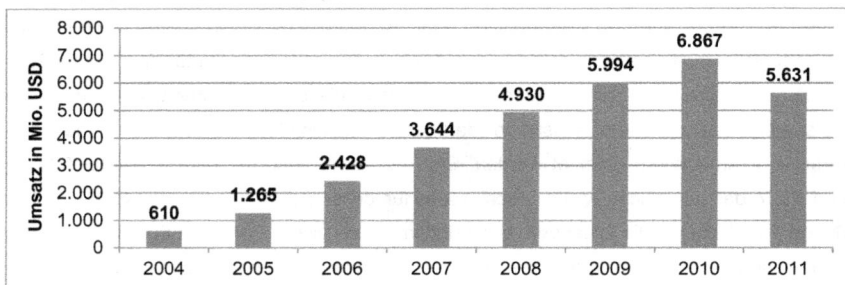

Quelle: Eigene Darstellung.

Im Zeitraum von 2005 bis 2010 hat Avastin starke Umsatzzuwächse von mind. 1 Mrd. USD pro Jahr generiert. Dies ist einerseits durch die voranschreitende Marktdurchdringung zu erklären, andererseits aber auch durch die zusätzlichen Indikations-Zulassungen. Im Jahr 2011 ist die Umsatzentwicklung erstmals rückläufig, was in erster Linie darauf zurückzuführen ist, dass die FDA Avastin im Jahr 2011 die Zulassung für die Behandlung von metastierendem Brustkrebs für den US-amerikanischen Markt entzogen hat.[183] Begründet wurde diese Entscheidung von Seiten der FDA mit großen Bedenken hinsichtlich der Wirksamkeit und Sicherheit von Avastin in dieser Indikation, da die geforderten Klinische-Phase-III-Studien nicht die gewünschten Ergebnisse gebracht haben.[184] Allerdings hat diese Entscheidung rein rechtlich keine Auswirkungen auf die Zulassung in weiteren Indikationen auf dem amerikanischen Markt und in anderen Ländern.[185]

Nichtsdestotrotz beeinflusste diese Entwicklung die Anwendung des Präparates in der Indikation Brustkrebs auf verschiedenen europäischen und lateinamerikanischen Märkten. Der Umsatz auf dem amerikanischen Markt ging um 14% zurück, in Westeuropa war ein Rückgang von 8% zu verzeichnen. Dennoch bleiben die USA mit 44% der Verkäufe der größte Absatzmarkt für Avastin, gefolgt von Westeuropa (27%), Japan (12%) und der Region „International" (17%). Die Hauptwachstumsmärkte für Avastin waren Lateinamerika mit einem Umsatzplus von 18% sowie die Region Asien-Pazifik, die ein Umsatzwachstum von 34% in 2011 vorzuweisen hatte. Letztere war insbesondere durch ein starkes Wachstum in China charakterisiert, nachdem Avastin dort im Oktober 2010 zur Behandlung von Dickdarm- und Enddarmkrebs eingeführt wurde. Weiteres Wachstum wird sich zukünftig von der Zulassung in der Indikation Brustkrebs auf dem japanischen Markt versprochen, welche im September 2011 erteilt worden ist.[186] Noch verbleibt Avastin genug Zeit, diese Potenziale

---

[183] Vgl. Roche (2012e), S. 39.
[184] Vgl. Meyer, R. (2011b).
[185] Vgl. Roche (2012e), S. 39.
[186] Vgl. ebd., S. 12.

auszuschöpfen, da das ursprüngliche Patent in den USA nach Gewährung von Patentlauf-zeitverlängerungen noch mindestens bis 2019 laufen wird.

Zusammenfassung

- Bei dem Avastin zugrunde liegenden Wirkstoff Bevacizumab handelt es sich um einen monoklonalen Antikörper biologischen Ursprungs, der an das VEGF-Anitgen bindet
- Die Erfinder sind Roche und Genentech
- Die Zulassungen für sechs Indikationen im Bereich Onkologie liegen vor, damit weist Avastin eine große Tiefe, aber keine Breite hinsichtlich der Einsatzmöglichkeiten auf
- Die Patentanmeldung auf den Wirkstoff erfolgte im Mai 1995, die erste Markteinführung erfolgte in den USA im Jahr 2004
- Bei Avastin handelte es sich um einen „First-Mover"
- Der Gesamtumsatz bis einschließlich 2011 beläuft sich auf rund 32 Mrd. USD
- Das Patent läuft in den USA voraussichtlich im Jahr 2019 ab

10.1.3 Blockbusteranalyse Herceptin®

Bei dem Herceptin zugrunde liegenden Wirkstoff Trastuzumab handelt es sich um den ersten monoklonalen Antikörper gegen Brustkrebs, welcher ursprünglich von Genentech entwickelt worden ist. Wie auch schon bei Avastin wird in den Datenbanken aber ausschließlich Roche als Erfinder aufgeführt. In den verschiedenen Ländermärkten wird er unter den Handelsna-men Herceptin, Trastuzumab und rhuMAb HER2 vertrieben.[187] Genau wie bei Bevacizumab handelt es sich auch bei Trastuzumab um einen monoklonalen Antikörper, der allerdings zur Bindung an den HER2-Rezeptor (ebenfalls ein Wachstumsfaktor) konzipiert worden ist.[188,189] Diese Krebsmedikamente der „neuen Generation" die Zellen nicht mehr so flächendeckend ab wie herkömmliche Chemotherapeutika, sondern wirken viel zielgerichteter.

Ähnlich wie bei Avastin handelt es sich auch bei Herceptin um ein reines Krebsmedikament. In erster Linie wurde es für die Therapie von Brustkrebs entwickelt, die weltweit häufigste Krebserkrankung bei Frauen. Jedes Jahr werden über eine Mio. Neudiagnosen gestellt und über 500.000 Patientinnen erliegen der Krankheit. Da es verschiedene Typen von Brustkrebs gibt, ist die genaue Kenntnis der Tumoreigenschaften wichtig, um die richtige Behandlung auswählen zu können.[190]

---

[187] Im Folgenden wird der Einfachheit und Übersichtlichkeit halber der Name "Herceptin" verwendet.
[188] Vgl. European Medicines Agency (2011b).
[189] Die Zellen des Immunsystems werden aktiviert, die dann wiederum die Tumorzellen abtöten. Durch Trastuzu-mab werden diese daran gehindert, Signale auszusenden, welche die Tumorzellen zum Wachstum anregen. Bei ca. einem Viertel aller Brustkrebserkrankungen und einem Fünftel aller Magenkrebserkrankungen wird HER2 überexprimiert (übermäßig produziert).
[190] Vgl. Roche (2006a), S. 19.

Laut Datenbanken ist Herceptin für die drei Indikationen Brust-, Magen und Speiseröhren-krebs auf dem Markt zugelassen und eingeführt, allerdings enthalten die Geschäftsberichte nur Informationen über die Behandlung von Brust- und Magenkrebs.[191] Auch über die weitere Erforschung des Medikamentes zur Behandlung von Hirntumoren lassen sich dem aktuellen Geschäftsbericht keine Informationen entnehmen.[192] Der Datenbank sowie der staatlichen US-Website über klinische Studien in der Pharmaindustrie lassen sich allerdings entnehmen, dass es in diesem Fall um einen Phase-II Testlauf mit 66 Patienten in Italien geht, die aufgrund von HER2-positivem Brustkrebs Hirnmetastasen gebildet haben. Die Ergebnisse dieser Studie werden voraussichtlich in 2013 erwartet.[193] Damit stellt die Indikation Hirnkrebs also eine Folgeerkrankung des HER2-positiven Brustkrebses dar. Da Herceptin ebenfalls dem Therapiegebiet Onkologie entstammt, entspricht die Marktgröße laut Datenbank genau wie bei Avastin zwei bis fünf Mrd. USD, die Entwicklungszeit wird ebenfalls als überdurch-schnittlich schnell eingestuft.

Im Folgenden wird die Entwicklung von Herceptin im Zeitablauf skizziert. Auch hier muss angemerkt werden, dass die Grundlagenforschung für den Wirkstoff Trastuzumab eigentlich schon Mitte der 1970er Jahre stattgefunden hat. Letztendlich ist der Wirkstoff ein Ergebnis, welches auf den Erkenntnissen und wissenschaftlichen Errungenschaften sowohl von Genentech als auch von universitären und außeruniversitären Forschungseinrichtungen wie bspw. der University of California San Francisco, dem Massachusetts Institute of Technology oder dem National Institute of Health basiert. Somit hat eine Vielzahl an renommierten Forschern einen Beitrag zu der endgültigen Patentanmeldung auf Trastuzumab geleistet.[194]

---

[191] Vgl. Anhang, S. XXVI.
[192] Vgl. Roche (2012e), S. 74.
[193] Vgl. ClinicalTrials.gov (2012).
[194] Vgl. Genentech (2012a).

Abbildung 20: Skizzierung der historischen Entwicklung von Herceptin.

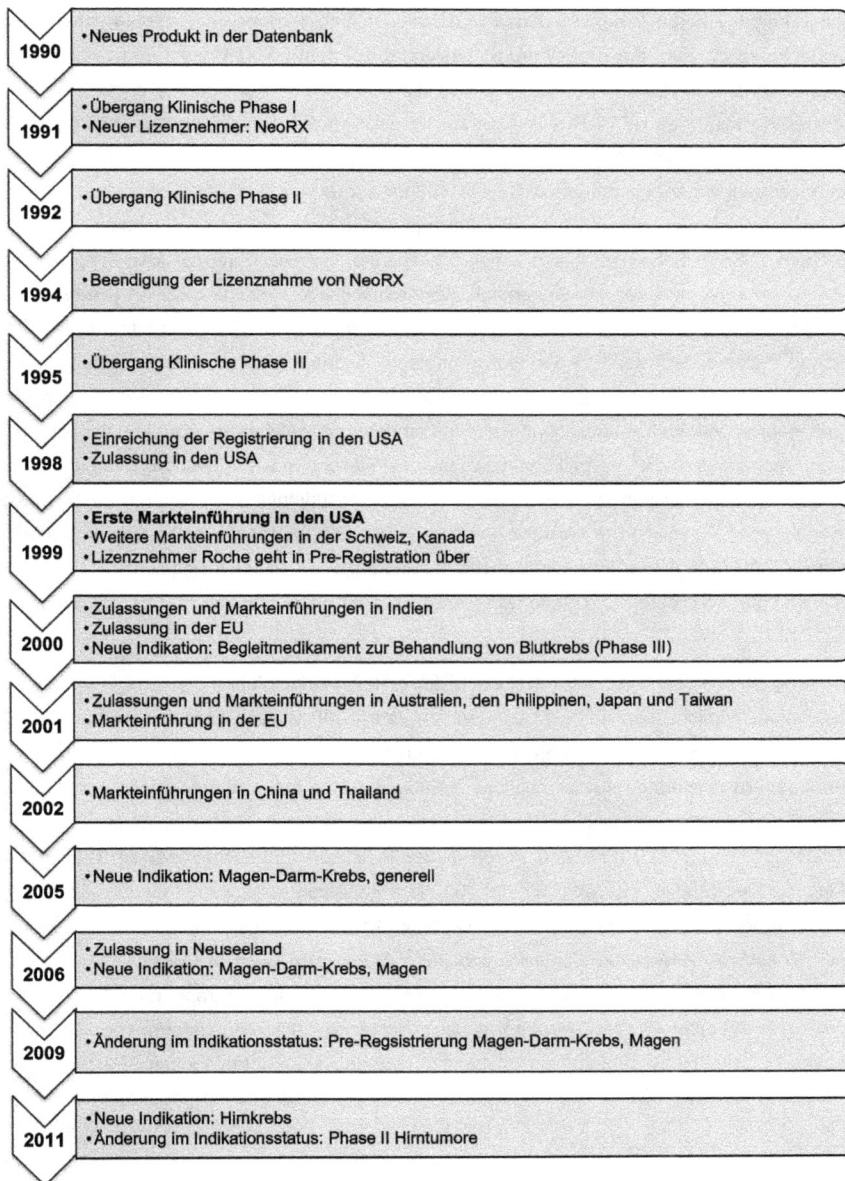

1990
- Neues Produkt in der Datenbank

1991
- Übergang Klinische Phase I
- Neuer Lizenznehmer: NeoRX

1992
- Übergang Klinische Phase II

1994
- Beendigung der Lizenznahme von NeoRX

1995
- Übergang Klinische Phase III

1998
- Einreichung der Registrierung in den USA
- Zulassung in den USA

1999
- **Erste Markteinführung in den USA**
- Weitere Markteinführungen in der Schweiz, Kanada
- Lizenznehmer Roche geht in Pre-Registration über

2000
- Zulassungen und Markteinführungen in Indien
- Zulassung in der EU
- Neue Indikation: Begleitmedikament zur Behandlung von Blutkrebs (Phase III)

2001
- Zulassungen und Markteinführungen in Australien, den Philippinen, Japan und Taiwan
- Markteinführung in der EU

2002
- Markteinführungen in China und Thailand

2005
- Neue Indikation: Magen-Darm-Krebs, generell

2006
- Zulassung in Neuseeland
- Neue Indikation: Magen-Darm-Krebs, Magen

2009
- Änderung im Indikationsstatus: Pre-Regsistrierung Magen-Darm-Krebs, Magen

2011
- Neue Indikation: Hirnkrebs
- Änderung im Indikationsstatus: Phase II Hirntumore

Quelle: Eigene Darstellung. Daten entnommen aus Pharmaprojects sowie Pipeline-Datenbank.

Auch in diesem Fall hat der Patentinhaber Genentech ein umfangreiches Netz von Patenten rund um das HER2-Protein und dessen auslösendes Gen gebildet. Jedes Unternehmen oder jeder Forscher, der eine Krebstherapie basierend auf dem HER2-Protein und seinen Wirkmechanismen aufbauen möchte, muss sich die Erlaubnis von Genentech einholen.[195] Von der Entdeckung des HER2-Proteins bis zur Umsetzung des entsprechenden Antikörpers in Herceptin hat es allerdings über 15 Jahre gedauert. Die Ursächlichkeit von HER2 für Krebserkrankungen war bereits Mitte der 1980er Jahre von Prof. Dr. Axel Ullrich, damals Forscher bei Genentech und heute Direktor am Max-Planck-Institut für Biochemie, entdeckt worden. Ullrich begründet diese lange Zeitspanne insbesondere mit den langwierigen Entscheidungsprozessen bei Genentech, wodurch wichtige Projekte blockiert wurden. Laut Ullrich wurde damals das Potenzial der Entdeckung von den Genentech Managern verkannt.[196] Das erste Patent auf den monoklonalen Antikörper, welcher an den Wachstumsfaktor HER2 bindet (später Trastuzumab), wurde 1994 von Genentech angemeldet.[197] In den Folgejahren wurde eine Vielzahl an Patenten eingereicht, welche alle in Zusammenhang mit den Eigenschaften dieses Antikörpers, dessen Herstellung sowie Anwendungsgebieten und Kombinationspräparaten standen. Bei der ersten Markteinführung Anfang 1999 wurde Herceptin als Revolution in der Krebstherapie gehandelt: es war der erste wirksame monoklonale Antikörper in der Indikation Brustkrebs und aufgrund seines biologischen Ursprunges mit weniger Schmerzen und Nebenwirkungen behaftet als herkömmliche Chemotherapeutika.[198]

Auffällig bei Herceptin ist, dass erst nach der ersten Markteinführung in den USA weitere Indikationsmöglichkeiten erforscht wurden. Im Jahr 2000 wurden Forschungsallianzen mit Brystol-Meyers-Squibb und Aventis eingegangen, um die Möglichkeiten der Indikationserweiterungen zu überprüfen sowie mögliche Kombinationstherapien mit Herceptin voranzutreiben.[199] Gut zehn Jahre nach der ersten Markteinführung erhielt Herceptin im Jahr 2010 die Zulassung für die EU, USA und Korea in der Indikation fortgeschrittener HER2-positiver Magenkrebs. Jährlich werden rund 900.000 neue Fälle von Magenkrebs diagnostiziert, von denen wiederum bei 16 bis 18% der HER2-Biomarker nachgewiesen werden kann, wodurch der Einsatz von Herceptin sinnvoll erscheint.[200] Somit wird auch in dieser Indikation das Marktpotenzial deutlich, wird sich vor Augen gehalten, dass eine Therapie rund 40.000 Euro pro Patient kostet. Derzeit wird an einer subkutanen Darreichungsform von Herceptin geforscht, die im Gegensatz zur bisherigen zugelassenen intravenösen Verabreichung weniger invasiv und wesentlich schneller ist. Somit ist diese Lösung patientenfreundlicher

---

[195] Vgl. Goldman, B. (2007), S. 1443.
[196] Vgl. Bartholomäus, U. / Haltmeier, H. (2001).
[197] Vgl. Patent-Nr. US 5677171.
[198] Vgl. Genentech (2012b).
[199] Vgl. Roche (2000), S. 20.
[200] Vgl. Roche (2010), S. 19.

und kann die Gesundheitskosten erheblich reduzieren. Auf Basis von positiven Studiener-
gebnissen hat Roche im Jahr 2011 bei der *European Medicines Agency* (EMA) ein Gesuch
auf Produktlinienerweiterung eingereicht.[201] Mittlerweile ist das Medikament in über 150
Ländern zugelassen. Seit 1998 haben knapp eine Mio. Patienten mit HER2-positiven Brust-
oder Magenkrebs eine Therapie mit Herceptin erhalten.[202]

Vor der vollständigen Übernahme von Genentech durch Roche wurde Herceptin in den USA
durch Genentech vertrieben, Roche besaß das alleinige Vermarktungsrecht für sämtliche
Märkte außerhalb der USA. Für den japanischen Markt ist Chugai zuständig. Eine Lizenz
wurde lediglich Anfang der 1990er Jahre an NeoRx, heute Poniard Pharmaceuticals,
vergeben. Diese wollten auf Basis des Antikörpers eine zielgerichtete Strahlen- bzw. Medi-
kamententherapie entwickeln und dazu ihre eigenen Technologien zum Einsatz bringen. Die
Partnerschaft wurde aber von Seiten NeoRx abgebrochen. Während die Entwicklung des
Wirkstoffes Trastuzumab von Genentech durchgeführt wurde, sind die Weiterentwicklung
und Prüfung der Wirksamkeit sowie Sicherheit von Herceptin für weitere Tumorformen, die
eine erhöhte HER2-Überexpression aufweisen, globale Gemeinschaftsprojekte von Roche
und Genentech gewesen.[203]

Im Folgenden ist die Umsatzentwicklung von Herceptin dargestellt, welches seit der ersten
Markteinführung im Jahr 1999 einen Gesamtumsatz von über 34 Mrd. USD erwirtschaftet
hat.

Abbildung 21: Umsatzentwicklung Herceptin.

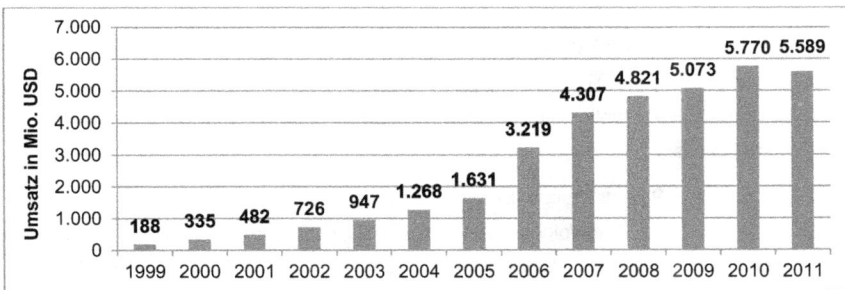

Quelle: Eigene Darstellung.

Die Umsätze von Herceptin steigen insbesondere in den ersten Jahren markant an, teilweise
werden Zuwächse von über 70% erzielt. Es handelt sich allerdings in diesem Fall um ein
sehr innovatives Medikament, da es das erste im Bereich der Therapie von Brustkrebs ist,

---

[201] Vgl. Roche (2012e), S. 42.
[202] Vgl. ebd., S. 42.
[203] Vgl. Roche (1999), S. 20.

welches gezielt an den genannten HER2-Rezeptor bindet.[204] Das starke Umsatzwachstum zu Beginn ist einerseits auf die sehr guten Verkaufszahlen in den USA zurückzuführen, da sich die Überlebenschancen von Brustkrebspatientinnen aufgrund von Herceptin wesentlich erhöht haben und die Therapie als sehr wirksam erachtet wird. Andererseits kommen hier natürlich auch die zunehmende Marktdurchdringung in anderen Ländern sowie die Erschließung neuer Ländermärkte, wie bspw. Japan im Jahr 2000, zum Tragen.[205] Im Jahr 2006 haben sich die Umsätze des Präparates im Vergleich zum Vorjahr fast verdoppelt. Dies ist neben der positiven Aufnahme des Medikamentes durch die Ärzte insbesondere durch die Kostenübernahmegenehmigungen in der EU, den USA und auf anderen Schlüsselmärkten für den Einsatz des Medikamentes auch in frühen Stadien der Brustkrebserkrankung nach chirurgischer Tumorentfernung zu erklären (zuvor nur bei der Behandlung von Brustkrebs im Spätstadium).[206] Das anhaltende Umsatzwachstum ist auf eine zunehmende Marktdurchdringung sowie die Zulassung von Herceptin bei weiteren Arten von Brustkrebserkrankungen und dessen Einsatz als Begleitmedikament – zum Teil in Kombination mit anderen Roche-Produkten – insbesondere auf den fünf europäischen Hauptmärkten Deutschland, Frankreich, Italien, Spanien und Großbritannien zurückzuführen.[207]

In den letzten beiden Jahren hat Herceptin hauptsächlich von einem breiteren Zugang in Entwicklungsländern, einem verbesserten HER2-Screening sowie einer stärkeren Marktdurchdringung in der Indikation Magenkrebs profitiert. In der Region International konnte im Jahr 2011 ein Umsatzplus von 22% verzeichnet werden, wobei die Region Asien-Pazifik und Lateinamerika die Haupt-Wachstumsträger waren. In Westeuropa ist das Verkaufswachstum von 27% neben dem zunehmenden Einsatz von Herceptin bei Magenkrebs auch auf die Zunahme der Behandlung bei älteren Patientinnen mit Brustkrebs zurückzuführen. In Japan ist das Wachstum von 5% als moderat anzusehen, was allerdings größtenteils mit der Einschränkung der Promotionsaktivitäten in Folge des Erdbebens zu Beginn des Jahres 2011 zu erklären ist.[208]

Herceptin wird den Patentschutz in Europa bereits 2015 verlieren, in den USA voraussichtlich im Jahr 2019. Als „Nachfolgeprodukt" soll T-DM1 die Lücke schließen, ein neuartiges Antikörper-Wirkstoff-Konjugat. Dieses Medikament soll ebenfalls gezielt HER2-positive Tumore bekämpfen. Es besteht aus einer Kombination aus dem Herceptin Wirkstoff Trastuzumab und einer hochwirksamen chemotherapeutischen Substanz, dem sog. DM1. Einerseits wird durch das Trastuzumab das Zellwachstum auf die bereits erläuterte Weise gehemmt, andererseits schleust es den chemotherapeutischen Wirkstoff DM1 direkt in die

---

[204] Vgl. Roche (1999), S. 20.
[205] Vgl. Roche (2001), S. 22 f.
[206] Vgl. Roche (2006a), S. 18.
[207] Vgl. Roche (2007a), S. 15.
[208] Vgl. Roche (2012h), S. 13.

Tumorzellen ein, wodurch der Zelltod ausgelöst werden soll. Eine Phase-II-Studie lieferte bereits vielversprechende Ergebnisse für diesen Therapieansatz, so dass damit gerechnet wird, im zweiten Quartal 2012 entsprechende Zulassungsgesuche in den USA und der EU einzureichen.[209]

Zusammenfassung

- Bei dem Herceptin zugrunde liegenden Wirkstoff Trastuzumab handelt es sich um einen monoklonalen Antikörper biologischen Ursprungs, der an den HER2-Rezeptor bindet
- Ursprünglicher Erfinder ist Genentech
- Die Zulassungen für zwei Indikationen im Bereich Onkologie liegen vor, damit weist Herceptin weder eine große Tiefe, noch Breite hinsichtlich der Einsatzmöglichkeiten auf
- Die Patentanmeldung auf den Wirkstoff erfolgte 1994, die erste Markteinführung erfolgte in den USA im Jahr 1999
- Bei Herceptin handelte es sich um einen „First-Mover"
- Der Gesamtumsatz bis einschließlich 2011 beläuft sich auf rund 34 Mrd. USD
- Das Patent läuft in den USA voraussichtlich im Jahr 2019 ab, in Europa bereits 2015

10.1.4 Blockbusteranalyse Rituxan/MabThera®

Bei dem Medikament Rituxan bzw. MabThera handelt es sich ebenfalls um ein Präparat aus dem Gebiet der Onkologie. Als Erfinder des zugrunde liegenden Wirkstoffes Rituximab wird in den Datenbanken Biogen Idec, welches aus dem Merger von Biogen und IDEC im Jahr 2003 hervorging, aufgeführt. Bei diesem Unternehmen handelt es sich heute um das drittgrößte Biotechnologie-Unternehmen der Welt. Ursprünglicher Entdecker des Wirkstoffes war Ende der 1980er Jahre IDEC.[210] Wie auch die anderen Präparate wird dieses Medikament unter verschiedenen Handelsnamen vertrieben, am gebräuchlichsten sind jedoch Rituxan für den US-amerikanischen, japanischen und kanadischen Markt sowie MabThera für den europäischen Raum.[211] Bei Rituximab handelt es sich um einen gentechnisch hergestellten monoklonalen chimärischen Antikörper, der gegen ein Antigen mit der Bezeichnung CD20 gerichtet ist. Dieses findet sich auf der Oberfläche aller B-Lymphozyten (weiße Blutkörperchen). Der Zelltod wird ausgelöst, sobald Rituximab an das Antigen bindet.[212]

Bei MabThera handelt es sich offensichtlich um ein sehr vielseitig bzw. heterogen einsetzbares Medikament.[213] Die Vielzahl der Erkrankungen, für die es zugelassen ist oder sich gerade in der Testphase befindet, entstammt sehr unterschiedlichen Krankheitsgruppen.

---

[209] Vgl. Roche (2012e), S. 42 f.
[210] Vgl. Biogen Idec (2012).
[211] Im Folgenden wird der Einfachheit und Übersichtlichkeit halber der Name „MabThera" verwendet.
[212] Vgl. European Medicines Agency (2010).
[213] Vgl. Anhang, S. XXVII f.

Haupt-Therapiegebiet von MabThera ist allerdings die Onkologie, für drei Indikationen (zwei verschiedene Formen von Lymphdrüsenkrebs, nämlich chronische lymphozytäre Leukämie (CLL) und Non-Hodgkin-Lymphom (NHL), sowie Leukämie) in diesem Bereich hat es eine Zulassung. Weiterhin ist es für rheumatoide Arthritis in den Markt eingeführt, gleiches gilt für die Wegener-Granulomatose, eine sehr seltene Autoimmunerkrankung welche sich im Wesentlichen in einer Entzündung der Blutgefäße ausprägt,[214] sowie Mikroskopische Polyangiitis (MPA), ebenfalls eine Autoimmunerkrankung ähnlich der Wegener-Granulotmatose.

Wird die Wirkungsweise von MabThera näher betrachtet, so wird deutlich, warum das Medikament so vielseitig eingesetzt werden kann.[215] Es lässt sich erkennen, dass trotz auf den ersten Blick sehr unterschiedlich erscheinender Therapiegebiete die erforderlichen Wirkmechanismen zur Bekämpfung der Erkrankung sehr ähnlich sind. Das Marktvolumen für das Haupttherapiefeld liegt laut Pharmaprojects, wie bei den beiden zuvor analysierten Medikamenten auch, bei zwei bis fünf Mrd. USD. Alleine das NHL tritt bei 1,5 Mio. Menschen weltweit auf und führt jährlich zu etwa 300.000 Todesfällen.[216] Die Entwicklungszeit wird als schneller als der Durchschnitt im Vergleich zu anderen Medikamenten aus dem Bereich Onkologie eingestuft.

Nachfolgend soll auf die Entwicklung von MabThera im chronologischen Zeitverlauf einge-gangen werden. Es sei an dieser Stelle angemerkt, dass die eigentliche Entdeckung des Wirkstoffes Rituximab ihren Ursprung bereits im Jahr 1989 gefunden hat. In diesem Jahr wurden Daten in dem *New England Journal of Medicine* veröffentlicht, aus denen hervorging, dass eine signifikante Anzahl an Patienten mit B-Zellen-Lymphom gewisse „Marker" gemein-sam haben, welche mit dem Krebs in Verbindung gebracht werden können. Diese Marker reagieren mit anti-idiotypischen Antikörpern, welche ursprünglich von IDEC hergestellt wurden.[217] In diesem Zusammenhang wurde Anfang der 1990er Jahre eine neue Verbindung entdeckt, das sog. IDEC-C2B8, welches heute als Rituximab bekannt ist.[218]

---

[214] Vgl. Innovations Report (2011).
[215] Bei dem Einsatz von Rituxan gegen chronische lymphozytäre Leukämie (CLL), einem Krebs der B-Lymphozyten, sowie gegen das Non-Hodgkin-Lymphom (NHL), einem Krebs des Lymphgewebes, werden die kanzerösen B-Lymphozyten eliminiert, indem der Wirkstoff Rituximab an den CD20-Rezeptoren der Krebszel-len bindet und deren Zerstörung einleitet. Bei rheumatoider Arthritis werden wiederum B-Lymphozyten in den Gelenken zerstört, wodurch schließlich die Entzündung verringert wird . Vgl. European Medicines Agency (2010).
[216] Vgl. Roche (2004), S. 19.
[217] Anti-idiotypische Antikörper sind Antikörper, welche gezielt gegen andere vom Organismus gebildete Antikörper wirken.
[218] Vgl. Biogen Idec (2012).

Abbildung 22: Skizzierung der historischen Entwicklung von MabThera.

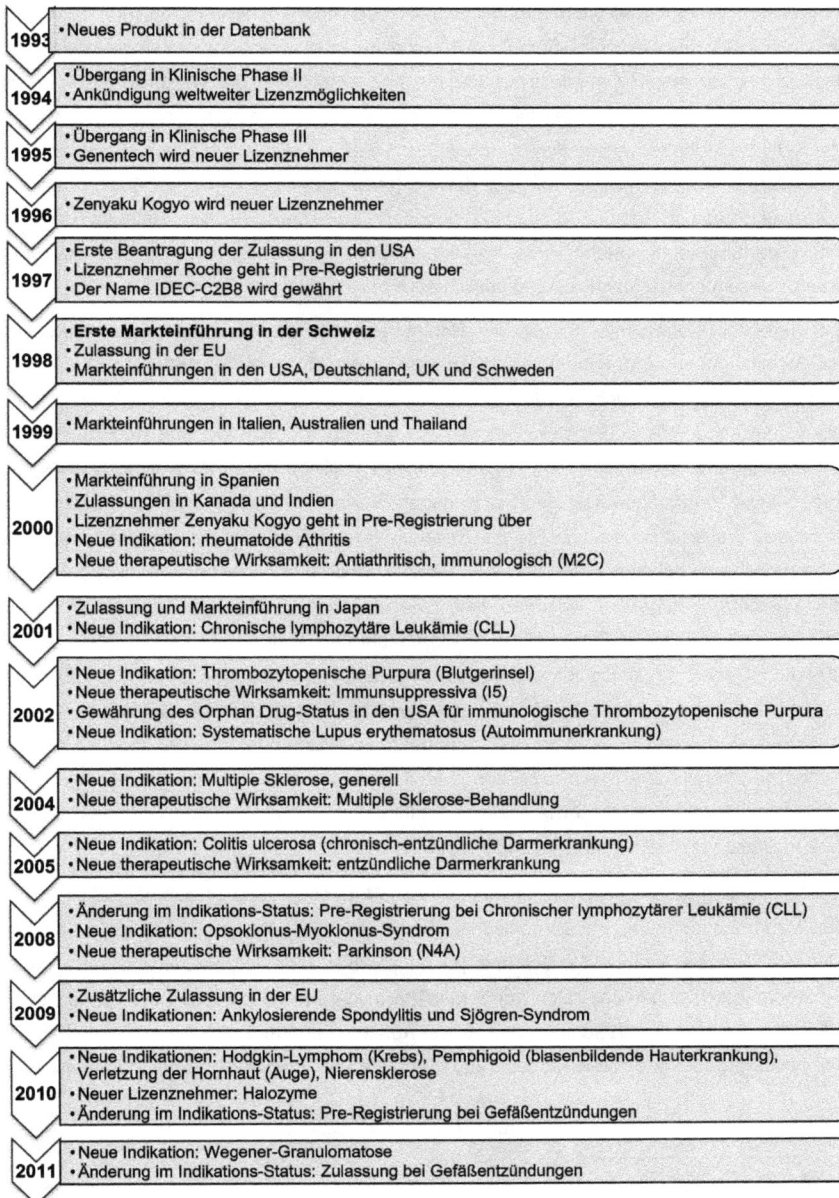

1993
- Neues Produkt in der Datenbank

1994
- Übergang in Klinische Phase II
- Ankündigung weltweiter Lizenzmöglichkeiten

1995
- Übergang in Klinische Phase III
- Genentech wird neuer Lizenznehmer

1996
- Zenyaku Kogyo wird neuer Lizenznehmer

1997
- Erste Beantragung der Zulassung in den USA
- Lizenznehmer Roche geht in Pre-Registrierung über
- Der Name IDEC-C2B8 wird gewährt

1998
- **Erste Markteinführung in der Schweiz**
- Zulassung in der EU
- Markteinführungen in den USA, Deutschland, UK und Schweden

1999
- Markteinführungen in Italien, Australien und Thailand

2000
- Markteinführung in Spanien
- Zulassungen in Kanada und Indien
- Lizenznehmer Zenyaku Kogyo geht in Pre-Registrierung über
- Neue Indikation: rheumatoide Athritis
- Neue therapeutische Wirksamkeit: Antiathritisch, immunologisch (M2C)

2001
- Zulassung und Markteinführung in Japan
- Neue Indikation: Chronische lymphozytäre Leukämie (CLL)

2002
- Neue Indikation: Thrombozytopenische Purpura (Blutgerinsel)
- Neue therapeutische Wirksamkeit: Immunsuppressiva (I5)
- Gewährung des Orphan Drug-Status in den USA für immunologische Thrombozytopenische Purpura
- Neue Indikation: Systematische Lupus erythematosus (Autoimmunerkrankung)

2004
- Neue Indikation: Multiple Sklerose, generell
- Neue therapeutische Wirksamkeit: Multiple Sklerose-Behandlung

2005
- Neue Indikation: Colitis ulcerosa (chronisch-entzündliche Darmerkrankung)
- Neue therapeutische Wirksamkeit: entzündliche Darmerkrankung

2008
- Änderung im Indikations-Status: Pre-Registrierung bei Chronischer lymphozytärer Leukämie (CLL)
- Neue Indikation: Opsoklonus-Myoklonus-Syndrom
- Neue therapeutische Wirksamkeit: Parkinson (N4A)

2009
- Zusätzliche Zulassung in der EU
- Neue Indikationen: Ankylosierende Spondylitis und Sjögren-Syndrom

2010
- Neue Indikationen: Hodgkin-Lymphom (Krebs), Pemphigoid (blasenbildende Hauterkrankung), Verletzung der Hornhaut (Auge), Nierensklerose
- Neuer Lizenznehmer: Halozyme
- Änderung im Indikations-Status: Pre-Registrierung bei Gefäßentzündungen

2011
- Neue Indikation: Wegener-Granulomatose
- Änderung im Indikations-Status: Zulassung bei Gefäßentzündungen

Quelle: Eigene Darstellung. Daten entnommen aus Pharmaprojects sowie Pipeline-Datenbank.

Das Patent für die Therapie von Krebs in den B-Lymphozyten (NHL) mit dem CD20-Antikörper (Rituxan), also die ursprüngliche Indikation von MabThera, wurde von Biogen Idec im Jahr 1993 eingereicht.[219] Somit hat es von der o.g. Entdeckung der krebstypischen Marker bis zur ersten Patenteinreichung für eine entsprechende Anwendung vier Jahre gedauert. Die erste Markteinführung des Wirkstoffes Rituxan erfolgte dann im Jahr 1998 in der Schweiz für das Non-Hodgkin-Lymphom, rund fünf Jahre nach der Patentanmeldung und neun Jahre nach der Entdeckung der diesem Krebs zugrunde liegenden Zellstruktur. Die Klinische Phase III hat nur drei Jahre gedauert. MabThera war der erste monoklonale Antikörper überhaupt, welcher in der Krebstherapie eingesetzt werden sollte. Damit handelte es sich um ein hoch innovatives und folglich auch risikobehaftetes Projekt.[220]

Bei dem in der Datenbank angegebenen Patent handelt es sich um das Indikationspatent für die Behandlung von CLL mit dem CD20-Antikörper (Rituxan), welches 1999 von Biogen Idec und Genentech eingereicht worden ist.[221] Gut 10 Jahre später erfolgte die Zulassung für diese Indikation. Wie schon bei Herceptin, so wird auch MabThera erst nach der ersten Markteinführung in der Indikation NHL für weitere Indikationen getestet bzw. weiterentwickelt. Diese Vorgehensweise bietet sich insbesondere bei hoch innovativen Projekten an. Auf diese Weise können einerseits die Ressourcen sehr konzentriert eingesetzt und erste Erfahrungswerte gesammelt werden. Andererseits wird so auch Sicherheit, nicht zuletzt für die Investoren, aufgebaut, während eine Vielzahl an Indikationen in späten klinischen Phasen und noch keine Zulassung eher ein Gefühl der Unsicherheit vermittelt.[222] Biogen Idec und Genentech entschlossen sich für den sehr lukrativen NHL-Markt zum Einstieg. Durch die Bündelung der Ressourcen konnten Markteintritt und –durchdringung schnell vorangetrieben werden, so dass die Unternehmen eine Art Monopolstellung vorfanden. Neben den bereits erwähnten Indikationen im Therapiebereich Onkologie wurde das Medikament im Jahr 2006 auch für rheumatoide Arthritis in den USA und Europa zugelassen, was eine Indikation in einem neuen Therapiegebiet darstellt.[223]

Der Darstellung der historischen Entwicklung von MabThera ist zu entnehmen, dass Roche die Marktdurchdringung im europäischen Raum schnell vorangetrieben hat. Die erste Markteinführung erfolgte in der Schweiz, noch im selben Jahr wurden Deutschland, UK und Schweden erschlossen. Zeitgleich wurde MabThera von Genentech in den USA in den Markt eingeführt, was im Jahr 1998 noch zum Roche-Konzern gehörte. Die Folgejahre sind geprägt von weiteren Ländererschließungen, 2001 erfolgte die Markteinführung in Japan. Laut

---

[219] Vgl. Patent-Nr. US 5.736.137.
[220] Vgl. Datamonitor (2005a), S. 12.
[221] Vgl. Patent-Nr. US 7.682.612.
[222] Vgl. Datamonitor (2005a), S. 13.
[223] Vgl. Roche (2006b).

Datenbank befindet sich MabThera in der Türkei sowie in Neuseeland in der Klinischen Phase I, so dass hier noch neues, bislang nicht genutztes Potenzial vorhanden wäre.

Anders als die beiden zuvor analysierten Produkte von Roche, handelt es sich bei MabThera um ein einlizenziertes Produkt. Der Erfinder Biogen Idec hatte die klinische Entwicklung sehr schnell vorangetrieben und befand sich 1995 an einem kritischen Punkt. Die Entwicklung des Wirkstoffes war aus technologischer und therapeutischer Sicht bereits sehr weit vorange-schritten, so dass nun entschieden werden musste, ob man den weiteren Weg bis zur Marktreife alleine gehen wollte oder ob man sich einen Partner sucht. Die Wahl fiel auf Genentech.[224] Ursprünglich hatte Genentech eine Lizenz für Europa und Nord Amerika sowie die Option auf den asiatischen Raum. Mittlerweile wird MabThera von Genentech in den USA co-promoted, die sonstigen Vertriebsaktivitäten dort führt Biogen Idec selbst durch. Für den japanischen Markt haben sowohl Chugai, welches zum Roche-Konzern gehört, als auch Zenyaku Kogyo Lizenzen. Roche selbst hat sich diverse Entwicklungs- und Marketing-rechte an MabThera außerhalb der USA und Japan gesichert, dazu gehören u.a. der europäische Raum sowie einige asiatische Länder. Darüber hinaus existiert eine Partner-schaft zwischen Roche und dem US-Unternehmen Halozyme Technology, bei der es vorrangig darum geht, Halozymes sog. Enhanze-Technologie[225] für die Entwicklung von MabThera zu nutzen. Im Zuge dessen hat Halozymes eine Anfangszahlung von Roche erhalten, weiterhin sind Meilensteinzahlungen und Lizenzgebühren in Abhängigkeit von zukünftigen Verkäufen vorgesehen. Die Lizenz sichert Roche ein weltweites exklusives Vermarktungsrecht für sämtliche Produkte zu, die aus dieser Zusammenarbeit hervorgehen werden.[226] Genentech und Roche haben MabThera erst in der Klinischen Phase III einlizen-ziert, also erst in einer relativ späten Entwicklungsphase. Dieses geht einher mit den Er-kenntnissen der McKinsey-Studie, dass viele Unternehmen aus Sicherheitsaspekten erst zu einer Einlizenzierung in einem späten klinischen Stadium tendieren, um so das Ausfallrisiko zu verringern.[227]

Im Folgenden ist die Umsatzentwicklung von MabThera dargestellt, welches im Betrach-tungszeitraum von 1999 bis 2011 einen Gesamtumsatz von rund 45,4 Mrd. USD für den Roche-Konzern erwirtschaftet hat. Allein im letzten Jahr hat das Produkt rund 6,4 Mrd. USD Umsatz eingebracht und damit mit Abstand das stärkste Produkt im Roche-Portfolio.

---

[224] Vgl. Datamonitor (2005a), S. 11.
[225] Die Enhanze-Technologie von Halozymes Technology basiert im Wesentlichen auf dem Enzym rHuPH20. Dieses ermöglicht die subkutane Verabreichung vieler Medikamente, insbesondere solche, die auf monoklona-len Antikörper oder anderen großen Molekülen basieren, die normalerweise aufgrund ihrer Größe nur intrave-nös verabreicht werden können.
[226] Vgl. Roche (2010).
[227] Vgl. Kapitel 5.

Abbildung 23: Umsatzentwicklung MabThera.

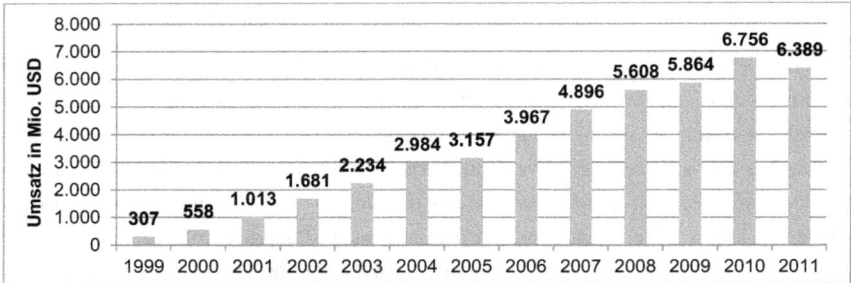

Quelle: Eigene Darstellung.[228]

MabThera weist – bis auf das Jahr 2011 – steigende Umsätze auf, die sich in den Anfangs-jahren nahezu jährlich verdoppelt haben. Ab 2006, dem Jahr der ersten Zulassung in der Indikation rheumatoide Arthritis, generierte MabThera ein jährliches Umsatzplus von ca. 1 Mrd. USD, lediglich von 2008 auf 2009 fielen die Umsatzsteigerungen etwas geringer aus. Der sprunghafte Anstieg im Jahr 2010 ist zu einem gewissen Teil durch die Kursentwicklung des US-Dollars zu erklären, welcher gut 10 Cent auf den Schweizer Franken im Vergleich zum Vorjahresstichtag verloren hat.

Werden die Verkaufszahlen herangezogen, so hat sich MabThera auch im letzten Jahr durchaus positiv entwickelt. Der hier aufgeführte Umsatzrückgang ist im Wesentlichen durch die Auswirkungen der US-Gesundheitsreform sowie anhaltende Sparmaßnahmen in Europa zu erklären, da in diesem Kontext erhebliche Preisnachlässe notwendig waren.[229] Die Verkäufe konnten in den USA im Vergleich zum Vorjahr um 46% gesteigert werden, in Europa um 26%. Begründet wird diese Entwicklung vor allem mit der sehr positiven Akzep-tanz des Medikamentes in der Erstlinientherapie des follikulären Lymphoms, einer Form des NHL. Für diese Indikation wurde erst im Jahr 2011 die Zulassung erteilt, ebenso wie für die beiden genannten Indikationen im Bereich der Gefäßentzündungen.[230] Die steigenden Verkaufszahlen sind darüber hinaus auf die weiter voranschreitende Marktdurchdringung in der Indikation CCL zurückzuführen. In der Region „International", die auch wichtige Schwel-lenmärkte wie Brasilien und China umfasst, wird das Verkaufswachstum vor allem durch die verstärkte Anwendung in den NHL-Indikationen erklärt. Allein mit der Behandlung von rheumatoider Arthritis wurde im Jahr 2011 ein weltweiter Umsatz von über 1 Mrd. USD erwirtschaftet.[231]

---

[228] Für das Jahr der Markteinführung waren keine Informationen verfügbar.
[229] Vgl. Roche (2012h), S. 18.
[230] Vgl. Roche (2012e), S. 46.
[231] Vgl. Roche (2012h), S. 11.

Das Patent auf MabThera wird in den USA voraussichtlich im Jahr 2018 auslaufen, einige Schlüsselmärkte, u.a. Europa, sind bereits im Jahr 2013 davon betroffen. Bereits im Mai 2007 hat der indische Pharmahersteller Dr. Reddy´s Laboratories ein Biosimilar mit dem Namen Reditux in Indien, wo MabThera nicht unter Patentschutz steht, auf den Markt gebracht und bietet dieses rund 50% unter dem Preis von MabThera an.[232] Reditux ist der erste zugelassene Biosimilar-Antikörper der Welt und generierte allein in Indien im Jahr 2009 einen Umsatz von 4,2 Mio. USD.[233] Roche selbst reagierte zurückhaltend auf die Einführung des ersten Biosimilars für MabThera, so dass dieses Ereignis weder im Jahresabschlussbericht noch im Finanzbericht des entsprechenden Jahres erwähnt wird. Aus Konzernsicht handelt es sich bei Reditux zwar um eine angedachte Kopie, aber nicht um ein geprüftes Biosimilar. Aufgrund des abweichenden Herstellungsprozesses würde es sich um ein anderes Medikament handeln, was unter Umständen auch Auswirkungen auf die Sicherheit und Wirksamkeit haben könnte.[234] Neben Dr. Reddy´s forschen auch eine Reihe anderer Unternehmen, wie Pfizer, Celltrion für Süd Korea, Sandoz, die Generika-Sparte von Novartis, Teva in Israel sowie Merck, mittlerweile an einem Biosimilar für Rituxan.[235]

Zusammenfassung

- Bei dem MabThera zugrunde liegenden Wirkstoff Rituximab handelt es sich um einen monoklonalen Antikörper biologischen Ursprungs, der gegen das CD20-Antigen gerichtet ist
- Ursprünglicher Erfinder ist IDEC
- Die Zulassungen für drei Indikationen im Bereich Onkologie, zwei Indikationen im Bereich Immunologie und eine Indikation im Bereich Muskel-Skelett-System liegen vor, damit weist MabThera eine große Breite hinsichtlich der Einsatzmöglichkeiten auf
- Die Patentanmeldung auf den Wirkstoff erfolgte 1993, die erste Markteinführung erfolgte in der Schweiz im Jahr 1998
- Bei MabThera handelte es sich um einen „First-Mover"
- Der Gesamtumsatz bis einschließlich 2011 beläuft sich auf rund 45,4 Mrd. USD
- Das Patent läuft in den USA voraussichtlich im Jahr 2018 ab, in Europa bereits 2013

---

[232] Vgl. Bloomberg (2007).
[233] Vgl. Kresge, N. (2010).
[234] Vgl. Roche (o. J.).
[235] Vgl. Consumer Project on Technology (2012b).

10.2 Pfizer Inc.

10.2.1 Unternehmensanalyse

Pfizer wird im Jahr 1849 als „Charles Pfizer & Company" in New York von dem deutschen Feinchemiker und Apotheker Karl Pfizer und dessen Cousin Karl Erhard, einem Lebensmittelhändler und Konditor, gegründet. „Santonin", ein Mittel gegen Wurmbefall, wird nach kurzer Zeit das erste erfolgreiche Produkt der Firma. Den wirtschaftlichen Durchbruch bringt in den 1860er Jahren allerdings die Produktion von Weinsäure. 20 Jahre später startet Pfizer mit der Produktion von Zitronensäure, welche zum einen Grundelement vieler chemischer Produkte ist, zum anderen aber auch für die Herstellung von Limonade verwendet wird. 1919 entwickelt das Unternehmen ein Verfahren, welches die Herstellung der Zitronensäure in großen Massen erlaubt (Fermentation). Mitte der 1940er Jahre läuft die erste industrielle Fertigung von Penicillin an und Pfizer produziert ein Großteil des von den alliierten Streitkräften in der Normandie benötigten Penicillins. Ab den 1950er Jahren expandiert Pfizer stark und gründet Tochtergesellschaften in Kuba, England, Indien, Mexiko und Puerto Rico. Im Zuge dessen wird 1958 die Pfizer GmbH in Karlsruhe gegründet. Die folgenden Jahre sind gekennzeichnet von der Eröffnung neuer Forschungszentren sowie weitreichenden Innovationen, wie bspw. die Entwicklung eines gefriergetrockneten Impfstoffes gegen Pocken und neuen Impftechniken, welche in erster Linie von Wyeth entwickelt werden. Das Medikament „Felden" wird 1982 der am meisten verkaufte Entzündungshemmer der Welt und somit zum ersten Blockbuster für Pfizer. In den 1990er Jahren intensiviert Pfizer insbesondere seine Aktivitäten im Bereich der Tiergesundheit, u.a. durch die Übernahme der veterinärmedizinischen Sparte von SmithKline Beechem. Ende der 1990er Jahre bringt Wyeth die erste Biologika-Therapie zur Behandlung der rheumatoiden Arthritis auf den Markt und Pfizer bietet das erste Medikament gegen Potenzstörungen an. 2000 fusionieren Pfizer und Warner-Lambert, 2003 folgt die Übernahme von Pharmacia. Im Oktober 2009 erfolgt dann der weltweite Zusammenschluss von Pfizer und Wyeth, womit das damals größte forschende Pharmaunternehmen der Welt entsteht. Der Zusammenschluss hat Pfizer rund 68 Mrd. USD gekostet.[236]

Wie viele Unternehmen zu dieser Zeit ist Pfizer aus einem Mischkonzern heraus entstanden. Neben pharmazeutischen Produkten wurden Verbundvorteile genutzt und die technischen Anlagen auch zur Herstellung von in der Lebensmittelindustrie benötigten chemikalischen Grundstoffen genutzt. Das Unternehmen hat sich historisch sowohl organischer als auch anorganischer Wachstumsstrategien bedient. Pfizer beschäftigt heute rund 100.000 Mitarbei-

---

[236] Vgl. Pfizer (2011a).

ter in über 80 Ländern.[237] Nachdem Pfizer im August 2011 den Bereich „Capsugel", den weltweit führenden Anbieter von Kapseln zur pharmazeutischen Anwendung und Nahrungs-ergänzung, an Kohlberg Kravis Roberts & Co. LLP veräußert hat[238], besteht der Konzern heute noch aus acht Geschäftsbereichen.[239] Dieses sind im Einzelnen: Primary Care, Specialty Care, Oncology, Emerging Markets, Established Products, Consumer Healthcare, Nutrition und Animal Health.[240] Die Organisation des Konzerns stellt sich wie folgt dar:

Abbildung 24: Unternehmensstruktur Pfizer Inc.

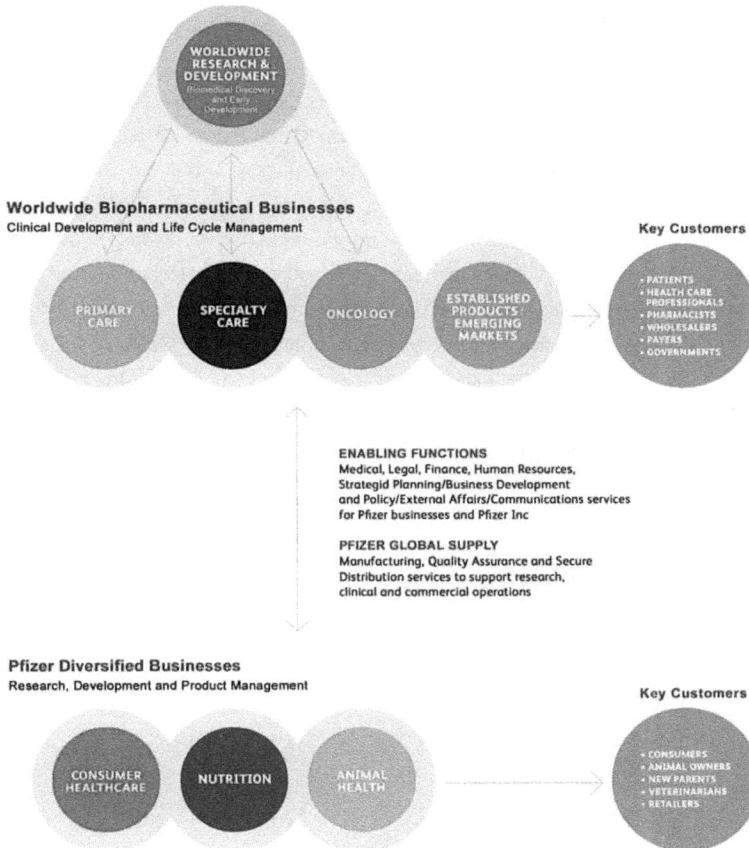

Quelle: Pfizer Annual Review (2011a), S. 2.

---

[237] Vgl. Pfizer (2012a).

[238] Vgl. Capsugel Belgium NV (2012).

[239] Bis einschließlich 2008 war das operative Geschäft in die drei Geschäftsfelder „Pharmaceutical", „Animal Health" und „Corporate / Other" eingeteilt. Seit 2009 gilt die Organisation wie oben beschrieben. Das Geschäftsfeld „Pharmaceutical" entspricht jetzt dem Segment „Biopharmaceutical Businesses".

[240] Vgl. Pfizer (2012b).

Im Worldwide Research and Development werden verschreibungspflichtige Medikamente sowie Impfstoffe erforscht und bis zum „Proof of Concept" entwickelt. Ein vielversprechendes Produkt wird dann zu einem der Biopharmaceutical Businesses transferiert, welche sich aus Primary Care, Specialty Care, Oncology sowie Established Products and Emerging Markets zusammensetzen. Diese begleiten die klinischen Studien bis zur Zulassung, managen den Markteintritt und sind im Folgenden für das Life-Cycle-Management verantwortlich.[241] Da es in der vorliegenden Analyse um verschreibungspflichtige Medikamente geht, soll das Hauptaugenmerk auf dem Bereich Biopharmaceutical Businesses liegen. Die Bezeichnung ist hier u. U. etwas irreführend, da in diesem Bereich nicht ausschließlich Biopharmazeutika hergestellt und vermarktet werden.

Der Bereich Primary Care („Allgemeinmedizin") beherbergt in erster Linie Medikamente gegen chronische und häufig auftretende Krankheiten, deren Behandlung die Gesundheitssysteme stark belastet.[242] Die medizinischen Schwerpunkte bilden die Bereiche Herz-Kreislauf- und Infektionskrankheiten, Schmerz, Rheuma, Diabetes, Erkrankungen des Nervensystems, wie bspw. Alzheimer und Depressionen, sowie Krebs.[243] Im Bereich Specialty Care werden neben Impfstoffen und Entzündungshemmern auch Behandlungen für seltene bzw. bislang nur wenig berücksichtigte Krankheiten erforscht und entwickelt. Oncology erforscht die Komplexität von Krebserkrankungen, um auf Basis dieser Erkenntnisse innovative Behandlungsmethoden entwickeln zu können. Das Segment Emerging Markets and Established Products hält laut Konzernaussage große Wachstumsmöglichkeiten für Pfizer bereit. Hierbei geht es um die Erschließung von über 70 aufkommenden Märkten, wobei insbesondere die Impfstoffe eine wesentliche Rolle spielen. Zu den Established Products zählen Generika sowie Medikamente, deren Patente abgelaufen sind. Schätzungen zufolge wird davon ausgegangen, dass 2020 rund 50% der weltweiten Umsätze über solche Produkte erfolgt.[244] Die Umsatzentwicklung von Pfizer im Bereich Biopharmaceuticals stellt sich wie folgt dar:

---

[241] Vgl. Pfizer Annual Review (2011a), S. 1.
[242] Vgl. Pfizer Annual Review (2011b), S. 2.
[243] Vgl. Pfizer (2011b).
[244] Vgl. ebd., S. 3 ff.

Abbildung 25: Umsatzentwicklung Pfizer, Geschäftsbereich Biopharmaceutical Businesses.

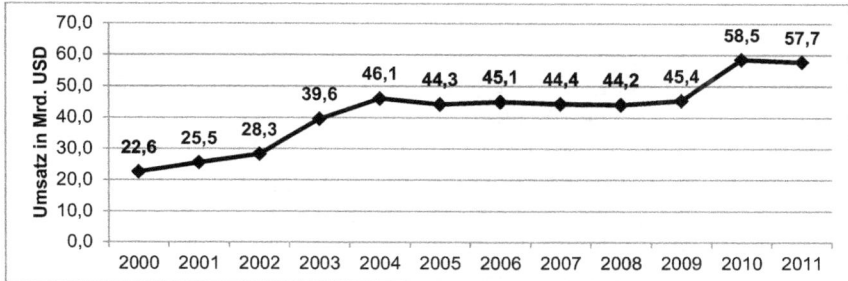

Quelle: Eigene Darstellung. Daten entnommen aus: Pharmaprojects sowie Pfizer (2011c).

Im Betrachtungshorizont von 2000 bis 2011 sind insbesondere zu Beginn stark steigende Umsätze zu verzeichnen, gefolgt von stagnierenden Umsätzen im Zeitraum von 2004 bis 2009. Allerdings lassen sich zwei deutliche Sprüngen in den Jahren 2002 / 2003 sowie 2009 / 2010 erkennen. Ersterer ist vermutlich auf die Übernahme von Pharmacia zurückzuführen, da Pfizer im darauffolgenden Jahr von dessen Produktportfolio profitieren konnte. Im Jahr 2009 erfolgte dann die Übernahme von Wyeth. Daraufhin war ein Umsatzplus von rund 30% in 2010 zu verzeichnen, was in erster Linie auf die „geerbten" Wyeth-Produkte mit einem operativen Umsatz von rund 13,7 Mrd. USD zurückzuführen ist.[245] Von 2010 zu 2011 ist ein Umsatzrückgang von 1% zu verzeichnen, was Pfizer primär mit dem Patentverlust verschiedener Produkte in einigen Märkten begründet.[246]

Pfizer differenziert in seinen Geschäftsberichten den Umsatz des Geschäftsbereiches Biopharmaceutical Businesses leider nicht nach Therapiegebieten, so dass hier keine entsprechende Aufstellung vorgenommen werden kann. Die nachfolgende Tabelle gibt aber eine Übersicht über die Top-10 Produkte von Pfizer gemessen am Umsatz im Jahr 2011. Alle der hier aufgeführten Produkte haben Blockbuster-Status, da sie innerhalb eines Jahres über eine Mrd. USD erwirtschaftet haben. Deutlich wird, dass Lipitor, der Cholesterinsenker, welcher in der späteren Blockbusteranalyse noch näher betrachtet wird, mit großem Abstand das meistverkaufte Produkt ist.

---

[245] Vgl. Pfizer (2011c), S. 19.
[246] Vgl. ebd., S. 18.

Tabelle 5:   Top-10 Produkte Pfizer in 2011 nach Umsatz.

Produkt	Therapeutisches Gebiet	Umsatz in Mio. USD	%-ualer Anteil am Pharmaumsatz
Lipitor	Herz-Kreislauf- und Stoffwechselerkrankungen	9.577	16,6
Lyrica	Schmerz	3.693	6,4
Prevnar 13/Prevenar 13	Impfstoff	3.657	6,3
Enbrel (außerhalb US)	Entzündungskrankheiten	3.666	6,3
Celebrex	Entzündungskrankheiten	2.523	4,4
Viagra	Männergesundheit	1.981	3,4
Norvasc	Herz-Kreislauf- und Stoffwechselerkrankungen	1.445	2,5
Zyvox	Infektionskrankheiten	1.283	2,2
Xalatan / Xalacom	Augenheilkunde	1.250	2,2
Sutent	Onkologie	1.187	2,1

Quelle: In Anlehnung an Pfizer (2011c), S. 21.

Hinsichtlich der Therapiegebiete lässt sich festhalten, dass diese bei Pfizer offensichtlich sehr breit gefächert sind. Allein wegen des Produktes Lipitor wird der Bereich Herz-Kreislauf- und Stoffwechselerkrankungen am stärksten vertreten sein, sofern ausschließlich der Umsatz als Kriterium herangezogen wird. Auffällig ist, dass diese Aufstellung mit Sutent lediglich ein einziges Krebsmedikament enthält, welches auch „nur" 1,2 Mrd. USD Umsatz erwirtschaftet hat. Allerdings muss darauf hingewiesen werden, dass es sich bei Sutent um ein relativ junges Medikament handelt (Zulassung im Jahr 2006), was noch nicht auf allen wichtigen Ländermärkten in den verschiedenen Indikationen zugelassen ist.[247]

Die F&E-Ausgaben im Bereich der Humangesundheit fließen in Forschungseinheiten innerhalb verschiedener konzernweiter Matrixorganisationen. Die Forschungseinrichtungen in der Worldwide Research and Development-Organisation sind, wie bereits kurz angerissen, für generelle Forschungsprojekte verantwortlich, welche noch kein „Proof of Concept" erreicht haben. Die einzelnen Geschäftsbereiche entwickeln dann in wieder eigenen Forschungseinheiten die Projekte weiter, welche den „Proof of Concept" erhalten haben. Darüber hinaus sind naturwissenschaftliche und Plattformservice-Einheiten mit in den F&E-Prozess integriert, welche ebenfalls durch das F&E-Budget finanziert werden. Die Forschungseinheiten an sich sind auf unterschiedliche Art und Weise organisiert, teilweise nach therapeutischen Gebieten oder Kombinationen von therapeutischen Gebieten, geographischen Räumen etc. Diese Form der Organisation hält laut Pfizer die größtmögliche Flexibilität, Vernetzung und Fokussierung bereit.[248]

Werden die F&E-Aufwendungen einer genaueren Betrachtung unterzogen, ergibt sich folgendes Bild:

---

[247] Vgl. Pfizer (2011c), S. 28.
[248] Vgl. ebd., S. 25.

Abbildung 26   Entwicklung der F&E-Aufwendungen und -intensität bei Pfizer.

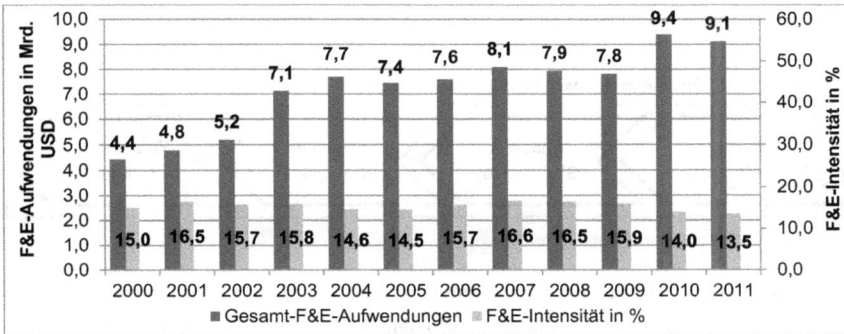

Quelle: Eigene Darstellung. Daten entnommen aus Pharmaprojects sowie Pfizer (2011c), S. 25.

Der graphischen Darstellung lässt sich entnehmen, dass abgesehen von leichten Schwankungen die F&E-Ausgaben im Zeitablauf immer weiter angestiegen sind. Von 2000 bis 2011
haben sich diese ungefähr verdoppelt. Diese Entwicklung steht somit im Einklang mit der in
Kapitel 4.3 beschriebenen Situation, dass die F&E-Aktivitäten immer kostspieliger werden
und die Unternehmen ihre Budgets immer weiter aufstocken. Der rapide Anstieg von 2009
auf 2010 um ca. 1,6 Mrd. USD lässt sich im Wesentlichen auf die Übernahme von Wyeth
zurückführen, was zu Verzerrungen im Gesamtbild führt. Ein Großteil des Forschungsetas
geht an das Segment Biopharmaceutical Bussinesses, dem, wie bereits erwähnt, die
verschreibungspflichtigen Medikamente angehören. Im Jahr 2011 gingen rund 14% des
gesamten F&E-Budgets an den Geschäftsbereich Primary Care, insgesamt 17% an die
Bereiche Specialty Care und Oncology sowie knapp 5% an den Bereich Established Products / Emerging Markets. Der mit Abstand größte Anteil am F&E-Budget mit ca. 37% floss
allerdings in die Grundlagenforschung und somit an den Geschäftsbereich Worldwide
Research and Development / Pfizer Medical[249].[250]

Die F&E-Quote von Pfizer bewegt sich im 11-Jahres-Horizont zwischen 13,5 und 16,6% und
ist damit im Branchenvergleich als durchschnittlich einzuschätzen. Ab 2007 ist allerdings ein
kontinuierlicher Rückgang der F&E-Intensität zu verzeichnen. 2011 hat diese sogar ihren
niedrigsten Stand seit 2000 erreicht und liegt nur noch bei 13,5%, womit diese unter dem
weltweiten Branchendurchschnitt von 15,3% liegt.[251]

Die F&E-Aktivitäten bei Pfizer fokussieren sich laut Financial Report 2011 auf die fünf
Kernsegmente Immunologie und Entzündung, Onkologie, Herz-Kreislauf- und Stoffwech-

---

[249] Pfizer Medical ist verantwortlich für sämtliche regulatorische Angelegenheiten im Bereich Humangesundheit.
[250] Vgl. Pfizer (2011c), S. 25.
[251] Vgl. European Commission (2011), S. 42.

selerkrankungen, Neurologie und Schmerz sowie Impfstoffe.[252] Die auf der Konzernhomepage aufgeführte Produktpipeline mit Stand März 2012 stellt sich wie folgt dar:

Abbildung 27: Pfizer Pipeline nach Phasen, Stand Mai 2012.

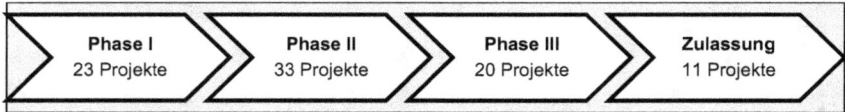

Phase I	Phase II	Phase III	Zulassung
23 Projekte	33 Projekte	20 Projekte	11 Projekte

Quelle: In Anlehnung an Pfizer (2012c), S. 4.

Somit befinden sich im Mai 2012 insgesamt 87 Projekte in der F&E-Pipeline von Pfizer. Das sind drei weniger als noch im Februar diesen Jahres, was allerdings nicht auf Zulassungen zurückzuführen ist. Vielmehr mussten sechs Projekte seit Februar abgebrochen werden, nur ein Projekt hat seitdem die Zulassung erhalten. Demgegenüber stehen drei neu hinzugekommene Projekte. Interessant ist hierbei vor allen Dingen, dass es sich bei 64 Projekten um NMEs und damit um sehr innovative Forschungsvorhaben handelt. Der geringere Anteil der Projekte bezieht sich auf neue Indikationen oder Verbesserungen bereits am Markt befindlicher Produkte.[253] 31 Projekte befinden sich in einer späten Entwicklungsphase (Phase III und Zulassung), was verhältnismäßig viel ist. Hinsichtlich der o.g. Kernsegmente dominieren in der Pipeline Projekte aus dem Bereich Onkologie sowie Neurologie und Schmerz. Nur 4% hingegen machen neue Impfstoffe aus, wobei diese Projekte sich derzeit allesamt in der Klinischen Phase II befinden.[254]

Abbildung 28: Pipeline-Zusammensetzung Pfizer, Stand Mai 2012.

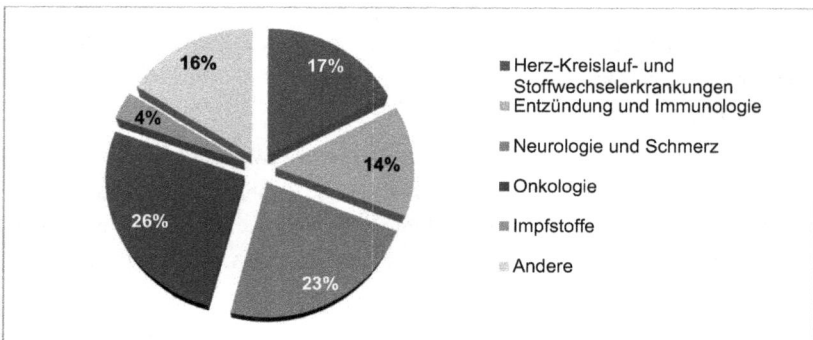

Quelle: Eigene Darstellung. Daten entnommen aus: Pfizer (2012c), S. 5 ff.

---

[252] Vgl. Pfizer (2011c), S. 26.
[253] Vgl. Pfizer (2012c), S. 4 f.
[254] Vgl. ebd., S. 5 ff.

Es lässt sich an dieser Stelle festhalten, dass Pfizer ein relativ ausgeglichenes Portfolio hinsichtlich der therapeutischen Gebiete zu haben scheint, sofern die Projektverteilung als Indikator herangezogen wird. Zwar sind die angesprochenen Schwerpunkte erkennbar, doch herrscht keine absolute Dominanz eines einzelnen Therapiegebietes vor. Dennoch ist es interessant, dass der Bereich Onkologie innerhalb der F&E-Pipeline mit rund 26% am häufigsten vertreten ist, obwohl sich aus diesem Therapiegebiet nur ein einziges Medikament unter den Top-Produkten befindet und dieses rangiert derzeit auf Platz 10 nach Umsatz.[255] Möglicherweise möchte Pfizer sich zukünftig noch stärker auf dieses Segment fokussieren. Der Bereich Herz-Kreislauf- und Stoffwechselerkrankungen, dem das Blockbuster-Medikament Lipitor zuzuordnen ist, ist lediglich mit 17% Projektanteil vertreten.

Zusammenfassung

- Pfizer besteht aus den zwei Bereichen Worldwide Biopharmaceutical Businesses und Pfizer Diversified Businesses, diese setzen sich wiederum aus den acht Geschäftsbereichen Primary Care (Allgemeinmedizin), Specialty Care (seltene Krankheiten), Oncology (Krebstherapien), Established Products / Emerging Markets (u.a. Generika, Medikamente ohne Patentschutz), Consumer Healthcare (OTC-Produkte), Nutrition und Animal Health zusammen
- Der Umsatz im Bereich Biopharmaceutical Businesses betrug in 2011 rund 57,7 Mrd. USD
- Die F&E-Intensität lag im Jahr 2011 bei 13,5%
- Die aktuelle F&E-Pipeline von Pfizer weist 87 Projekte aus, davon 64 neue Wirkstoffe
- Der Bereich Onkologie ist mit 26% der Projekte in der Pipeline am häufigsten vertreten, 23% stammen aus dem Gebiet Neurologie und Schmerz

10.2.2 Blockbusteranalyse Lipitor®

Der ursprünglich von Parke-Davis entwickelte Wirkstoff Atorvastatin Calcium ist Hauptbestandteil des am meisten verkauften Blockbuster-Medikamentes der Welt.[256] Das Produkt wird in verschiedenen Ländern u.a. unter den Namen Lipitor, Sortis, Atorvastatin, Cardyl, Liprimar, Prevencor, Tahor, Torvast und Totalip vermarktet.[257] Bei Lipitor handelt es sich um ein Medikament zur Senkung des Cholesterins (Blutfette). Die Indikationen Hypercholesterinämie, Hyperlipidämie und Hypertriglyceridämie sind wiederum verschiedene Formen erhöhter Blutfettwerte.[258] Diese stellen einen der Hauptrisikofaktoren für kardiovaskuläre Erkrankungen (Erkrankungen, welche das Herz-Kreislauf-System betreffen, wie bspw. Herzinfarkt, Herzrhythmusstörungen etc.) dar, da sie direkt an arterosklerotischen Ablagerungen in den Gefäßen beteiligt sind, welche sich in der Folge verengen. Aus diesem Grund

---

[255] Vgl. Tabelle 5.
[256] Vgl. Cressey, D. (2011), S. 154.
[257] Im Folgenden wird der Einfachheit halber der Name „Lipitor" verwendet.
[258] Vgl. Anhang, S. XXIX.

wird Lipitor dem Therapiegebiet der kardiovaskulären Erkrankungen zugeordnet.[259] Bei Lipitor handelt es sich somit um ein Medikament, welches nur relativ homogen innerhalb eines einzigen Therapiegebietes einsetzbar ist.

Zwar ist Pfizer in den beiden Datenbanken als Erfinder des Wirkstoffes aufgeführt, allerdings fällt bei genauerer Analyse auf, dass diese Aussage nicht zutreffend ist. Entwickelt wurde dieser vielmehr von Parke-Davis, welches in den 1990er Jahren eine Division des Warner-Lambert-Konzerns gewesen ist.[260] Da dieser wiederum im Jahr 2000 von Pfizer übernommen wurde, ging Lipitor in dessen Produktportfolio über.[261] Zuvor wurde Pfizer bereits im Jahr 1996 Lizenznehmer von Lipitor. Somit liegt in diesem Fall eine Form des Knowledge-Buyings vor, da der Wirkstoff nicht selbst entwickelt worden ist, sondern zunächst durch Lizenzierung und später durch M&A-Aktivitäten gekauft wurde.

Im Folgenden soll die Historie von Lipitor skizziert werden, um dessen Entwicklung hin zum Blockbuster-Medikament nachvollziehen zu können.

Abbildung 29: Skizzierung der historischen Entwicklung von Lipitor.

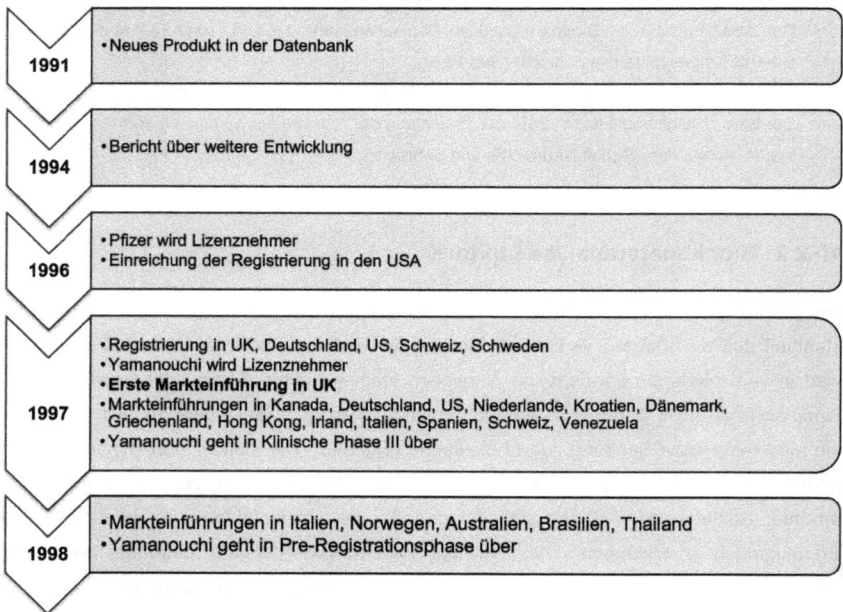

1991
• Neues Produkt in der Datenbank

1994
• Bericht über weitere Entwicklung

1996
• Pfizer wird Lizenznehmer
• Einreichung der Registrierung in den USA

1997
• Registrierung in UK, Deutschland, US, Schweiz, Schweden
• Yamanouchi wird Lizenznehmer
• **Erste Markteinführung in UK**
• Markteinführungen in Kanada, Deutschland, US, Niederlande, Kroatien, Dänemark, Griechenland, Hong Kong, Irland, Italien, Spanien, Schweiz, Venezuela
• Yamanouchi geht in Klinische Phase III über

1998
• Markteinführungen in Italien, Norwegen, Australien, Brasilien, Thailand
• Yamanouchi geht in Pre-Registrationsphase über

---

[259] Vgl. Opendrugdatabase (2012a).
[260] Vgl. The Pharmaletter (2012).
[261] Vgl. Pfizer (2011a).

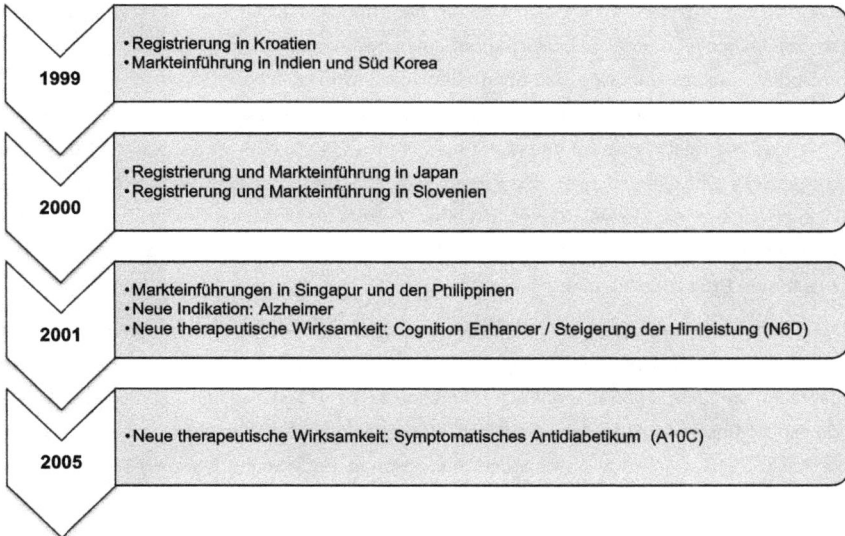

1999	• Registrierung in Kroatien • Markteinführung in Indien und Süd Korea
2000	• Registrierung und Markteinführung in Japan • Registrierung und Markteinführung in Slovenien
2001	• Markteinführungen in Singapur und den Philippinen • Neue Indikation: Alzheimer • Neue therapeutische Wirksamkeit: Cognition Enhancer / Steigerung der Hirnleistung (N6D)
2005	• Neue therapeutische Wirksamkeit: Symptomatisches Antidiabetikum (A10C)

Quelle: Eigene Darstellung. Daten entnommen aus: Pharmaprojects / Pipeline Datenbank.

Die erste Patentanmeldung für die Wirkstoffgattung Atorvastatin, welche Lipitor zugrunde liegt, erfolgte in den USA bereits im Mai 1986 durch Warner-Lambert.[262] Das Patent zur Herstellung des Salzes, dem späteren Lipitor, wird dann am 26. Februar 1991 eingereicht.[263] In diesem Jahr taucht das Produkt auch erstmalig in der Datenbank auf. Leider liegen in den beiden Datenbanken keine genaueren Informationen vor, wann genau die Phasen Präklinik bis Klinische Phase II durchlaufen worden sind, so dass hier nur vage Aussagen möglich sind. Spätestens ab 1995 muss das Projekt allerdings in die Klinische Phase III übergegangen sein, was Pharmaprojects zu entnehmen ist. 1996 wird Pfizer Lizenznehmer und unterzeichnet eine Co-Promotion Vereinbarung mit Warner-Lambert für die weltweiten Hauptmärkte.[264] Im selben Jahr wird die Registrierung in den USA eingereicht. Somit hat hier eine Lizenzierung in einer sehr späten Phase der Entwicklung stattgefunden, was sich mit den Erkenntnissen aus der McKinsey-Studie zum Lizenzierungsvergalten von Pharmaunternehmen deckt.[265]

Im Jahr 1997 folgen dann weitere Registrierungen sowie die erste Markteinführung im Vereinigten Königreich. Das japanische Unternehmen Yamanouchi, heute Astellas, wird ebenfalls Lizenznehmer für den japanischen Markt und treibt die Entwicklung noch im selben Jahr bis in die Klinische Phase III voran. Weitere Markteinführungen in 13 Ländern, u.a.

---

[262] Vgl. Patent-Nr. US 4.681.893.
[263] Vgl. Patent-Nr. US 5.273.995.
[264] Vgl. The Pharmaletter (2012).
[265] Vgl. Kapitel 5.

Deutschland und USA, folgen. Somit betrug die Entwicklungszeit von der Patentanmeldung bis zur Markteinführung bei Lipitor ca. elf Jahre, was ungefähr dem heutigen Durchschnitt entspricht. Für die damalige Zeit kann allerdings davon ausgegangen werden, dass diese Zeitspanne als recht lang einzuschätzen ist. Bei Lipitor handelte es sich um einen *„Differentiator"*, der erst relativ spät auf den Markt gebracht wurde. Zu diesem Zeitpunkt wurde dieser von Mercks Cholesterinsenker Zocor dominiert. Aus diesem Grund flankierten Pfizer und Warner-Lambert die Markteinführung mit einer Vielzahl an klinischen Studien, um die höhere Wirksamkeit sowie bessere Verträglich (insb. in Hinblick auf Nebenwirkungen) im Vergleich zu anderen Produkten zu untermauern.[266]

1998 folgen Markteinführungen in fünf weiteren Ländern sowie der Übergang von Yamanouchi in die Prä-Zulassung. Ein Jahr später wird Lipitor in Indien und Süd-Korea auf den Markt gebracht. Im Jahr 2000 dann kann Yamanouchi bzw. Astellas als Co-Marketer und – Developer das Produkt in Japan auf den Markt bringen. Die Vereinbarung mit Pfizer läuft noch bis 2016. Damit hat Yamanouchi die gesamte Entwicklung bis zur Markteinführung innerhalb von drei Jahren durchlaufen können. Ein weiteres Indiz dafür, dass sich aus Sicherheitsaspekten die späte Einlizenzierung lohnen kann.

2001 erfolgt nochmals eine Markteinführung in zwei weiteren Ländern. Zudem wird angefangen, Lipitor auch auf dessen Eignung gegen die Alzheimer-Erkrankung zu testen. Da für dieses Krankheitsbild bis heute allerdings kein Fortschritt in der Entwicklung gemeldet wurde, kann davon ausgegangen werden, dass die Forschung in diese Richtung abgebrochen worden ist. Die letzte Meldung stammt aus dem Jahr 2005, als die neue therapeutische Wirksamkeit bei Diabetes erwiesen wurde. Hierbei geht es um erster Linie darum, dass Lipitor das Risiko für Herzinfarkte und Schlaganfälle bei Typ-II-Diabetes-Erkrankten mindert, welche zwar keine nachweisbaren Herzerkrankungen haben, aber andere Risikofaktoren aufweisen. In den USA und Frankreich ist Lipitor für diese Therapie zugelassen.

Bei der Analyse der Ländererschließung lässt sich nachvollziehen, was bereits in Kapitel 4.5 angesprochen worden ist: Elementar wichtig für die erfolgreiche Vermarktung eines zukünftigen Blockbuster-Medikamentes ist die flächendeckende Einführung des Medikamentes in allen wichtigen Ländermärkten möglichst direkt nach der erteilten Zulassung. Bei Lipitor wurden noch im Jahr der ersten Markteinführung in UK mindestens weitere 13 Ländermärkte erschlossen, darunter die USA und viele europäische Staaten.[267] Interessant ist, dass die Einführung auf den japanischen Markt erst drei Jahre nach der Zulassung sowie mit Unterstützung von Yamanouchi erfolgte, obwohl Japan mit zu den wichtigsten Märkten der Welt

---

[266] Vgl. Datamonitor (2005b), S. 7.
[267] Vgl. Kapitel 4.2: Rund 80% des Gesamtumsatzes im Pharmamarkt wurde in 2010 in Japan, Nordamerika und Europa erwirtschaftet.

zählt. Insgesamt befindet sich Lipitor in 34 Ländern im Status „Eingeführt".[268] In Russland, der Türkei und Südafrika befindet sich das Medikament laut Datenbank in der Klinischen Phase III, allerdings sind keine Jahresangaben verfügbar, die Auskunft darüber geben seit wann diese Phase aktuell ist.

Hinsichtlich der Lizenzvergabe lässt sich zunächst einmal feststellen, dass Pfizer die meisten Märkte eigenständig bearbeitet, darunter die USA und die meisten europäischen Länder. Für Japan besteht eine Vereinbarung mit Astellas für Co-Development und Co-Marketing. Für Argentinien, Kanada, Indien, Italien, Südkorea und Spanien wurden Lizenzen an andere Unternehmen vergeben.

Lipitor ist bislang das umsatzstärkste Medikament, was jeweils am Markt gewesen ist. Seit der Markteinführung hat das Produkt Einnahmen von über 130 Mrd. USD generiert.[269] Wird die Umsatzentwicklung im Zeitablauf betrachtet, so ergibt sich folgendes Bild:

Abbildung 30: Umsatzentwicklung Lipitor.

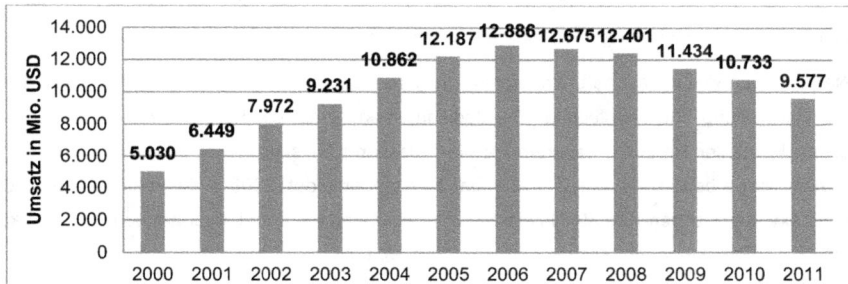

Quelle: Eigene Darstellung.

Für die ersten drei Jahre nach der Zulassung halten die Datenbanken keine Informationen bereit. Nichtsdestotrotz lässt sich eine deutliche Glockenform bei der Umsatzentwicklung erkennen. Im Zeitraum von 2000 bis 2006 steigen die Umsätze stetig, häufig mit Zuwächsen von über 1 Mrd. USD pro Jahr. Die Umsatzspitze von rund 12, 9 Mrd. USD Jahresumsatz wird im Jahr 2006 erreicht, was u. a. darauf zurückgeführt werden kann, dass Lipitor ab 2005 auch zur Prophylaxe bei Typ-II-Diabetes eingesetzt werden durfte. Ab 2008 sind deutliche Umsatzrückgänge, teilweise von bis zu 1 Mrd. USD p.a. zu verzeichnen. Dennoch erzielte Lipitor auch in 2011, obwohl schon von einigen Patentabläufen betroffen, noch einen Umsatz von 9,5 Mrd. USD. Werden die Produktumsätze ins Verhältnis zu den Gesamtumsätzen im Bereich Human Pharmaceuticals bzw. Biopharmaceutical Bussinesses gesetzt, so ist allein Lipitor für 17 bis 29% der Umsätze in diesem Geschäftsbereich verantwortlich.

---

[268] Aufgrund von Unvollständigkeiten in den Datenbanken lassen sich nicht für alle Ländermärkte exakte Jahresangaben identifizieren.
[269] Vgl. Reuters (2012).

In 2011 war Lipitor für ca. 14% der Umsätze des kompletten Pfizer-Konzerns verantwortlich. Von den rund 9,6 Mrd. USD Umsatz aus dem Medikament wurden alleine 5 Mrd. in den USA erwirtschaftet, der Rest auf den internationalen Märkten. Auf die Emerging Markets entfiel ein Umsatz von ca. 859 Mio. USD.[270] Derzeit befindet sich Lipitor in der Phase, in welcher in den meisten Ländern die Patente ablaufen: in fast allen Emerging Markets sowie Spanien, Mexiko, Kanada und Brasilien endete der Patenschutz bereits im Jahre 2010. Im Jahr 2011 galt selbiges für die USA und Japan, jeweils Hauptmärkte für den Absatz von Lipitor. In Europa wurde der Patentschutz sogar jüngst noch einmal durch ein SPC verlängert, da Lipitor nun auch bei Jugendlichen und Kindern zugelassen ist. Das Patent lief somit erst im Mai 2012 aus, für den australischen Markt galt selbiges im Februar diesen Jahres.[271] Als Folge kommen nun die Generika-Anbieter auf den Markt. Auffällig in der Umsatzentwicklung ist, dass die bisherigen Patentabläufe zu nicht allzu großen Umsatzeinbußen bei Pfizer geführt haben. Sicherlich wird Ende des Jahres noch einmal interessant sein, wie sich der Patentverlust in Europa auswirken wird. Weiterhin wird im Jahresabschlussbericht 2012 erstmalig ein volles Jahr abgebildet sein, in dem Lipitor auf dem amerikanischen Markt keinen Patenschutz mehr genießt sowie mit den Generika in Wettbewerb treten muss.

Nach einigen Komplikationen, u.a. wegen gravierenden Verstößen gegen die Richtlinien bei der Entwicklung und Herstellung von Medikamenten,[272] hat die FDA schließlich dem indischen Hersteller Ranbaxy Laboratories die Zulassung für sein Lipitor-Generikum erteilt.[273] Dieses wurde bereits im Jahr 2003 bei der FDA angemeldet. 2008 einigten sich Pfizer und Ranbaxy, dass letzterer ab 30. November 2011 ein Generikum für Lipitor auf dem U.S. Markt sowie zu verschiedenen Zeitpunkten auch auf weiteren Ländermärkten anbieten dürfe.[274] Nun hat Ranbaxy für 180 Tage das exklusive Vermarktungsrecht für das Lipitor-Generikum auf dem U.S.-Markt. Für den Vertrieb wurde eine Partnerschaft mit Teva Pharmaceuticals USA, Inc. eingegangen, welches einen Teil der Erlöse bekommen wird.[275] Weiterhin erteilte Pfizer das Exklusivrecht an Watson Pharmaceuticals, Inc., das autorisierte Lipitor-Generikum auf dem U.S. Markt für einen Zeitraum von fünf Jahren zu vermarkten.[276] Das Besondere an dieser Partnerschaft ist, dass Watson das Original-Präparat von Pfizer als Generikum vertreibt und daher keine gesonderte FDA-Zulassung benötigt. Im Gegenzug muss Watson 70% der Gewinne an Pfizer abtreten. Experten rechnen derzeit aufgrund der bereits angesprochenen Gründe mit keinem gravierenden Preisverfall für Lipitor innerhalb der ersten sechs Monate nach Patentablauf. Neben der Partnerschaft mit Teva und den daraus resultierenden Abtretungen der Gewinne, wird auch die Verlagerung der Produktion von

---

[270] Vgl. Pfizer (2011c), S. 5.
[271] Vgl. Pfizer (2012d).
[272] Vgl. für weitere Informationen Eban, K. (2011).
[273] Vgl. Ranbaxy Laboratories (2011).
[274] Vgl. Eban, K. (2011), S. 205.
[275] Vgl. Ranbaxy Laboratories (2011).
[276] Vgl. Pfizer (2011c), S. 5.

Indien in die USA die Herstellungskosten für Ranbaxy in die Höhe treiben und somit einer drastischen Preissenkung von Seiten Ranbaxy entgegen stehen.[277]

Zusammenfassung

- Der Lipitor zugrunde liegende Wirkstoff Atorvastatin Calcium ist chemisch-synthetischen Ursprungs
- Ursprünglicher Erfinder ist Parke-Davis
- Die Zulassungen für drei Indikationen im Bereich Herz-Kreislauf-Erkrankungen liegen vor, damit ist Lipitor innerhalb dieses Gebietes relativ tief einsetzbar
- Die Patentanmeldung auf den Wirkstoff erfolgte 1986, die erste Markteinführung erfolgte in UK im Jahr 1997
- Bei Lipitor handelte es sich um einen „*Differentiator*"
- Der Gesamtumsatz bis einschließlich 2011 beläuft sich auf rund 130 Mrd. USD
- Das Patent lief in den USA und Japan im Jahr 2011 ab, in Europa im Mai 2012

10.3 Merck & Co., Inc.

10.3.1 Unternehmensanalyse

Da sich der Merck-Konzern heute aus Merck & Co sowie Schering-Plough zusammensetzt, werden im Folgenden die Entwicklungen beider Unternehmen bis zu ihrem Zusammen-schluss skizziert. Im Jahr 1851 beginnt Dr. Ernst Schering in Berlin damit, pharmazeutische Produkte herzustellen und zu verkaufen. Drei Jahre später wird die erste Produktionsanlage eröffnet. Im Jahr 1891 gründet Merck & Co.[278] in den USA seine erste Niederlassung, die Muttergesellschaft E. Merck wurde bereits 1668 in Darmstadt gegründet.[279] In Folge des Ersten Weltkrieges kam es zur Enteignung, so dass Merck & Co. ein eigenständiges, unabhängiges Unternehmen geworden ist.[280] 1933 wird die erste Forschungseinrichtung in New Jersey eröffnet. Rund 11 Jahre später führt eine Forschungskooperation von Merck und der Rutgers University zur Entdeckung des Streptomycins, ein vorrangig zur Behandlung von Tuberkulose eingesetztes Antibiotikum. Noch im selben Jahr gelingt Merck die Synthese von Kortison. 1955 kann das Kortison in Prednison, ein immunsupprimierendes Mittel, von einer Gruppe von Schering-Wissenschaftlern transformiert werden, was zu einer der größten Entdeckungen in der Mitte des 20. Jahrhunderts zählt. In den 1960er Jahren stellt Merck die ersten Impfstoffe gegen Masern und Mumps vor. 1971 fusionieren Schering Corporation und Plough, Inc., und bilden fortan den Schering-Plough-Konzern. Merck und Schering-Plough

---

[277] Vgl. Meyer, R. (2011a).
[278] Im Folgenden „Merck" genannt.
[279] Vgl. Merck (2012a).
[280] Vgl. Merck KGaA (2011).

gründen im Jahr 2000 verschiedene Joint Ventures in den USA, um auf den Gebieten Cholesterin-Management und Atemwegserkrankungen zu kooperieren. Neun Jahre erfolgte schließlich der Zusammenschluss von Merck und Schering-Plough, womit der Konzern das weltweit zweitgrößte Pharmaunternehmen gemessen am Marktanteil darstellt.[281] Aus Rechnungslegungsgründen wurde diese Transaktion als Akquisition ausgelegt, allerdings handelte es sich vielmehr um eine Fusion.[282] Der Deal belief sich auf rund 41,1 Mrd. USD, die Merck für Schering-Plough zahlen musste. Aus Analysten-Sicht stellte dieser Mega-Merger eine gute Möglichkeit für Merck dar, sein Medizinprodukte-Portfolio auszubauen, da einige Blockbuster jüngst den Patentschutz verloren hatten bzw. der Patentablauf kurz bevorsteht. Merck verschaffte sich somit Zugang zu erfolgreichen Schering-Produkten, wie bspw. das verschreibungspflichtige Allergiespray Nasonex, deren Patente noch wesentlich länger laufen als die eigenen.[283] Darüber hinaus hatte Schering-Plough eine überaus attraktive Entwicklungspipeline: Zum Übernahmezeitpunkt verfügte das Unternehmen über 18 Phase III-Medikamente.[284]

Das deutsche und amerikanische Unternehmen Merck sind heute nicht mehr miteinander verbunden, lediglich der Name ist geblieben. Von Merck & Co. werden in Nordamerika die Namensrechte gehalten, außerhalb tritt das US-Unternehmen unter dem Namen Merck Sharpe and Dohme (MSD) oder MSD Sharpe & Dohme auf. Das deutsche Unternehmen hält in allen restlichen Teilen der Welt die Namensrechte, nur in den USA tritt es unter der Dachmarke EMD (Emanuel Merck, Darmstadt) auf.[285] Derzeit beschäftigt Merck & Co. rund 86.000 Angestellte weltweit, davon 33.000 in den USA. Der Konzern hat allerdings bereits angekündigt, diese Anzahl im Zuge des letzten Merger-Integrationsschrittes aufgrund der Schering-Übernahme nochmals um 12 bis 13% zurückzufahren.[286] Wie der folgenden Abbildung zu entnehmen ist, besteht der Konzern heute aus den vier Geschäftsbereichen Pharmaceutical, Animal Health, Consumer Care sowie Alliances, wobei die Geschäftstätigkeiten dann nach Produkten organisiert werden.[287]

---

[281] Vgl. Merck (2012a).
[282] Für weitere Informationen hinsichtlich der genauen Ausgestaltung des Deals siehe Merck (2011a), S. 2.
[283] Vgl. Singer, N. (2009).
[284] Vgl. Innovations Report (2009).
[285] Vgl. Merck KGaA (2011).
[286] Vgl. Merck (2012b), S. 19.
[287] Diese Struktur besteht erst seit dem Jahr 2009. Vorher gab es lediglich die beiden Segmente „Pharmaceutical Segment" und „Vaccines and Infectious Diseases", wobei das Pharma-Segment auch hier die verschreibungspflichtigen Medikamente umfasste.

Abbildung 31: Unternehmensstruktur Merck & Co., Inc.

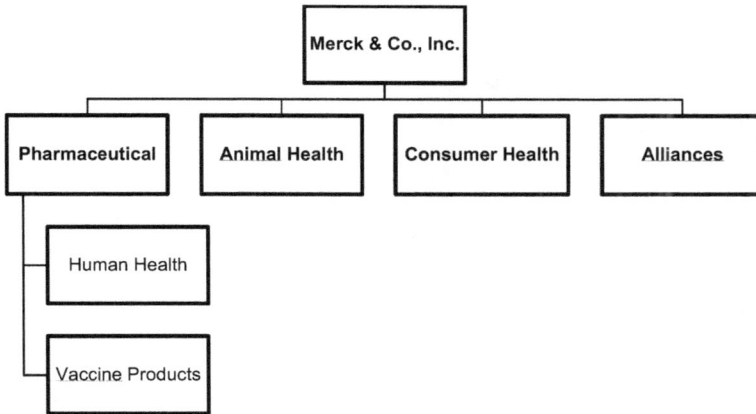

Quelle: Eigene Darstellung. Daten entnommen aus: Merck (2012b), S. 1.

Dem Segment Pharmaceutical, welches im weiteren Verlauf den Schwerpunkt für die Analyse darstellen wird, sind wiederum die Bereiche Human Health sowie Vaccine Products zugeordnet. Human Health besteht aus den verschreibungspflichtigen Therapie- und Präventivmedikamenten, die von Merck entweder direkt oder über eine der zahlreichen Tochtergesellschaften an Medikamenten-Groß- und Einzelhändler, Krankenhäuser, Regierungen und Managed Care-Einrichtungen vertrieben werden. Die Einheit Vaccine Products umfasst Impfstoffe für Kinder, Jugendliche und Erwachsene, die am häufigsten in Arztpraxen Anwendung finden. Der Bereich Animal Health entwickelt, produziert und vermarket, wie der Name schon sagt, Medikamente und Impfstoffe für Tiere. Im Segment Consumer Care ist zum Einen das OTC-Geschäft für pharmazeutische Produkte angesiedelt, zum Anderen gehören diesem Segment auch Nahrungsergänzungsmittel und Sonnenschutz-Produkte an. Das Segment Alliances beherbergt das Lizenzgeschäft sowie Kooperationen.[288]

Merck forscht und entwickelt in seiner Pharma-Sparte hauptsächlich in den therapeutischen Gebieten Herz-Kreislauf, Atemwege, Onkologie, Neurologie, Infektionen, Immunologie sowie Frauengesundheit. In diesen Bereichen hat der Konzern über 50 verschreibungspflichtige Medikamente auf dem Markt.[289] Nachfolgend ist die Umsatzentwicklung des Segmentes Pharmaceutical grafisch dargestellt, also dem Segment, dem auch die beiden später noch zu analysierenden Blockbuster-Medikamente angehören. Zwar werden so ab 2009 auch die Umsätze der Impfstoffe berücksichtigt, allerdings machen diese nur einen verhältnismäßig geringen Anteil am Umsatz dieses Segmentes aus, so dass es hier nur zu sehr geringen Verzerrungen kommen sollte. Insgesamt zeichnet sich das Segment Pharmaceutical für rund

---
[288] Vgl. Merck (2012b), S. 1.
[289] Vgl. Merck (2012d).

95

86% des Gesamtumsatzes von Merck verantwortlich und stellt damit sehr deutlich das Kerngeschäftsfeld des Konzerns dar.[290]

Abbildung 32: Umsatzentwicklung Merck, Geschäftsbereich Pharmaceutical.

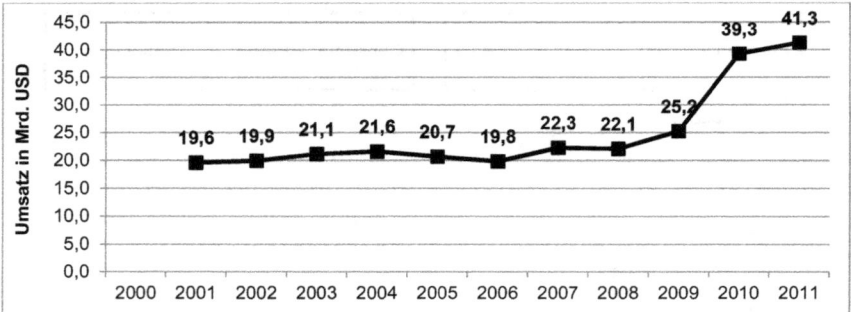

Quelle: Osiris Segment Data Merck & Co.

Da in beiden Pharma-Datenbanken keine segmentspezifischen Umsatzdaten gelistet waren, wurde an dieser Stelle auf die bereits angesprochene OSIRIS-Datenbank zurückgegriffen.[291] Für das Jahr 2000 waren leider keine Informationen bezüglich des Umsatzes verfügbar. Es ist dennoch deutlich erkennbar, dass Merck im Zeitraum von 2001 bis 2006, von leichten Schwankungen abgesehen, relativ konstante Umsätze erwirtschaftet hatte. Eine Wachstumstendenz lässt sich nicht erkennen. Von 2006 auf 2007 ist dann ein Anstieg von rund 3 Mrd. USD zu erkennen, welcher im Wesentlichen auf die weltweite Einführung von Gardasil, dem viel diskutierten Impfstoff gegen Gebärmutterhalskrebs, zurückzuführen ist. Weitere positive Effekte hatten Einführung von Januvia gegen Diabetes und RotaTeg, ein Impfstoff für Kinder gegen das Rotavirus (häufig auftretende Durchfallerkrankung bei Kleinkindern und Säuglingen).[292]

Im November 2009 erfolgte dann der Merger von Merck und Schering-Plough. Ab diesem Zeitpunkt wurden die Ergebnisse von Schering-Plough in die Bilanz von Merck integriert und spiegeln sich noch im Fusionsjahr in einem Umsatzanstieg von rund 3 Mrd. USD wider. Das ist insofern bemerkenswert, als dass es sich de facto nur um knapp zwei Monate handelt, in denen das Schering-Plough-Geschäft in den Finanzkennzahlen von Merck berücksichtigt wird. Die eigentlichen Ergebnisse des Mergers kommen dann im Jahr 2010 zum Ausdruck, welches durch einen enormen Sprung im Umsatz gekennzeichnet ist. Dieser steigt um rund 55% im Vergleich zum Vorjahr an. Grund hierfür sind in erster Linie die „geerbten" verschreibungspflichtigen Medikamente von Schering-Plough, die zusammen mehrere Mrd. Umsatz

---

[290] Vgl. Merck (2012b), S. 49.
[291] Siehe dazu Kapitel 9.3.
[292] Vgl. Merck (2008), S. 2.

ausmachen. Das verstärkte Umsatzwachstum einiger Schlüsselprodukte von Merck musste die schrumpfenden Umsätze von Hyzaar und Cozaar, welches später noch näher analysiert wird, ausgleichen, welche Anfang 2010 den Patentschutz in den USA und Europa verloren hatten.[293]

Im Jahr 2011 lässt sich nochmals ein Umsatzanstieg um rund 3 Mrd. USD im Segment Pharmaceutical erkennen. Dies ist teilweise auf Wechselkursschwankungen zurückzuführen, aber durchaus auch auf sich solide entwickelnde Produkte. Beispielsweise hat das Diabetes-Medikament Januvia ein Umsatzplus von 1 Mrd. USD im Vergleich zum Vorjahr erwirtschaftet, was in erster Linie mit der verstärkten Marktdurchdringung sowie der Erschließung zusätzlicher Ländermärkte in Zusammenhang steht.[294] Ähnlich positiv haben sich Medikamente aus den Gebieten Atemwege und Immunologie sowie Impfstoffe entwickelt. Teilweise kompensiert wurde diese Effekte durch rückläufige Verkäufe aufgrund abgelaufener Patentschutze, allen voran Cozaar und Hyzaar, sowie den Verlust der Marketingexklusivität bei einigen Produkten. Ebenso wie die bereits vorgestellten Unternehmen, ist auch Merck von den Sparprogrammen der Regierungen im Gesundheitssektor betroffen, welche sich in erster Linie in Preisreduktionen auswirken.[295]

Die folgende Abbildung gibt eine differenzierte Übersicht über die Umsätze des Geschäftsbereichs Pharmaceutical, da diese hier nach Therapiebereichen segmentiert sind. Auffällig bei dieser Aufstellung ist das Therapiegebiet „Diversified Products". Hierunter fasst Merck Produkte zusammen, deren Marketingexklusivität bald beendet sein wird bzw. deren Patentschutz in den Industriestaaten zwar abgelaufen ist, sie aber dennoch einen wesentlichen Bestandteil des Merck-Produktportfolios in anderen Ländern darstellen. Dazu zählen u.a. auch die beiden Blockbuster Cozaar und Hyzaar.

---

[293] Vgl. Merck (2011a), S. 3.
[294] Vgl. Merck (2012b), S. 50.
[295] Vgl. ebd., S. 47 f.

Abbildung 33: Merck Pharmaceutical – Verkäufe nach Therapiebereichen.

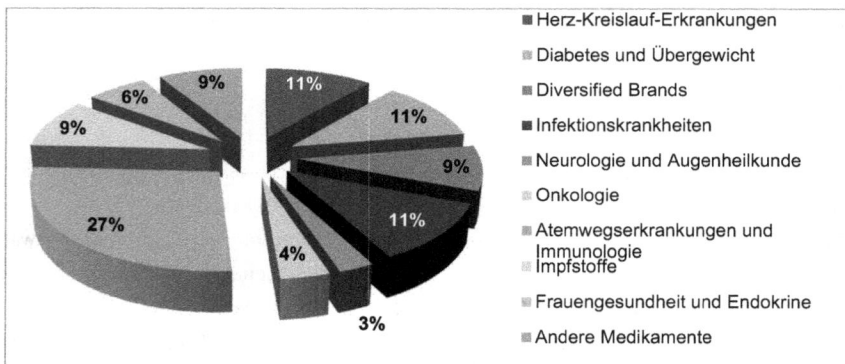

- Herz-Kreislauf-Erkrankungen
- Diabetes und Übergewicht
- Diversified Brands
- Infektionskrankheiten
- Neurologie und Augenheilkunde
- Onkologie
- Atemwegserkrankungen und Immunologie
- Impfstoffe
- Frauengesundheit und Endokrine
- Andere Medikamente

Quelle: In Anlehnung an Merck (2012b), S. 4.

Deutlich erkennbar ist die Dominanz des Therapiegebietes Atemwegserkrankungen und Immunologie, in welchem rund 27% aller Umsätze mit den verschreibungspflichtigen Medikamenten gemacht werden. Diesem Segment wird u.a. auch das Blockbuster-Medikament Singulair zugeordnet, welches im letzten Jahr rund 5,5 Mrd. USD Umsatz erwirtschaftet hat und damit die Produktspitze darstellt. Mit jeweils 11% Anteil am Umsatz folgen die Segmente Herz-Kreislauf-Erkrankungen, Diabetes und Infektionskrankheiten. Alle anderen Bereiche sind mit weniger als 10% am Pharmaumsatz beteiligt. Auffällig ist, dass der Bereich Onkologie nur 4% ausmacht. Unter den Top-10-Produkten nach Umsatz befindet sich nicht ein einziges Krebsmedikament im Merck-Portfolio. Jedoch handelt es sich bei sämtlichen Top-10-Produkten im Merck-Portfolio um Blockbuster-Medikamente im Sinne der eingangs gegebenen Definition. Diese Produkte haben im Jahr 2011 zusammen einen Umsatz von rund 22,7 Mrd. USD erwirtschaftet, was über die Hälfte des Pharmaumsatzes entspricht.[296]

Im Folgenden soll auf die F&E-Aktivitäten, an denen rund 14.000 Mitarbeiter beschäftigt sind, näher eingegangen werden. Da aufgrund der Datengrundlage keine Differenzierung der F&E-Ausgaben nach Geschäftsbereichen stattfinden kann, werden die gesamten F&E-Ausgaben des Konzerns beleuchtet. Aufgrund des herausragenden Stellenwertes des Bereiches Pharmaceutical dürften die hierbei entstehenden Verzerrungen nur minimal sein. Die Zielsetzung bei Merck liegt auf der Erforschung und Entwicklung innovativer Substanzen, die einen entscheidenden Einfluss auf die Gesundheit und Lebensqualität haben sollen. Weiterhin existiert der Anspruch *„Best-in-Class"*-Therapieansätze zu entwickeln sowie bestehende Wirkstoffe und Impfstoffe immer effektiver und besser zu gestalten. Um das

---

[296] Vgl. Merck (2012b), S. 4.

Portfolio noch weiter zu streuen, wird ein Schwerpunkt auf die Erforschung und Entwicklung von Biopharmazeutika sowie RNA-Interferenz gelegt, was in der MSD-Tochtergesellschaft Merck BioVentures angesiedelt ist. Hauptaugenmerk wird hier insbesondere auf die Herstellung von Biosimilars gelegt, um so von der Vielzahl an Patentabläufen im Bereich der Biopharmazeutika profitieren zu können.[297]

Abbildung 34: Entwicklung der F&E-Aufwendungen und -intensität bei Merck.

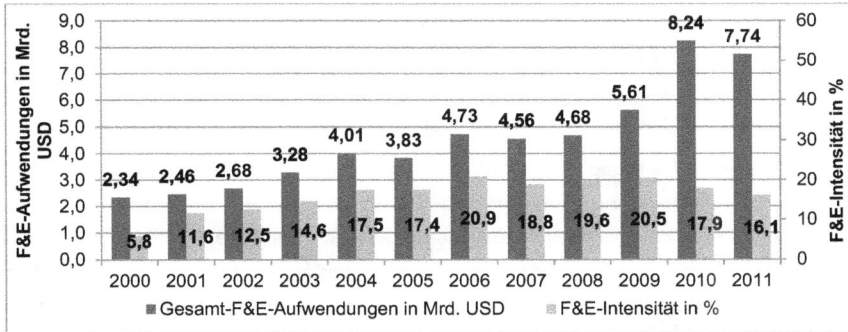

Quelle: Eigene Darstellung. Daten entnommen aus Pharmaprojects „Company Profile Merck" sowie OSIRIS-Datenbank.

Auch bei Merck ist ein deutlicher Anstieg in den F&E-Ausgaben erkennbar. Im Betrachtungszeitraum von 2000 bis 2011 haben sich diese mehr als verdreifacht, so dass auch in diesem Beispiel die Theorie von steigenden Entwicklungskosten bestätigt wird. Ein Sprung ist von 2005 auf 2006 zu verzeichnen, als die F&E-Ausgaben um knapp 1 Mrd. USD aufgestockt worden sind. Im weiteren Verlauf ist selbiges im Zeitraum von 2008 bis 2010 zu erkennen, als das Budget insgesamt sogar um ca. 3,5 Mrd. USD angehoben worden ist. Diese Entwicklung steht wieder im Kontext des Mergers von Merck und Schering-Plough. Im Jahr 2010 sind erstmalig die Schering-Plough-Kennzahlen für ein komplettes Jahr in die Merck-Bilanz eingeflossen und die F&E-Ausgaben beider Unternehmen haben sich addiert. Diese Theorie wird auch durch die F&E-Intensität untermauert, da diese sich sogar rückläufig –nämlich von 20,5 auf 17,9% - entwickelte. Die Zusammenlegung von Forschungsprojekten sowie die effizientere Ausgestaltung der F&E-Aktivitäten – beispielsweise durch die Reduzierung von Redundanzen etc. – können für den Rückgang der F&E-Ausgaben verantwortlich sein.

Bei der Analyse der F&E-Intensität ist auffällig, dass diese gerade zu Beginn des Betrachtungszeitraumes sehr gering ausfällt. Liegt diese im Jahr 2002 bei gerade einmal 5,5%, beläuft sie sich im darauffolgenden Jahr auf bereits auf 11,5 % und spiegelt damit eine deutliche Intensivierung wider. Allerdings ist dieser Wert immer noch als relativ gering zu

---

[297] Vgl. Merck (2012b), S. 14.

bewerten, vergleicht man ihn mit anderen Top-Unternehmen der Branche. In absoluten Zahlen gemessen, entspricht das F&E-Budget von Merck allerdings durchaus denen anderer großer Player der Branche zu diesem Zeitpunkt. Grund für die geringe Quote bei Merck ist, dass bis zum Jahr 2003 die Managed Care-Einheit Merck-Medco zum Konzern gehörte, die jedes Jahr rund die Hälfte des Gesamtumsatzes ausmachte.[298] Damit war dieser bei Merck gut doppelt so hoch, wie bspw. bei Pfizer und Roche, was Auswirkungen auf die F&E-Quote hat. Die F&E-Intensität wurde in den Folgejahren sukzessive erhöht, so dass im Jahr 2006 sogar die 20%-Marke durchbrochen wurde und die bislang höchste F&E-Intensität von knapp 21% erzielt wurde. Im Jahr 2011 lag die F&E-Intensität „nur noch" bei 16,1%, was allerdings immer noch über dem Branchendurchschnitt einzustufen ist. Im Durchschnitt beträgt die F&E-Intensität bei Merck für den vorgegebenen Betrachtungszeitraum von 11 Jahren 17,6%.

Die nachfolgende Abbildung zeigt die Pipeline-Zusammensetzung von Merck im April 2012, wie sie der Homepage zu entnehmen ist. Berücksichtigt werden muss hierbei, dass die dargestellten Projekte der Phase III konkreten Produkten entsprechen, während in Phase II nur die am weitesten entwickelte Substanz mit einem bestimmten Mechanismus hinsichtlich eines Therapiegebietes aufgeführt ist, d.h. die Substanz wird nur einmal aufgeführt, auch wenn sie für verschiedene Indikationen getestet wird.[299] Dadurch kommt es – insbesondere in Hinblick auf den Vergleich mit den anderen Unternehmen – natürlich zu Verzerrungen.

Abbildung 35: Merck Pipeline nach Phasen, Stand April 2012.

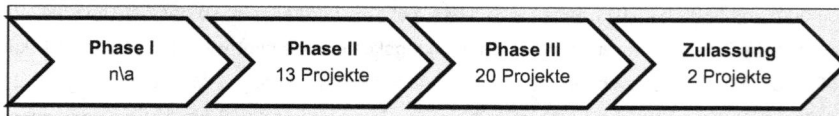

Phase I	Phase II	Phase III	Zulassung
n\a	13 Projekte	20 Projekte	2 Projekte

Quelle: Eigene Darstellung. Daten entnommen aus: Merck (2012c).[300]

Interessant ist, dass Merck weder in den Finanzberichten noch auf der Homepage Informationen zu Projekten gibt, welche sich in der Phase I befinden. Positiv hervorzuheben sind die 20 Projekte in der Klinischen Phase III, welche somit eine reelle Chance auf eine zeitnahe Marktzulassung haben. Dennoch hat das Unternehmen derzeit nur zwei neue Projekte, die sich im Zulassungsprozess befinden und bei denen mit einer Markteinführung in den nächsten 12 Monaten zu rechnen ist. Eines dieser Projekte stammt aus dem Bereich Onkologie, das andere aus dem Bereich Herz-Kreislauf.[301] Auch in Phase II sind lediglich 13 Projekte vertreten, was als sehr gering interpretiert werden kann. Insgesamt lässt sich die Merck-Pipeline auf Basis dieser Informationen nur relativ schwer interpretieren, da grundle-

---

[298] Vgl. Merck (2001), S. 21.
[299] Vgl. Merck (2012c).
[300] Weder auf der Internetpräsenz des Konzerns noch in den Geschäftsberichten lassen sich Informationen zu den Klinische Phase I-Projekten finden.
[301] Vgl. Merck (2012c).

gende Informationen fehlen bzw. durch die vergleichsweise untypische Darstellungsform erhebliche Verzerrungen auftreten.

Bei einer näheren Betrachtung der Pipeline-Zusammensetzung lässt sich bei Merck kein Forschungsschwerpunkt erkennen, die rein anzahlmäßige Verteilung der Projekte auf die verschiedenen Therapiegebiete ist relativ ausgeglichen. Die Gebiete Herz-Kreislauf sowie Onkologie sind mit jeweils 17% am häufigsten vertreten. Wird diese Erkenntnis mit den Umsätzen nach Therapiegebieten verglichen, so kann davon ausgegangen werden, dass sich Merck zukünftig vermehrt in Richtung Onkologie bewegen möchte. Im Jahr 2011 haben die Umsätze in diesem Bereich nämlich noch keine allzu bedeutende Rolle gespielt, jetzt sind allerdings verhältnismäßig viele Projekte im Bereich der Onkologie angesiedelt.

Abbildung 36: Pipeline-Zusammensetzung Merck, Stand April 2012.

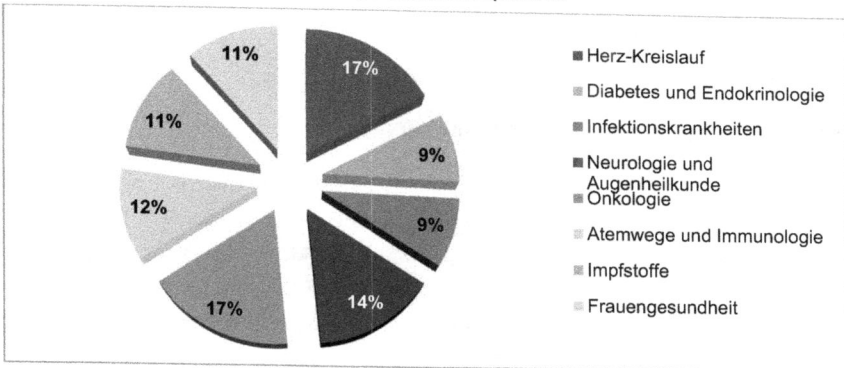

Quelle: Eigene Darstellung.

Der Bereich Atemwege und Immunologie, aus dem das Top-Produkt Singulair stammt, ist lediglich mit 12% vertreten. Interessant ist das Segment Frauengesundheit, welches bei Merck separat aufgeführt wird und immerhin 11% der F&E-Projekte ausmacht. Dieses Gebiet ist bei den anderen betrachteten Unternehmen in dieser expliziten Form nicht vorzufinden. Es kann angenommen werden, dass sich auch die anderen Unternehmen mit solchen geschlechtsspezifischen Erkrankungen befassen, das Ausmaß der Forschungsaktivitäten in diesem Bereich aber nicht umfangreich genug ist, als dass ein eigenes Segment dafür geschaffen wird. Demnach werden diese Projekte dann den „regulären" Therapiegebieten zugeordnet.

Merck weist in seinen Jahresabschlussberichten ausdrücklich auf seine Abhängigkeit von den Schlüsselprodukten hin, von denen einige, darunter auch das im Folgenden analysierte Singulair, in naher Zukunft vom Patenablauf bedroht sind. Sollte es nicht gelingen, diese

Verluste durch neue Produkte aufzufangen, kann nicht gewährleistet werden, dass Merck seine bisherige Performance halten kann.[302]

Zusammenfassung

- Merck besteht aus den vier Geschäftsbereichen Pharmaceutical (verschreibungspflichtige Medikamente), Animal Health, Consumer Care und Alliances
- Der Umsatz im Bereich Pharmaceutical betrug im Jahr 2011 41,3 Mrd. USD (nach der Fusion mit Schering-Plough)
- Das umsatzstärkste Therapiegebiet war Atemwegserkrankungen und Immunologie mit 27% der Umsätze
- Die F&E-Intensität lag im Jahr 2011 bei 16,1%
- Die aktuelle F&E-Pipeline von Merck weist 35 Projekte aus, wobei die Phase I nicht ausgewiesen wird
- Die Bereiche Onkologie und Herz-Kreislauf sind mit jeweils 17% der Projekte am häufigsten in der F&E-Pipeline vertreten

10.3.2 Blockbusteranalyse Singulair®

Bei dem Wirkstoff Montelukast Sodium handelt es sich um einen Leukotrien-Hemmer, welcher von Merck selbst entwickelt wurde. Weil es sich bei Singulair aus der Sicht von Merck um eine Innovation handelt und nicht etwa um die Modifikation eines sich bereits im Portfolio befindlichen Produktes, kann in diesem Fall vom Competence Building bei Merck gesprochen werden. In den verschiedenen Ländermärkten wird das Medikament u. a. unter den Namen Singulair in Europa, Emlucast und Tomilast geführt.[303]

Montekulast Sodium ist eine chemische Substanz und wird als Entzündungshemmer in der Indikation chronisches Asthma eingesetzt. Sie dient sowohl der Behandlung als auch der Prävention von Asthmabeschwerden.[304,305] Bei leichten bis mittelschweren Asthma-Erkrankungen wird Singulair entweder als First-Line-Therapie[306] eingesetzt oder als Ergänzungstherapie in Kombination mit Inhalationstherapien, wenn deren Wirkung etwas gemildert werden soll. Darüber hinaus hat Singulair Zulassungen für die Therapie von ganzjähriger und saisonaler Rhinitis.[307]

---

[302] Vgl. Merck (2012b), S. 22.
[303] Im Folgenden wird der Name „Singulair" verwendet werden.
[304] Vgl. Anhang, S. XXX.
[305] Bei Asthma handelt es sich vereinfacht ausgedrückt um eine Entzündung der unteren Atemwege, was in der Folge zu Atemnot, Brustenge und Husten führen kann.
[306] „First-Line-Therapie" ist in der Medizin ein feststehender Begriff. Er bezeichnet den Wirkstoff „der ersten Wahl" zur Behandlung einer Erkrankung.
[307] Dabei handelt es sich um allergische Reaktionen, die entweder durch saisonale Allergene, wie bspw. Baum-, Gräser- oder Blütenpollen, oder aber durch ganzjährige Allergene, wie bspw. Tierhaare oder Hausstaubmilben, hervorgerufen werden. Ähnlich wie Asthma, geht auch die allergische Rhinitis mit einer Entzündung der Schleimhäute einher (vgl. Bachert, C. et al. (2005), S. 24 f.)

Singulair ist somit für drei Indikationen auf dem Markt eingeführt, die allesamt Erkrankungen der Atemwege darstellen. Zur Behandlung von Neurodermitis, einer dermatologischen Erkrankung, wurde zwar ein Projekt gestartet, doch wurde hier kein Fortschritt mehr gemeldet, so dass davon ausgegangen werden kann, dass das Projekt wahrscheinlich abgebrochen worden ist. Somit kann Singulair als Medikament eingestuft werden, welches nur relativ homogen innerhalb einer bestimmten Krankheitsgruppe einsetzbar ist. Das Marktvolumen in diesem Therapiegebiet wird mit fünf bis zehn Mrd. USD beziffert. Die Entwicklungszeit von Singulair im Vergleich zu anderen Produkten in diesem Segment wird als überdurchschnittlich schnell eingestuft.

Im Folgenden wird die Entwicklung von Singulair im Zeitablauf skizziert. Das Patent für das Aufbereitungsverfahren von Montelukast Sodium wurde von Merck im Jahr 1994 eingereicht.[308] Laut Datenbank sind von der Patenanmeldung bis zur Beantragung der Zulassung nur vier Jahre vergangen, was als extrem zügig bewertet werden kann und somit auch dem Rating der Datenbank bezüglich der Entwicklungszeit entspricht. Besonders auffällig bei Singulair ist schnelle Einführung des Produktes auf einer Vielzahl von Ländermärkten. Alleine im Jahr der ersten Produkteinführung in Finnland und Mexiko wurden insgesamt 37 Ländermärkte erschlossen,[309] so dass das Produkt heute in über 71 Ländern vermarktet wird (die obige Abbildung erhebt keinen Anspruch auf Vollständigkeit). Laut Datenbank befindet sich das Medikament in Peru in Klinischen Phase III, so dass auch hier in Kürze mit einer Marktzulassung gerechnet werden kann.

---

[308] Vgl. Patent WO 95/18107.
[309] Vgl. Merck (1999), S. 56.

Abbildung 37: Skizzierung der historischen Entwicklung von Singulair.

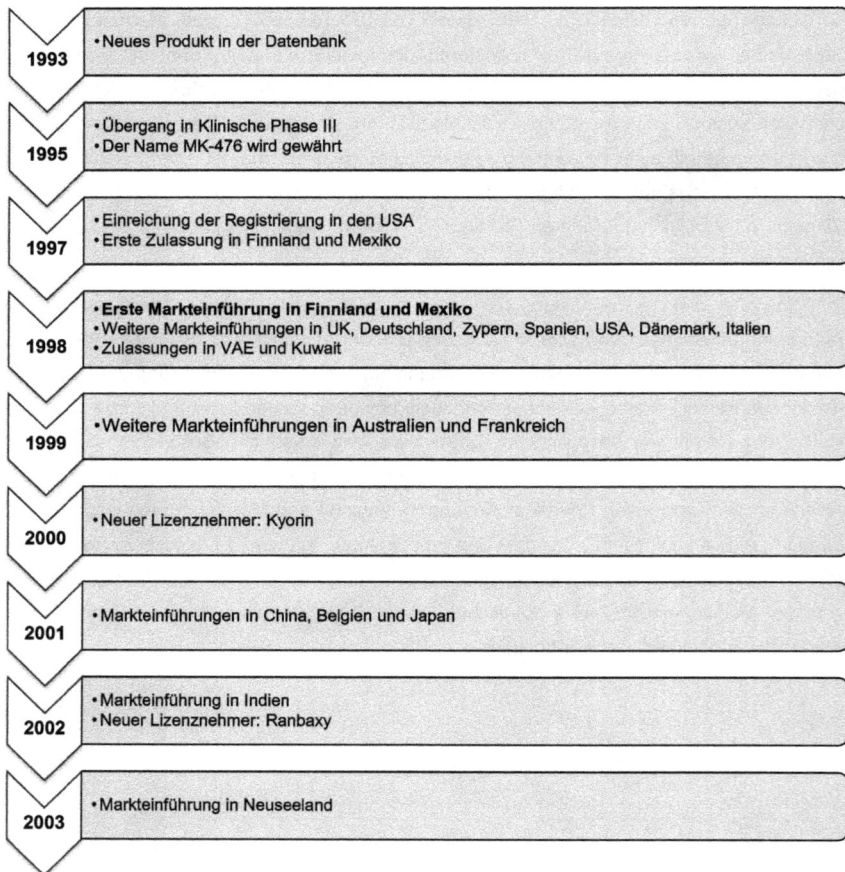

1993	• Neues Produkt in der Datenbank

1995	• Übergang in Klinische Phase III • Der Name MK-476 wird gewährt

1997	• Einreichung der Registrierung in den USA • Erste Zulassung in Finnland und Mexiko

1998	• **Erste Markteinführung in Finnland und Mexiko** • Weitere Markteinführungen in UK, Deutschland, Zypern, Spanien, USA, Dänemark, Italien • Zulassungen in VAE und Kuwait

1999	• Weitere Markteinführungen in Australien und Frankreich

2000	• Neuer Lizenznehmer: Kyorin

2001	• Markteinführungen in China, Belgien und Japan

2002	• Markteinführung in Indien • Neuer Lizenznehmer: Ranbaxy

2003	• Markteinführung in Neuseeland

Quelle: Eigene Darstellung. Daten entnommen aus Pharmaproject.

Der damalige CEO von Merck, Raymond Gilamartin, sagte 1998 über Singulair: „*[It] had the most successful launch of any anti-asthma medicine in history*".[310] Anlass für diese Aussage war, dass für den Asthma-Markt an sich einige Besonderheiten gelten, welche eine erfolgreiche Produktentwicklung erheblich erschweren. In den letzten 50 Jahren wurde kontinuierlich an Produktverbesserungen gearbeitet, in erster Linie in Hinblick auf Wirksamkeit, Nebenwirkungen, Dosierung sowie Verabreichung. Aus diesem Grund ist dieser Markt heute extrem wettbewerbsintensiv und von hoch entwickelten Medikamenten sowie einer Vielzahl an Me-too-Präparaten gekennzeichnet. Aufgrund seines Alters, aber weniger wegen seiner Reife,

---

[310] Gilmartin, R. zitiert in Merck (1999), S. 4.

ist er zudem stark vom generischen Wettbewerb geprägt, wodurch die Hersteller extrem unter Druck gesetzt werden.

Singulair wird oftmals als Paradebeispiel herangezogen, um den hohen Stellenwert einer effektiven Vermarktung in einem solchen Wettbewerbsumfeld zu demonstrieren. Dieses Medikament hat einen Blockbuster-Status erreicht, obwohl es eigentlich sehr teuer war bzw. ist und eine geringere Wirksamkeit aufweist als andere Therapien, die bereits Ende der 1990er Jahre am Markt waren. Wie bereits eingangs erwähnt, gehört Singulair zu den Leukotrien-Hemmern, von denen die ersten bereits Mitte der 1990er Jahre auf den Markt gebracht wurden. Singulair war „Second to market" in dieser neuen Klasse von Medikamenten in der Indikation Asthma.[311] Merck war sich dieser „Schwächen" seines Produktes bewusst und konzentrierte sich auf die Kommunikation seiner Stärken. Singulair war das erste Medikament, welches oral verabreicht werden konnte und nur einmal täglich eingenommen werden musste. Das stellte eine radikale Innovation in einem ansonsten durch Inhalationsmedikamente, welche mehrmals täglich eingenommen werden mussten, geprägten Markt dar. Zudem wurden die klinischen Tests so konzipiert, dass Singulair nur im direkten Vergleich mit Therapien für leichtes oder moderat ausgeprägtes Asthma stand, da von vorneherein feststand, dass die bisherigen Therapien mit Kortikosteroiden wesentlich effektiver waren als die Anwendung von Leukotrien-Hemmern. Außerdem unterstrich Merck die Anwendbarkeit und Verträglichkeit von Singulair bei Kindern, bei denen sich die Anwendung von Inhalationstherapien oftmals als problematisch herausstellte.[312] Wichtige Charakteristika der Asthma-Erkrankungen sind ihr Auftreten in meist chronischer Form, die Manifestation im Kindesalter sowie ihr weite Verbreitung einhergehend mit i.d.R. nicht lebensbedrohlichem Krankheitsgeschehen. Diese führen in der Summe dazu, dass die Medikamente in dieser Indikation eine sehr große Kunden- bzw. Patientenbasis haben. Merck hat es mit Singulair geschafft, deren bis dato ungedeckten Bedarf in Sachen Komfort und Einfachheit bei der Einnahme zu decken. Unterstrichen wurden diese Vorteile mit sehr positiven klinischen Tests, um Ärzte von der Verschreibung von Singulair als Ergänzungstherapie zu herkömmlichen Behandlungen zu überzeugen.[313]

Merck hat bei Singulair außerdem eine ziemlich offensive Lizenzpolitik verfolgt. So wird das Medikament unter dem Namen „mlucast von Dr. Reddy´s in Indien vermarket. Ebenfalls ist es auf dem indischen Markt als Romilast zugelassen und wird unter diesem Namen von Ranbaxy Laboratories vertrieben. In Italien wird es von Neopharmed unter dem Namen Lukair sowie von Sigma-Tau unter dem Namen Lukasm vermarktet. Für den japanischen Markt wurde es von Banyu, welches zum Merck-Konzern gehört, sowie Kyorin mitentwickelt.

---

[311] Vgl. Datamonitor (2004), S. 8 f.
[312] Vgl. ebd., S. 9.
[313] Vgl. ebd., S. 11.

Somit gibt es alleine sechs Lizenznehmer, welche in der Datenbank vermerkt sind. Teilweise wurden sogar mehrere Lizenzen für denselben Ländermarkt vergeben.

Abbildung 38: Umsatzentwicklung Singulair.

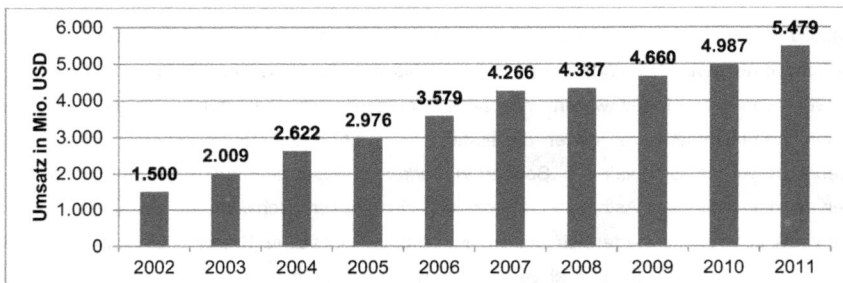

Quelle: Eigene Darstellung. Daten entnommen aus: Merck Annual Reports 2002 bis 2011.

Singuair hat seit seiner Marktzulassung knapp 40 Mrd. USD Umsatz für Merck generiert. Wie bereits erwähnt, wurde Singulair im Jahr 1998 erstmalig in einen Markt eingeführt, jedoch sind für die Anfangsjahre von 1998 bis 2001 keine verlässlichen Umsatzzahlen zu diesem Produkt verfügbar. Deutlich erkennbar ist auch hier das starke Umsatzwachstum von rund einer halben Mrd. USD jährlich, welches erstmalig im Jahr 2008 etwas abzuflachen scheint. Dennoch sind daraufhin auch die Folgejahre von Wachstum gekennzeichnet, im letzten Jahr konnte Singulair sogar nochmals 10% im Vergleich zum Vorjahr zulegen. Diese Entwicklung ist auf eine vorteilhafte Preissetzung in den USA, Volumenwachstum in Japan und den *Emerging Markets* sowie den positiven Einfluss von Wechselkurseffekten zurückzuführen.[314]

Das Wirkstoffpatent von Singulair für den US-amerikanischen Markt wird noch im August 2012 ablaufen, während das Patent auf die chiralen Zwischenprodukte[315] bereits im Jahr 2010 abgelaufen ist.[316,317] Merck geht davon aus, dass innerhalb von zwei Jahren nach Patentablauf nahezu alle Umsätze in den USA mit Singulair wegbrechen werden, wobei die stärksten Effekte im Jahr direkt nach dem Patentablauf zu erwarten sind. Wird sich vor Augen geführt, dass sich der Umsatz mit Singulair im Jahr 2011 allein auf dem US-amerikanischen Markt auf rund 3,5 Mrd. USD belief, wird das Ausmaß der erwarteten Umsatzeinbrüche deutlich.[318] In den meisten europäischen Ländermärkten wird das Patent im Jahr 2013 ablaufen, wodurch spätestens im darauffolgenden Jahr auch in diesem

---

[314] Vgl. Merck (2012b), S. 53.
[315] Hierbei handelt es sich um chemische Moleküle, die keine Drehspiegelachse besitzen. Diese Zwischenprodukte fallen bei der Aufbereitung des Montelukast Sodiums an.
[316] Vgl. Merck (2012b), S. 12.
[317] Patent Nr. WO9605206.
[318] Vgl. Merck (2012b), S. 53.

geografischen Raum mit hohen Umsatzrückgängen zu rechnen ist. Im ebenfalls umsatzstarken japanischen Markt genießt Singulair noch einen Patentschutz bis zum Jahr 2016.[319]

Zusammenfassung

- Der Singulair zugrunde liegende Wirkstoff Montelukast Sodium ist ein Leukotrien-Hemmer chemisch-synthetischen Ursprungs
- Ursprünglicher Erfinder ist Merck
- Die Zulassungen für drei Indikationen im Bereich Atemwegserkrankungen liegen vor, damit ist Singulair innerhalb dieses Gebietes relativ tief einsetzbar
- Die Patentanmeldung erfolgte 1994, die erste Markteinführung erfolgte in Finnland und Mexiko im Jahr 1998
- Singulair war „*Second-to-market*"
- Der Gesamtumsatz bis einschließlich 2011 beläuft sich auf rund 40 Mrd. USD
- Das Patent läuft in den USA im Jahr 2012 ab, in Europa im Jahr 2013

10.3.3 Blockbusteranalyse Cozaar®

Der Wirkstoff Losartan Potassium ist ein AT1-Rezeptorantagonist, welcher chemisch-synthetischen Ursprunges ist. Diese Substanzgruppe, die i. d. R. zur Behandlung von Bluthochdruck eingesetzt wird, stellt die Weiterentwicklung der sog. ACE-Hemmer dar. Bei diesen wurde allerdings oft ein Reizhusten als Nebenwirkung beobachtet, welcher bei der Behandlung mit AT1-Rezeptorantagonisten nicht auftritt.[320] Der Wirkstoff wird auf den meisten Ländermärkten (u.a. USA sowie weite Teile Europas) unter dem Handelsnamen Cozaar vertrieben, in Deutschland ist er unter dem Namen Lorzaar verfügbar. Darüber hinaus existiert noch eine Vielzahl weiterer Bezeichnungen.[321] Losartan wurde zudem in Kombination mit dem Wirkstoff Hydrochlorothiazid in dem Medikament Hyzaar weiterentwickelt, welches ebenfalls primär in der Indikation Bluthochdruck Anwendung findet.[322] Der beiden Medikamenten zugrunde liegende Wirkstoff Losartan wurde von DuPont (nach dem Merger als Bristol-Myers-Squibb geführt) und Merck gemeinsam als Blutdrucksenker entwickelt. Als Erfinder wird Bristol-Myers Squibb in den Datenbanken vermerkt, auch wenn die Entdeckung eigentlich auf DuPont zurückzuführen ist, wie die weitere Ausarbeitung noch zeigen wird.[323]

---

[319] Vgl. Merck (2012b), S. 53.
[320] Vgl. Klüting, A. (1998), S. k. A.
[321] Im Folgenden wird der Einfachheit und Übersichtlichkeit halber der Name "Cozaar" verwendet.
[322] Cozaar und Hyzaar werden in den Büchern bei Merck aufgrund ihrer engen „Verwandschaft" zusammen aufgeführt.
[323] Vgl. Anhang, S. XXXI.

Mittlerweile hat Cozaar in vielen Ländern auch eine Zulassung in der Indikation Herzinsuffizienz, wobei es hierbei in erster Linie um die linksventrikuläre Hypertrophie (LVH)[324] geht, eine häufige Folge von chronischem Bluthochdruck. Darüber hinaus dient es auch der Vorbeugung von Schlaganfällen, welche ebenfalls häufig durch erhöhten Bluthochdruck ausgelöst werden. Allerdings gibt es mittlerweile Anhaltspunkte dafür, dass die Substanz in dieser Indikation nicht die gewünschte Wirkung bei farbigen Patienten zeigt. Zudem wird das Medikament eingesetzt, um das Fortschreiten von Nierenschäden, welche als Folge von Diabetes-Erkrankungen auftreten, aufzuhalten bzw. zu verlangsamen. Diese Nierenerkrankung ist unter dem Namen diabetische Nephropathie bekannt.

Insgesamt ist Cozaar in drei Indikationen auf dem Markt eingeführt, wobei davon zwei, nämlich die Herzinsuffizienz sowie der Bluthochdruck, zu der Obergruppe Herz-Kreislauf-Erkrankungen zählen. Die diabetische Nephropathie gehört zur Krankheitsgruppe der alimentär bedingten Stoffwechselerkrankungen.[325] Damit lässt sich Cozaar als relativ homogen einsetzbares Medikament charakterisieren. Die Hauptfunktion liegt über alle Indikationen hinweg in der Senkung des Bluthochdruckes. Der Markt wird laut Datenbank auf ein Volumen von fünf bis zehn Mrd. USD geschätzt, wobei Losartan Potassium schneller entwickelt wurde als andere Wirkstoffe in dem Therapiegebiet der Herz-Kreislauf-Erkrankungen.

Im Folgenden ist die historische Entwicklung von Cozaar dargestellt, wie sie der Datenbank zu entnehmen ist. Heute ist das Medikament in über 80 Ländern in der Indikation Bluthochdruck zugelassen, in mehr als 21 Ländermärkten liegt eine Zulassung für die Herzinsuffizienz vor, darunter auch Deutschland und Spanien. Laut Datenbank wurde die Beantragung der Zulassung in dieser Indikation auf einigen weiteren Ländermärkten bereits eingereicht und ist noch offen.

---

[324] Dabei handelt es sich um eine besondere Form der abnormalen Herzvergrößerung, wobei der Herzmuskel der linken Herzkammer von dieser Gewebevergrößerung betroffen ist.
[325] Cozaar wird in dieser Indikation eingesetzt, da ein normal eingestellter Blutdruck die Entwicklung einer diabetischen Nephropathie signifikant verringert (vgl. Seißler, J. (2011), S. 1).

Abbildung 39: Skizzierung der historischen Entwicklung von Cozaar.

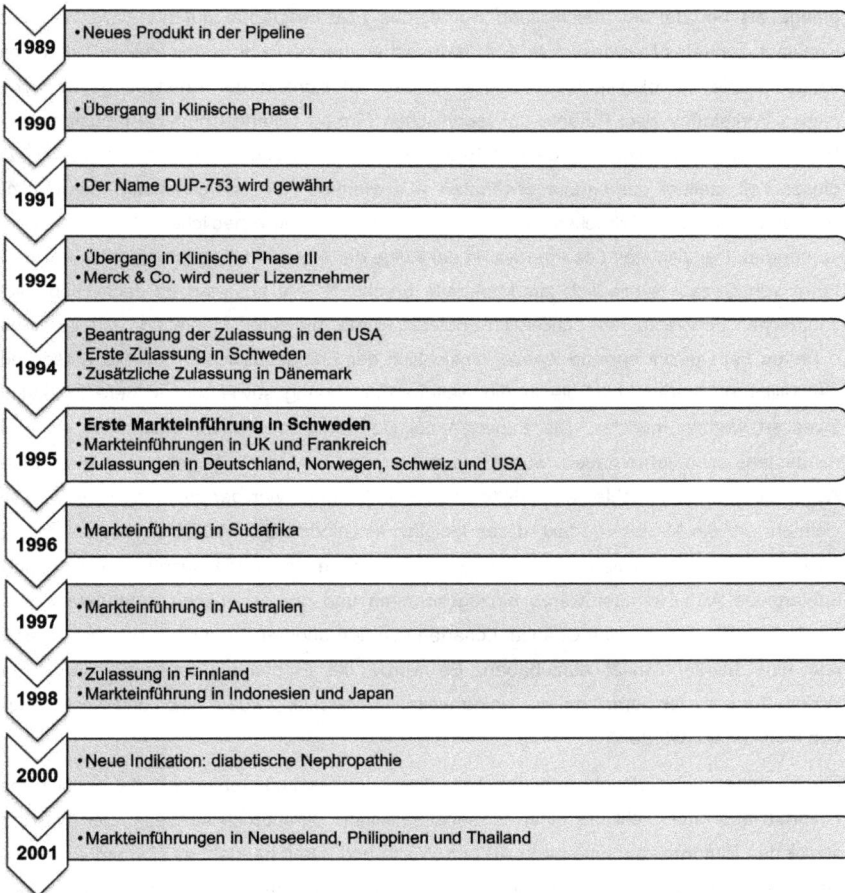

1989
• Neues Produkt in der Pipeline

1990
• Übergang in Klinische Phase II

1991
• Der Name DUP-753 wird gewährt

1992
• Übergang in Klinische Phase III
• Merck & Co. wird neuer Lizenznehmer

1994
• Beantragung der Zulassung in den USA
• Erste Zulassung in Schweden
• Zusätzliche Zulassung in Dänemark

1995
• **Erste Markteinführung in Schweden**
• Markteinführungen in UK und Frankreich
• Zulassungen in Deutschland, Norwegen, Schweiz und USA

1996
• Markteinführung in Südafrika

1997
• Markteinführung in Australien

1998
• Zulassung in Finnland
• Markteinführung in Indonesien und Japan

2000
• Neue Indikation: diabetische Nephropathie

2001
• Markteinführungen in Neuseeland, Philippinen und Thailand

Quelle: Eigene Darstellung. Daten entnommen aus Pharmaproject.

Das Interessanteste bei Cozaar ist der eigentliche Entdeckungs- und Entwicklungsprozess des Wirkstoffes Losartan, da hier die typischen unternehmensinternen Bedenken, insbesondere in Hinblick auf die Beurteilung der Risiken und Erfolgsaussichten, sehr deutlich werden. Hierzu wurde in dem Magazin *„Expert Opinion on Drug Discovery"* im Jahr 2006 eine Fallstudie veröffentlicht, welche im Wesentlichen auf Experteninterviews aufbaut und somit sehr detaillierte Einblicke in die Entstehungsgeschichte des heutigen Blockbuster-Medikamentes liefern kann.[326]

---

[326] Vgl. Bhardwaj, G. (2006), S. 609.

Der Grundstein für die Entdeckung von Losartan wurde im Prinzip Anfang der 1980er Jahre gelegt, als bei DuPont beschlossen wurde, das F&E-Programm auf die Bereiche Herz-Kreislauf, zentrales Nervensystem, Entzündungshemmer sowie zu einem kleinen Teil auf die Krebstherapie zu fokussieren. Weiterhin spielen im Kontext der Entstehungsgeschichte dieses Wirkstoffes zwei Patente der japanischen Firma Takeda Chemical Industries eine Rolle, welche vielversprechende AT1-Rezeptoratagonisten zum Gegenstand hatten.[327] Zu dieser Zeit stellten die bereits erwähnten ACE-Hemmer die erfolgreichste Therapie zur Senkung des Bluthochdruckes dar, jedoch waren diese mit erheblichen Nebenwirkungen verbunden. Der Wirkstoff Losartan war in der Folge der erste AT1-Rezeptoragonist, der es in Form von Cozaar schließlich zur Marktreife brachte.[328] Als Losartan im Jahr 1986 nach zahlreichen Fehlversuchen schließlich entdeckt wurde, meldeten Marketing- und Vertriebs-experten bei DuPont enorme Zweifel hinsichtlich der Erfolgsaussichten an. Sie wiesen auf die Milliarden-Beträge hin, die in die weitere Entwicklung sowie das spätere Marketing investiert werden müssten. Die Experten bei DuPont gingen davon aus, dass es noch mindestens zehn Jahre dauern würde, bis es Losartan zur Marktreife gebracht hätte. In den Augen der Marketingfachleute handelte es sich bei Losartan weniger um eine Innovation, als vielmehr um ein Me-too-Produkt, da es lediglich ein modifizierter ACE-Hemmer sei. In den noch benötigten zehn Jahren, so die Experten, würde der Markt gesättigt sein, weitere erfolgreiche ACE-Hemmer wären hinzugekommen und der generische Wettbewerb hätte eingesetzt. Sie sahen keine Chance, Losartan von den anderen Produkten zu differenzieren und eine Markenaffinität aufzubauen. Es wurde die Empfehlung ausgesprochen, den Wirkstoff auszulizenzieren, da sich seine weitere Entwicklung aus Risiko- und Kostengrün-den nicht lohnen würde.[329]

Die Forscher bei DuPont widersprachen dieser Auffassung vehement, da es sich bei Losartan aus ihrer Sicht um einen wissenschaftlichen Durchbruch handelte. Der Wirkstoff senke den Blutdruck auf eine neue Art und Weise und damit handele es sich um eine völlig neue Generation von Medikamenten. Schließlich wurde sich bei DuPont dazu entschlossen, die Entwicklung von Losartan weiter voranzutreiben, allerdings stieß man recht schnell an seine Grenzen: die nötigen Erfahrungen sowie Kapazitäten zur Durchführung der aufwendi-gen Klinischen Studien fehlten. Merck erkannte das Potenzial von Losartan und beide Unternehmen unterzeichneten 1990 einen Vertrag zu gemeinsamen Entwicklung und Vermarktung des Wirkstoffes. Merck hatte zu diesem Zeitpunkt bereits eine herausragende Stellung im Herz-Kreislauf-Markt und sah seine Chance an einer neuen Klasse von Medika-

---

[327] Vgl. Patent-Nr. US 4.340.598 sowie US 4.355.040.
[328] Die Wirkung dieser Art von Substanzen schon vorher bekannt, jedoch war es bislang nicht gelungen, diese so zu synthetisieren, dass sie bei oraler Verabreichung die gewünschte Wirkung im menschlichen Körper erzielte (vgl. Bhardwaj, G. (2006), S. 611).
[329] Vgl. ebd., S. 616.

menten mitzuwirken.[330] Merck ist laut Datenbank der einzige Lizenznehmer bei Cozaar, allerdings sind Rückschlüsse darauf möglich, dass in einigen Ländermärkten der Vertrieb von Mercks Tochtergesellschaften übernommen wird, u. a. Banyu für den japanischen Markt. Während die Datenbank davon ausgeht, dass Merck erst im Jahr 1992 als Lizenznehmer eingestiegen ist, wird in der Fallstudie das Jahr 1990 als Startpunkt der Zusammenarbeit angegeben. Letzteres scheint realistischer, da DuPont allein nicht über das Know-how und die nötigen Ressourcen verfügte, um den Wirkstoff Losartan in Eigenregie bis zur Klinischen Phase III zu bringen. In diesem Fall kann also davon ausgegangen werden, dass Merck hier in einer relativ frühen Phase in das Projekt eingestiegen ist.

Als Cozaar 1995 die Zulassung von der FDA erhielt, war es der erste AT1-Rezeptoratagonist auf dem Markt und somit ein „First-Mover". Das Medikament entwickelt sich im Laufe der Jahre zum Blockbuster-Medikament mit Jahresumsätzen von mehreren Mrd. USD, da es in erster Linie durch seine Wirksamkeit sowie die geringen Nebenwirkungen im Vergleich zu anderen Produkten überzeugen konnte. Dazu kommt, dass der Markt für Bluthochdruck-Präparate wesentlich größer ist, als anfangs von DuPont vermutet: Im Jahr 2006 litten allein in den USA mehr als 60 Mio. Menschen an dieser Erkrankung. Merck und DuPont teilen sich die Umsätze von Cozaar und seinem engen Verwandten Hyzaar. Losartan wurde zu einem Prototyp für die AT1-Rezeptoratagonisten und seine chemischen Komponenten wurden als Designvorbild für viele weitere Medikamente in dieser Klasse genutzt.[331]

Ähnlich wie bei allen anderen Medikamenten, so ist auch Cozaar durch eine ganze Reihe verschiedener Patente geschützt. Im Dezember 1988 wurde das Patent auf den endgültigen AT1-Rezeptoratagonisten eingereicht, der schließlich das heutige Losartan darstellt.[332] Im November 1989 kam es dann zur Einreichung des Patentes für die Anwendung von Losartan in der Indikation Bluthochdruck.[333] Drei Jahre später, nämlich in Februar 1992, wurde dann das Indikationspatent zur Behandlung der chronischen Niereninsuffizienz eingereicht.[334] Im Januar 1995 wurde dann nochmals ein Patent angemeldet, dieses Mal ging es um die Patentierung eines Herstellungsverfahrens für eine neue Form von Losartan.[335]

Nachfolgend ist die Umsatzentwicklung von Cozaar dargestellt. Es sei an dieser Stelle angemerkt, dass bei Merck die Umsätze von Cozaar und Hyzaar, welches auf den gleichen Wirkstoff zurückzuführen ist, nur zusammen ausgewiesen werden, weswegen hier auch keine Differenzierung vorgenommen werden kann.

[330] Vgl. Bhardwaj, G. (2006), S. 616.
[331] Vgl. ebd., S. 617.
[332] Vgl. Patent-Nr. US 5.138.069.
[333] Vgl. Patent-Nr. US 5.153.197.
[334] Vgl. Patent-Nr. US 5.210.079.
[335] Vgl. Patent-Nr. US 5.608.075.

Abbildung 40: Umsatzentwicklung Cozaar / Hyzaar.

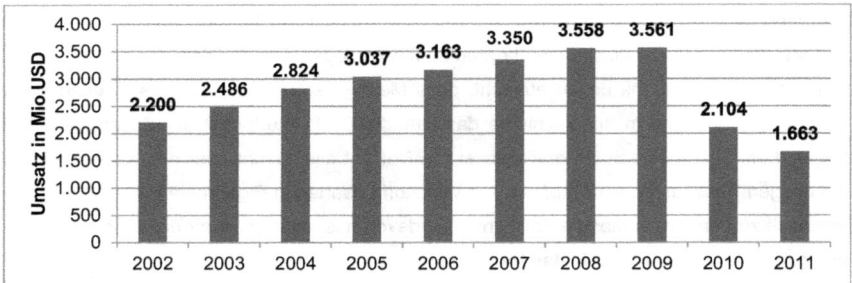

Leider sind für den Zeitraum von 1995 bis einschließlich 2001 keine verlässlichen Daten zur Umsatzentwicklung von Cozaar / Hyzaar verfügbar. Deutlich erkennbar ist trotzdem das nahezu konstante Umsatzwachstum von ca. 200 Mio. USD p.a., welches bis zum Jahr 2008 anhält. Dann kommt es zu einer Abflachung, bevor die Umsätze im Jahr 2010 dann deutlich um 41% auf rund 2,1 Mrd. USD einbrechen. Auch 2011 gehen die Umsätze nochmals um rund eine halbe Mrd. USD im Vergleich zum Vorjahr zurück, was einen Rückgang von 21% bedeutet. Die Erklärung für diese Entwicklung ist, dass sowohl Cozaar als auch Hyzaar ihren Patentschutz in den USA sowie den meisten europäischen Märkten zu Beginn des Jahres 2010 verloren haben. Insbesondere für den amerikanischen Markt war dieser enorme Umsatzeinbruch vorhersehbar, da Merck hier bereits mit einer Reihe marktreifer Generika zum Zeitpunkt des Patentablaufes gerechnet hatte.[336] Insgesamt sind die Umsätze von Cozaar / Hyzaar in den ersten zwei Jahren nach Patentablauf um insgesamt 53% zurückgegangen.

Zusammenfassung

- Der Cozaar zugrunde liegende Wirkstoff Losartan Potassium ist ein AT1-Rezeptorantagonist chemisch-synthetischen Ursprungs
- Ursprünglicher Erfinder ist DuPont
- Die Zulassungen für zwei Indikationen im Bereich Herz-Kreislauferkrankungen sowie eine Indikation im Bereich der Stoffwechselerkrankungen liegen vor, damit ist Cozaar relativ breit einsetzbar
- Die Patentanmeldung erfolgte 1988, die erste Markteinführung erfolgte 1995 in Schweden Cozaar war ein „First-Mover"
- Der Gesamtumsatz von Cozaar / Hyzaar bis einschließlich 2011 beläuft sich auf 28 Mrd. USD
- Das Patent lief in den USA und Europa im Jahr 2010 ab

---

[336] Vgl. Merck (2010a), S. 16.

10.4 Zwischenfazit der Fallstudien

10.4.1 Unternehmensebene

Im Folgenden sollen die Ergebnisse der Fallstudien einander gegenübergestellt und miteinander verglichen werden. Zur besseren Verständlichkeit wurde analog des Aufbaus der
Fallstudien eine Differenzierung nach Unternehmens- und Blockbusterebene vorgenommen.[337]

Zunächst einmal lässt sich feststellen, dass alle Unternehmen gegen Mitte bzw. Ende des
19. Jhd. gegründet worden sind, sofern bei Merck die Gründung der ersten Niederlassung in
den USA herangezogen wird. Ähnlich verhält es sich mit dem historischen Ursprung,
demzufolge alle analysierten Unternehmen ähnliche Wurzeln haben. Sie alle sind entweder
aus Apotheken hervorgegangen oder waren über die chemische Industrie mit der Pharmazie
verbunden. Vergleicht man die Umsatz- und Mitarbeiterzahlen, so lässt sich feststellen, dass
die analysierten Unternehmen sich auch in diesem Aspekt durchaus in derselben Größenordnung bewegen. Pfizer mit rund 100.000 Mitarbeitern und einem Jahresumsatz in 2011
von 67,4 Mrd. USD der größte der hier betrachteten Konzerne. Alle drei erwirtschaften den
Großteil ihres Umsatzes mit den verschreibungspflichtigen Medikamenten, wobei bei Roche
immerhin noch 23% auf seine Diagnostik-Sparte entfallen. Merck und Pfizer hingegen sind in
höherem Maß von den Pharmaumsätzen abhängig, da diese rund 86% des Gesamtumsatzes ausmachen.

**Abbildung 41: Vergleich der Umsatzentwicklung verschreibungspflichtiger
Medikamente.**

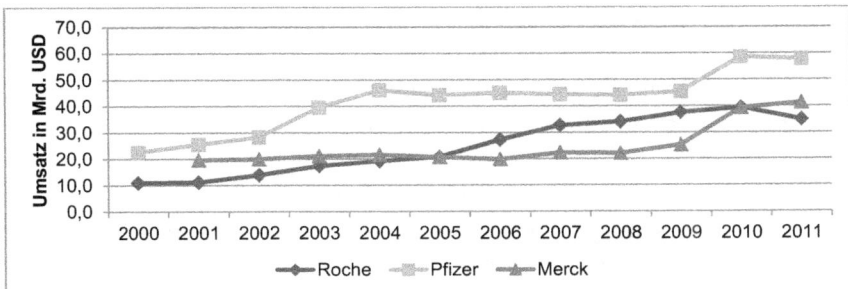

Quelle: Eigene Darstellung.

Aus der Abbildung wird deutlich, dass Pfizers verschreibungspflichtige Medikamente immer
die umsatzstärksten innerhalb des Betrachtungszeitraumes gewesen sind. Bei Roche und

---

[337] Vgl. Anhang, S. XXXII sowie S. XXXIII.

Merck hat sich die Rangfolge in den letzten 12 Jahren zwei Mal geändert. Während bei Merck die Umsätze eher stagnierten, hat Roche ab 2004 ein relativ starkes Umsatzwachstum zu verzeichnen. Dieses kann, wie bereits erwähnt, hauptsächlich auf die Markteinführung des Blockbusters Avastin sowie die verstärkte Nachfrage von Tamiflu im Zuge des Ausbruchs der Schweinegrippe zurückgeführt werden. Im Jahr 2010 verzeichnen Merck und Roche nahezu die gleichen Umsätze mit ihren verschreibungspflichtigen Medikamenten. Bei Merck ist das sprunghafte Umsatzwachstum hauptsächlich in der Übernahme von Schering-Plough im Jahr 2009 begründet. Der in der Abbildung nachvollziehbare Umsatzeinbruch bei Roche ist im Wesentlichen auf Währungsschwankungen zurückzuführen, so dass es bei der direkten Gegenüberstellung der Unternehmen hier durchaus zu Verzerrungen kommt.

Die Unternehmen selbst sind sehr unterschiedlich organisiert und in verschiedenem Maße diversifiziert. Roche setzt sich lediglich aus den zwei Geschäftsbereichen Pharmaceuticals und Diagnostics zusammen, wobei im Bereich Pharma ausschließlich verschreibungspflichtige Medikamente aus dem Bereich Humangesundheit angesiedelt sind.[338] Beide Geschäftsbereiche, obwohl in zwei verschiedenen Branchen angesiedelt, ergänzen sich insbesondere im Bereich der F&E-Aktivitäten optimal. Somit ist Roche zwar hinsichtlich der beiden Geschäftsbereiche diversifiziert, allerdings ist es innerhalb seiner Pharmasparte extrem konzentriert. Im Gegensatz dazu verfügen Pfizer und Merck über kein zweites Standbein in einer anderen Branche, wie bspw. der Medizintechnik oder Diagnostik. Allerdings sind diese beiden Unternehmen innerhalb ihrer Positionierung im pharmazeutischen Bereich relativ breit aufgestellt. Neben den verschreibungspflichtigen Medikamenten sind sie auch noch im OTC-Geschäft sowie den Bereichen Tiergesundheit, Nahrungsergänzung sowie medizinische Kosmetika aktiv.

Von den drei analysierten Unternehmen ist Roche das einzige, bei dem eine deutliche Fokussierung auf einen Therapiebereich erkennbar ist. Hier dominiert sowohl im aktuellen Produktportfolio (gemessen am Umsatz) als auch in der F&E-Pipeline mit jeweils über 55% Anteil klar das Thema Onkologie, dem offensichtlich auch zukünftig ein enormer Stellenwert beigemessen wird. Diese Ausrichtung geht konform mit der Übernahme des Biotechnologie-Pionierunternehmens Genentech, sofern sich vor Augen geführt wird, dass mittlerweile die erfolgreichsten Krebstherapien Biopharmazeutika darstellen. Bei Pfizer wird keine Konzentration auf ein bestimmtes Therapiegebiet deutlich. Gemessen am Umsatz dominiert zwar im aktuellen Produktportfolio der Bereich der kardiovaskulären Erkrankungen, allerdings ist dieser Umstand erheblich auf das Blockbuster-Medikament Lipitor zurückzuführen, welches auch nach Ablauf des Patentschutzes noch Umsätze von 9,5 Mrd. USD generiert. Aktuell ist bei Pfizer ca. die Hälfte der Projekte in der F&E-Pipeline den Bereichen Onkologie und Neurologie / Schmerz zuzuordnen. Im aktuellen Produktportfolio von Pfizer ist allerdings nur

---

[338] Vgl. Roche (2004).

ein einziges Krebsmedikament unter den Top-10-Produkten. Bei Merck dominiert aktuell das Therapiegebiet Atemwegserkrankungen und Immunologie im Produktportfolio mit rund 27% der Umsätze. Wesentlicher Umsatzträger ist auch hier das Blockbuster-Medikament Singulair. Die F&E-Pipeline weist die höchste Projektanzahl allerdings in den Bereichen Onkologie und Herz-Kreislauferkrankungen auf, die jeweils zu 17% vertreten sind. Die Projekte in den F&E-Pipelines sind hinsichtlich ihrer strategischen Relevanz für das Unternehmen so gut wie nicht zu interpretieren, da keine Informationen zu den jeweiligen Projektbudgets vorliegen.

Zusammenfassend lässt sich an dieser Stelle die Aussage treffen, dass das Therapiegebiet Onkologie bei allen drei Konzernen aktuell und / oder zukünftig ein zentrales Thema zu sein scheint. Das fügt sich in das Bild, welches in Kapitel 4.2 bereits über die umsatzstärksten Medikamententypen skizziert worden ist, wonach die Krebstherapeutika das mit Abstand lukrativste Segment darstellen. Vor diesem Hintergrund hat Roche sicherlich die beste Ausgangsposition, da es einerseits durch die Akquisition von Genentech, andererseits durch seine bereits in der Vergangenheit stark auf die Onkologie ausgerichteten Aktivitäten viel externes und internes spezifisches Know-how beziehen bzw. aufbauen konnte. Die an dieser Stelle getroffenen Aussagen zu aktuellen Schwerpunktsetzung hinsichtlich der therapeutischen Gebiete in den Produktportfeuille der Unternehmen haben sich ausschließlich auf die Umsatzzahlen bezogen. Natürlich kann ein einziges Blockbuster-Medikament somit zu erheblichen Verschiebungen führen, wie es auch in diesem Sample der Fall ist. Weiterhin wird die Vergleichbarkeit zwischen den Konzernen dadurch eingeschränkt, dass die Therapiegebiete bzw. Indikationsgruppen von Unternehmen zu Unternehmen unterschiedlich zusammengefasst werden. Beispielsweise fasst Merck „Atemwege und Immunologie" zusammen, bei Pfizer heißt diese Gruppe „Entzündung und Immunologie" und bei Roche wird das Therapiegebiet „Atemwege" alleine geführt, während „Immunologie / Entzündung / Transplantation" zusammengefasst werden.

Wie bereits an mehreren Stellen dieser Arbeit erwähnt, handelt es sich bei Roche um das Unternehmen mit der höchsten Forschungsintensität weltweit. Diese beträgt im Durchschnitt für den Betrachtungshorizont von 2000 bis 2011 rund 16,9%. Merck folgt mit 16,1%, während Pfizer „nur" eine F&E-Quote von 15,4% aufzuweisen hat. Bei Merck muss allerdings berücksichtigt werden, dass hier im Jahr 2000 eine – auch im Vergleich zu den anderen Unternehmen – sehr geringe F&E-Quote ausgewiesen ist, welche die durchschnittliche F&E-Intensität erheblich beeinflusst. Grundsätzlich lässt sich aber hier festhalten, dass alle drei Unternehmen, selbst für die sehr forschungsintensive Pharmabranche, einen extrem hohen Anteil ihres Gesamtumsatzes in die Forschung investieren. Die nachfolgende grafische Darstellung könnte den Trugschluss zulassen, dass Pfizer im Vergleich zu anderen Unternehmen insbesondere in den letzten Jahren nur relativ wenig investiert hat. Hier müssen sich allerdings auch die absoluten Zahlen vor Augen geführt werden, wonach Pfizer in 2010 und

2011 jeweils ein F&E-Budget von über 9 Mrd. USD hatte. In 2011 investierte Pfizer damit sogar die größte Summe von allen drei Unternehmen.

Abbildung 42   F&E-Intensitäten im Vergleich.

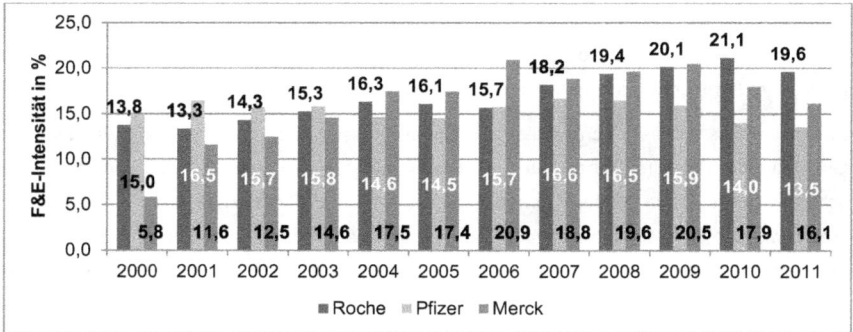

Quelle: Eigene Darstellung.

Da Merck keinerlei Informationen zu seiner Pipeline-Ausstattung hinsichtlich der Projekte in der Klinischen Phase I gibt, ist ein genereller Vergleich zwischen den Unternehmen an dieser Stelle schwierig. Werden lediglich die schon etwas fortgeschrittenen Projekte ab der Phase II berücksichtigt, so hat Roche rein anzahlmäßig mit 76 Projekten die am besten ausgestattete Pipeline, was auch mit der höchsten durchschnittlichen F&E-Intensität einhergeht. Ebenfalls positiv stellt sich die Pipeline von Pfizer dar, welche 67 Projekte in der Phase II bis zur Registrierung aufweist. Hier ist hervorzuheben, dass sich bei Pfizer bereits 11 Projekte in der Zulassungsphase befinden, was bei allen durchleuchteten Unternehmen den höchsten Wert darstellt. Wird von einer durchschnittlichen Entwicklungszeit von ca. 10 Jahren für ein Medikament ausgegangen und sich Pfizers F&E-Intensität von 2001 bis 2003 angesehen, so fällt auf, dass es von allen drei Unternehmen die höchste F&E-Quote zu diesem Zeitpunkt aufgewiesen hat. Die Pipeline von Merck scheint im direkten Vergleich mit den Mitbewerbern eher spärlich ausgestattet zu sein, da lediglich 35 Projekte ausgewiesen sind. Davon befinden sich immerhin 20 in der Klinischen Phase III. Wird davon ausgegangen, dass die Entwicklungsdauer bis zu dieser Phase im Schnitt bei fünf bis acht Jahren liegt, so wird deutlich, dass Merck im Zeitraum von 2004 bis 2007 F&E-Quoten zwischen 17,5 und knapp 21,0% aufzuweisen hatte. Diese Erkenntnisse lassen also durchaus auf einen engen Zusammenhang von F&E-Intensität und Pipeline-Ausstattung vermuten.

Zusammenfassung

- Alle drei Unternehmen weisen einen ähnlichen historischen Ursprung auf
- Bei Merck und Pfizer entfallen ca. 86% des Gesamtumsatzes auf die verschreibungspflichtigen Medikamente, bei Roche sind es ca. 77%
- Die Unternehmen sind unterschiedlich stark diversifiziert; Roche konzentriert sich auf verschreibungspflichtige Medikamente und Diagnostika, während bei Merck und Pfizer auch noch Veterinärmedizinische und OTC-Produkte sowie Nahrungsergänzungsmittel und Kosmetika geführt werden
- Gemessen am Umsatz dominiert bei Roche die Onkologie, bei Pfizer das Therapiegebiet der kardiovaskulären Erkrankungen und bei Merck die Bereiche Atemwegserkrankungen und Immunologie
- In der aktuellen Pipeline dominiert anzahlmäßig bei allen Unternehmen das Therapiegebiet Onkologie; bei Pfizer ist ebenfalls ein hoher Prozentsatz der Projekte dem Bereich Neurologie / Schmerz zuzuordnen, bei Merck ist der Bereich Herz-Kreislauf-Erkrankungen stark vertreten
- Die F&E-Intensität der Unternehmen liegt von 2000 bis 2011 durchschnittlich zwischen 15,4 und 16,9%
- Merck weist mit 36 Projekten in der Phase II bis „Zulassung" die geringste Anzahl in der Pipeline auf, bei Pfizer sind es 67 und bei Roche 76 Projekte

10.4.2 Blockbusterebene

10.4.2.1 Eigene Entwicklung vs. Einlizenzierung

In den Fallstudien in Kapitel 10 wurden insgesamt sechs Blockbuster-Medikamente analysiert. Dementsprechend handelt es sich, wie für eine qualitative Methode üblich, um eine recht kleine Stichprobe. Folglich dürfen die hier getroffenen Aussagen nicht verallgemeinert werden, sondern sind als fallspezifisch anzusehen.

Bei der Analyse der drei Medikamente von Roche fällt zunächst einmal auf, dass Genentech bei ihrer Entwicklung eine wichtige Rolle gespielt hat. Die beiden Blockbuster Avastin und Herceptin sind entweder ganz oder zumindest zu einem nicht unerheblichen Teil auf die Arbeit und das Know-how von Genentech zurückzuführen, lediglich MabThera ist von Biogen-IDEC einlizenziert worden. Aber auch hier spielt Genentech eine entscheidende Rolle, da es damals der Vertragspartner von DuPont gewesen ist. MabThera ging somit, genau wie Herceptin, nur durch die Akquisition von Genentech in das Roche-Portfolio über, wodurch noch einmal der große Stellenwert der Genentech-Akquisition für das Roche Produktportfolio deutlich wird.

Pfizer hat den Cholesterinsenker Lipitor von Warner-Lambert einlizenziert. Entdeckt wurde der Wirkstoff allerdings von Parke-Davis, zum damaligen Zeitpunkt eine Division des

Warner-Lambert-Konzerns. Pfizer ist 1996 als Lizenznehmer bei Lipitor eingestiegen, bereits ein Jahr später wurde die erste Zulassung beantragt. Somit liegt auch in diesem Fall wieder ein Beispiel für eine Einlizenzierung in einer sehr späten Projektphase vor.

Bei den in dieser Arbeit analysierten Blockbustern stellt Singulair das einzige Medikament dar, dessen Wirkstoff in den Labors eines der großen Konzerne in Eigenregie entdeckt und entwickelt worden ist. Merck liefert damit in diesem Sample das einzige Beispiel für ein reines *Competence Building*. Bei Cozaar, welches von DuPont entwickelt worden war, stieg Merck als Lizenznehmer ein. Dies geschah zu einem Zeitpunkt, als sich das Projekt ungefähr in der Klinischen Phase II befand. Damit fand die Lizenzierung in einer nicht allzu fortgeschrittenen Projektphase statt, was wiederum ein höheres Ausfallrisiko für Merck bedeutete. Zurückzuführen ist dieser Umstand u.a. auf die begrenzten Kapazitäten bei DuPont, welche eine Zusammenarbeit mit einem erfahrenen Partner zwingend erforderlich machten, sowie auf das von Merck erkannte Potenzial in dem Wirkstoff Losartan, welcher eine neue Klasse von Medikamenten begründen sollte.

Zusammenfassung:

- Lediglich bei Mercks Singulair handelt es sich um *Competence Building*
- MabThera, Lipitor und Cozaar sind ursprünglich von externen Firmen einlizenziert worden (und ggf. später durch M&A in das Portfolio des analysierten Unternehmens übergegangen) und stellen somit Beispiele für *Knowledge Buying* dar
- Herceptin ist direkt durch M&A in das Produktportfolio von Roche übergegangen und somit ebenfalls ein Beispiel für *Knowledge Buying*
- Bei den analysierten Blockbustern dominiert somit die Strategie des *Knowledge Buying*

10.4.2.2 Therapeutisches Einsatzgebiet und Charakteristika

Bei Therapiebereichen dominieren die Felder Onkologie sowie Kardiovaskuläre Erkrankungen (Erkrankungen des Herz-Kreislauf-Systems), welches auch Medikamente zur Blutdrucksenkung sowie Lipidregulatoren umfasst. Mercks Singulair wird gegen Erkrankungen der Atemwege eingesetzt. Somit lässt sich an dieser Stelle schon die Aussage treffen, dass alle sechs Medikamente den zehn umsatzstärksten Therapiebereichen der Pharmaindustrie angehören.[339]

Alle drei von Pfizer analysierten Medikamente entstammen aus dem Bereich der Onkologie und sind ebenfalls allesamt Biopharmazeutika. Bei allen drei handelt es sich um monoklonale Antikörper, die aber an verschiedene Antigene binden. Die Herstellung und Entwicklung ist äußerst komplex und erfordert ein sehr hohes fachspezifisches Know-how. Auch hier wird wieder der Einfluss von Genentech als Onkologie-Experte und Pionierunternehmen im

---

[339] Vgl. Tabelle 2.

Bereich Biotechnologie deutlich. Die Tatsache, dass es sich bei allen drei Medikamenten um Biopharmazeutika handelt, könnte für Roche insbesondere noch in Hinblick auf die Patentabläufe von Vorteil sein, da diese Arzneimittel nur sehr schwer nachzuahmen sind bzw. eine identische Kopie quasi unmöglich ist.[340] Folglich könnten die Patentabläufe mit geringeren Umsatzeinbrüchen einhergehen, als dies bei Arzneimitteln auf rein chemischer Basis der Fall ist. Die anderen drei Medikamente von Pfizer bzw. Merck sind alle chemisch-synthetischen Ursprungs.

Hinsichtlich der Breite des Einsatzgebietes weisen die betrachteten Blockbuster-Medikamente sehr unterschiedliche Eigenschaften auf. Avastin und MabThera von Roche sind jeweils für sechs Indikationen zugelassen und bilden damit die Spitze. Lipitor, Singulair und Cozaar haben hingegen eine Zulassung für jeweils drei Indikationen, Herceptin lediglich für zwei. Während Avastin und Herceptin ausschließlich für verschiedene Krebserkrankungen einsetzbar sind, weist MabThera auch hinsichtlich der Therapiegebiete eine verhältnismäßig breite Streuung auf. Neben dem Haupt-Therapiegebiet Onkologie, in welchem es für drei Indikationen zugelassen ist, kommt es ebenfalls bei rheumatoider Arthritis sowie zwei verschiedenen Formen von Gefäßentzündungen zum Einsatz. Bei Lipitor und Singulair gehören die Indikationen, für welche eine Zulassung besteht, ebenfalls jeweils nur einem therapeutischen Gebiet an. Bei Lipitor sind das die kardiovaskulären Erkrankungen, bei Singulair die Erkrankungen der Atemwege. Bei Cozaar sowohl bei kardiovaskulären Erkrankungen zugelassen, als auch für eine Indikation im Bereich alimentär bedingte Stoffwechselstörungen.

Zusammenfassung
- Alle analysierten Medikamente gehören den weltweit umsatzstärksten Therapiebereichen bzw. Medikamententypen an
- MabThera weist sowohl hinsichtlich der sechs zugelassenen Indikationen sowie deren Zugehörigkeit zu drei verschiedenen therapeutischen Gebieten die größte Streuung auf. Es kann sowohl hinsichtlich der Indikationen als auch der Therapiegebiete als sehr heterogen einsetzbar charakterisiert werden
- Avastin ist innerhalb des therapeutischen Gebietes Onkologie in sechs Indikationen zugelassen. Demnach ist es hinsichtlich der Indikationen ebenfalls sehr heterogen
- Herceptin, Lipitor und Singulair sind für jeweils zwei bis drei Indikationen innerhalb eines Therapiegebietes zugelassen. Sie sind somit als relativ homogen einzustufen
- Cozaar hat eine Zulassung in drei Indikationen aus zwei therapeutischen Gebieten. Somit ist es ebenfalls eher homogen einsetzbar

---

[340] Vgl. Kapitel 4.1 zum Thema „Biosimilars".

10.4.2.3 Historie und Marktstrategien

Die Patente der analysierten Medikamente sind alle in dem Zeitraum von 1988 bis 1995 angemeldet worden. Die Ursprünge der Entwicklung reichen aber teilweise noch wesentlich weiter zurück. Insbesondere bei den biotechnologischen Arzneimitteln, die noch eine relativ junge Disziplin darstellen, mussten zunächst gewisse Wirkmechanismen, bspw. von Krebszellen im menschlichen Körper, erforscht und nachvollzogen werden. Gleiches gilt für den AT1-Rezeptoratagonisten Losartan, also dem Wirkstoff von Cozaar, der ebenfalls eine neue Klasse von Medikamenten begründet hat. Somit geht der eigentlichen Patentanmeldung in den meisten Fällen ein erhebliches Maß an Grundlagenforschung voraus.

Bis auf Lipitor und Singulair handelt es sich nämlich bei allen Medikamenten um sog. *„First-Mover"*, d.h. sie wiesen völlig neue Wirkungsweisen auf, die vorher in der jeweiligen Indikation noch nie auf dem Markt gewesen waren. Lipitor hingegen kann als *„Differentiator"* eingestuft werden, da eher keine radikale Innovation in der Wirkungsweise aufwies, sich allerdings durch deutlich verbesserte Wirksamkeit und weniger Nebenwirkungen deutlich von der Konkurrenz abheben konnte. Singulair war *„Second-to-market"* bei den Leukotrien-Hemmern in der Indikation Asthma, musste sich aber ebenfalls gegen die bis dahin den Markt dominierenden und wesentlich wirksameren Inhalationsmedikamente durchsetzen. Somit dominiert in diesem Sample die *„First-Mover"*-Strategie und entspricht somit nicht den Ergebnissen der in Kapitel 4.5 vorgestellten Studie.

Die Zeitspanne von der Patentanmeldung bis zur ersten Markteinführung ist sehr unterschiedlich lang und bewegt sich zwischen neun Jahren bei Avastin und nur vier Jahren bei Singulair. Im Schnitt lag die Entwicklungszeit bei ca. sechs Jahren. Berücksichtigt werden muss hierbei, dass die Wirkstoffsuche und Synthese zum Zeitpunkt der Patentanmeldung bereits abgeschlossen ist. Trotzdem kann diese durchschnittliche Entwicklungszeit auch für die 1990er Jahre als relativ zügig charakterisiert werden. Das geht einher mit dem Rating der Datenbank, die nahezu alle Entwicklungszeiten als schneller als der Durchschnitt in dem jeweiligen Therapiegebiet eingestuft hat.

Bislang sind nur die Patente von den chemisch-synthetischen Medikamenten Lipitor und Cozaar abgelaufen. Das Patent für Singulair läuft in diesem Jahr in den USA ab, allerdings werden die Auswirkungen auf den Umsatz frühestens im nächsten Geschäftsbericht nachvollziehbar sein. Deutlich wird, dass die meisten Patente bedingt durch SPCs und PTEs länger als 20 Jahre laufen.[341] In der folgenden Abbildung ist die Umsatzentwicklung der Blockbuster-Medikamente im Zeitverlauf abgebildet.

---

[341] Vgl. Kapitel 4.4.

Abbildung 43: Umsatzentwicklung der Blockbuster-Medikamente im Vergleich.

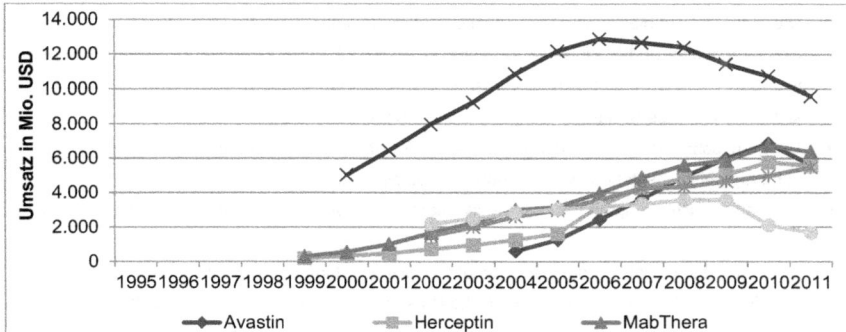

Quelle: Eigene Darstellung.

Aufgrund nicht verfügbarer Daten kann nicht bei allen Medikamenten der volle Zyklus bzw. die komplette bisherige Entwicklung dargestellt werden kann. Was jedoch auf den ersten Blich sehr deutlich zu erkennen ist, ist die sich gravierend vom Rest abhebende Umsatzentwicklung von Lipitor. Auch wenn hier die ersten Jahre nach der Markteinführung nicht abgebildet werden können, ist eine deutlich Lebenszyklus-Kurve zu erkennen, der zufolge sich Lipitor nun in der Sättigungsphase befindet (die ersten Patente sind bereits 2010 abgelaufen). Ein deutlicher Umsatzeinbruch ist bislang ausgeblieben, könnte aber im Jahr 2012 durchaus eintreten, da dieses Jahr das erste ohne Patentschutz auf dem Hauptmarkt USA sowie unter Einfluss von generischem Wettbewerb ist. Die anderen Blockbuster bewegen sich ungefähr auf einer Höhe, obwohl dieses Bild aufgrund der unterschiedlichen Phasen der Lebenszyklen nicht unbedingt aussagekräftig ist. Bei Cozaar/Hyzaar ist deutlich der Umsatzrückgang nach dem Patentablauf in 2010 erkennbar. Da das Patent auf Singulair erst dieses Jahr abläuft, können hier noch keine Aussagen zur diesbezüglichen weiteren Entwicklung getroffen werden. Die drei Biopharmazeutika von Roche werden erst in den kommenden ein bis vier Jahren ihren Patentschutz verlieren. Interessant wird sein, wie deren Umsatzentwicklung sich im Wettbewerb mit Biosimilars gestalten wird.

Zusammenfassung

- Die Mehrzahl der hier analysierten Blockbuster-Medikamente waren *„First-Mover"* in ihrem Segment. Lipitor und Singulair waren Marktfolger, jedoch gelang ihnen eine von den Patienten wahrgenommene Differenzierung von anderen Medikamenten, etwa durch bessere Wirksamkeit, weniger Nebenwirkungen und / oder einfachere Einnahme

- Die durchschnittliche Entwicklungszeit von der Patentanmeldung bis zur ersten Marktzulassung lag bei sechs Jahren, was als sehr schnell eingestuft werden kann

- Die Patentlaufzeit bei den meisten Medikamenten liegt deutlich über den 20 Jahren aufgrund von SPCs und PTEs

- Bei Lipitor und Cozaar ist der Patentschutz bereits abgelaufen, Singulair ist dieses Jahr davon betroffen. Bei Cozaar haben sich deutliche Umsatzrückgänge bemerkbar gemacht

- Alle Biopharmazeutika genießen noch mind. ein bis vier Jahre Patentschutz

11 Quantitative Untersuchung: Auswertung der Datenbanken

11.1 Vorbemerkungen

Primär auf Basis der Pipeline-Datenbank sollen die Unternehmen im Folgenden hinsichtlich der gewählten internen und externen Wachstumsstrategien analysiert werden. Interne Wachstumsstrategien sind hier definiert als F&E-Aktivitäten, welche auf im Unternehmen selbst entdeckten und entwickelten Wirkstoffen basieren. Die externen Wachstumsstrategien sollen anhand von einlizenzierten Wirkstoffen sowie M&A-Aktivitäten untersucht werden. Zum besseren Verständnis der nachfolgenden Auswertungen soll an dieser Stelle kurz auf die wesentlichen Charakteristika der Datenbanken hingewiesen werden. Wie bereits beschrieben, werden die einzelnen Krankheiten zu Krankheitsgruppen bzw. Therapiebereichen zusammengefasst.[342] Diese Vorgehensweise hat zwar einen gewissen Informationsverlust zur Folge, führt aber im Endeffekt zu einer besseren Übersicht und Interpretierbarkeit der Daten.

Die im Folgenden primär genutzte Pipeline-Datenbank differenziert ferner nach *Company Status* und *Disease Status*. Der *Company Status* ist der höchste Status, den der jeweilige Wirkstoff im Unternehmen unabhängig von der Indikation überhaupt erreicht hat. Der *Disease Status* hingegen weist den höchsten Status aus, den der Wirkstoff in dem jeweiligen Krankheitsbild generell erreicht hat, unabhängig vom Unternehmen. Der besseren Auswertbarkeit halber wird bei den internen Wachstumsstrategien davon ausgegangen, dass der Erfinder des Wirkstoffes auch in sämtlichen aufgeführten Krankheitsfeldern selber forscht und der Disease Status somit auch für dessen Entwicklungsstand aussagekräftig ist. Die Datenbank differenziert zwischen zehn bzw. elf verschiedenen Status-Ausprägungen:

- *Preclinical* bzw. Präklinische Phase,
- Phase I-III,
- *Pre-Registered* bzw. Prä-Zulassung,
- *Registered* bzw. Zugelassen,
- *Launched* bzw. Eingeführt,
- *Suspended* bzw. Temporär ausgesetzt,
- *No Development Reported* bzw. Kein Fortschritt gemeldet und
- *Discontinued / Withdrawn* bzw. Abgebrochen.

Die Status-Ausprägungen „Präklinische Phase" bis „Zugelassen" sowie „Temporär ausgesetzt" stellen Durchlaufgrößen in den F&E-Pipelines dar, d.h. die Projekte durchlaufen im

---

[342] Siehe dazu Kapitel 9.2.

Zeitablauf diese verschiedenen Stadien, so dass es sich hierbei um veränderbare Größen handelt. Diese sind zwischen den Unternehmen vergleichbar. Die Ausprägungen „Eingeführt" und „Abgebrochen" stellen hingegen Sammelgrößen in den F&E-Pipelines dar, die zwischen den Unternehmen nicht vergleichbar sind, da der zeitliche Bezug nicht einheitlich ist. Dieser Status wird allen Projekten zugeordnet, deren Entwicklung unabhängig vom Zeithorizont entweder mit der Markteinführung abgeschlossen oder abgebrochen wurde.

Ein Sonderfall stellt der Status „Kein Fortschritt gemeldet dar". Dieser sagt aus, dass innerhalb der letzten 14 bis 18 Monate keine Aktivitäten in der Entwicklung des Medikamentes gemeldet wurden und eine große Wahrscheinlichkeit besteht, dass das Projekt intern bereits abgebrochen worden ist. Da dieser Status nur sehr schwer interpretierbar ist und auf einen Großteil der in der Datenbank enthaltenen Projekte zutrifft, werden dieser von der weiteren Analyse ausgeschlossen. Auf diese Weise sollen allzu große Verzerrungen vermieden werden.

Bei der Untersuchung der internen F&E-Aktivitäten werden die Wirkstoffe zunächst ausschließlich auf den *Company Status* hin analysiert. Daraus kann die Aussage abgeleitet werden, wie viele Wirkstoffe das Unternehmen in welcher Phase der Entwicklung derzeit in seiner Pipeline bzw. seinem Portfolio hat. Im zweiten Schritt werden die Substanzen, die einen aktiven *Company Status* aufweisen und sich somit in einer der definierten Durchlaufphasen befinden, im Kontext der verschiedenen Therapiegebiete analysiert. Hierzu werden die *Disease Group* und der *Disease Status* als Kriterium herangezogen. Bei dieser Untersuchung werden i.d.R. pro Unternehmen mehr Projekte erscheinen, als es Wirkstoffe gibt. Beispielsweise kann eine Substanz sich im Therapiegebiet A in der Präklinischen Phase befinden, im Therapiegebiet B, in welchem es ebenfalls entwickelt werden soll, aber bereits in der Phase III. Die Wirkstoffe tauchen bei dieser Betrachtung also mehrmals auf. Weiterhin lässt sich vor diesem Hintergrund keine abschließende Aussage darüber treffen, ob es sich bei den Projekten nach Therapiefeldern um neue Wirkstoffe handelt oder lediglich um einen bereits vorhandenen Wirkstoff, der in einer neuen Indikation entwickelt wird.

Die einlizenzierten Projekte als Indikator für externe Wachstumsstrategien können in dieser Arbeit nicht so tiefgehend analysiert werden wie die intern entwickelten Wirkstoffe. Grund hierfür ist in erster Linie der Aggregationsgrad der vorliegenden Daten, welche für eine umfangreichere Analyse unter dem Gesichtspunkt der Einlizenzierung noch erheblich weiter aufbereitet hätten werden müssen. Dieses Vorgehen hätte allerdings den Umfang der Arbeit sowohl zeitlich als auch inhaltlich erheblich gesprengt, so dass sich vor diesem Hintergrund dazu entschlossen wurde, nur einen kurzen Überblick über das Lizenzierungsverhalten der Unternehmen zu geben.

Es muss an dieser Stelle darauf hingewiesen werden, dass diese Art der Auswertung einen Überblick darüber geben kann, in welchen Therapiegebieten die Projekte derzeit angesiedelt sind und wo es aktuell anzahlmäßige Schwerpunkte gibt. Daraus geht allerdings nicht hervor, welche Therapiegebiete aus Unternehmenssicht die strategisch wichtigsten sind, da die Datenbank keine Informationen über die Ressourcenausstattung, wie bspw. das F&E-Budget pro Projekt, gibt.

11.2 Interne F&E-Aktivitäten zum Competence Building und -Leveraging

11.2.1 Hoffmann-La Roche AG

Bei Roche sind aktuell in der Datenbank insgesamt über sämtliche Phasen 1.093 Wirkstoffe ausgewiesen, die Roche als Erfinder ausweisen. Rund 75 Wirkstoffe aus dem Hause Roche befinden sich demnach aktuell auf dem Markt, bei 881 Substanzen ist der Status „Kein Fortschritt gemeldet" oder „Abgebrochen" vermerkt. Die folgende Abbildung gibt einen Überblick über die Zusammensetzung der aktuellen aktiven Wirkstoff-Pipeline nach Phasen, d.h. hier sind ausschließlich neue Wirkstoff-Projekte und keine Indikations-Projekte erfasst.

Abbildung 44: Roche – Wirkstoff-Pipeline aus interner F&E nach Phasen.

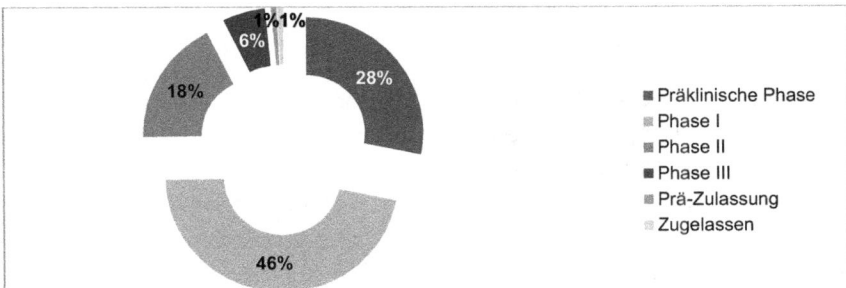

Quelle: Eigene Darstellung.

Absolut gesehen befinden sich bei Roche 137 eigene Wirkstoffe in der aktiven Entwicklung. Die Abbildung zeigt eine sehr ausgewogene Pipeline. Deutlich erkennbar ist die Dominanz der Präklinischen Phase und Phase I, in denen sich zusammen 74% der Wirkstoffe befinden, wobei die Klinische Phase I am stärksten über alle Phasen ausgeprägt ist. Je weiter fortgeschritten die Phasen sind, desto weniger Projekte weisen sie auf. So gehören der Phase II noch 18% der Projekte an, der Phase III nur noch 6% und kurz vor der Zulassung bzw. im Zulassungsprozess befinden sich nur 2% der Wirkstoffe. Hier wird noch einmal die hohe

Ausfallquote deutlich, da es nur eine sehr geringe Anzahl an Substanzen schließlich bis zur Marktreife schafft. Nichtsdestotrotz ist die Roche-Pipeline gut aufgestellt, da sich absolut betrachtet zehn Substanzen sich in einer reifen Phase der Pipeline befinden (Phase III bis Zugelassen), so dass hier die Chancen auf eine Zulassung bzw. Markteinführung recht hoch sind. Darüber hinaus lässt die gut ausgebaute Basis der jungen Entwicklungsphasen darauf schließen, dass es auch zukünftig neue Produkte aus dem Hause Roche geben wird.

Das Wirkstoff-Portfolio mit den 137 sich in der Entwicklung befindlichen Substanzen wurde einer Breitenanalyse mittels einer Pivot-Tabelle unterzogen. Dabei wurde untersucht, in wie vielen Indikationen die verschiedenen Wirkstoffe entwickelt werden und aus wie vielen verschiedenen Therapiefeldern diese Indikationen stammen. Ermittelt wurden der Mittelwert als Maß der zentralen Tendenz bzw. des Durchschnitts, der Median als derjenige Wert, der die Stichprobe in die oberen und unteren 50% einteilt, sowie die Varianz, die angibt, inwieweit jede individuelle Merkmalsausprägung vom Mittelwert der Verteilung entfernt ist. Darüber hinaus sind der minimale und maximale Wert des jeweiligen Merkmals gegeben.

Tabelle 6: Breitenanalyse in der Entwicklung befindliche Roche Substanzen.

	Anzahl der Indikationen je Substanz	Anzahl der Therapiebereiche je Substanz
Mittelwert	2,0	1,1
Median	1,0	1,0
Varianz	4,3	0,3
Minimaler Wert	1	1
Maximaler Wert	13	6

Quelle: Eigene Darstellung.

Im Schnitt werden die von Roche entdeckten Substanzen in zwei Indikationen entwickelt, welche durchschnittlich 1,1 Therapiebereichen angehören. Damit weist dieses Portfolio nur eine recht geringe Breite und Tiefe hinsichtlich der Einsatzmöglichkeiten auf. Der Median nimmt sowohl bei den Indikationen als auch bei den Therapiebereichen einen Wert von 1 an, wodurch deutlich wird, dass der Großteil der Wirkstoffe nur in einer Indikation und folglich einem Therapiegebiet getestet wird. Verzerrungen gibt es insbesondere durch „Ausreißer" bei den Indikationen, was auch durch die relativ hohe Varianz zum Ausdruck gebracht wird. Im Falle von Roche ist hier u.a. der Wirkstoff „Pertuzumab" zu nennen, welcher in 13 verschiedenen Indikationen im Bereich der Krebstherapie getestet wird. Bei den Therapiefeldern bewegen sich die Werte zwischen 1 und 6, wobei der Maximalwert durch den Wirkstoff „Ocrelizumab" geliefert wird, der in den Bereichen Krebs, Urogenital- und Immunkrankheiten, Erkrankungen des Muskel-Skelett-Systems, Neurologie und Sensorik erforscht wird.

Die 137 in der aktiven Entwicklung befindlichen Substanzen werden derzeit wiederum in 274 Forschungsprojekten für die unterschiedlichen Indikationen erforscht und weiterentwickelt. Daraus wird deutlich, dass einige Wirkstoffe mehrmals auftauchen, da sie in mehreren

Projekten, die wiederum unterschiedlichen Indikationen und Therapiebereichen zugeordnet sein können, getestet werden. Die folgende Abbildung gibt eine Übersicht über die Pipeline-Ausprägung auf Basis der eigenen F&E-Aktivitäten nach Therapiegebieten bei Roche, wobei hier die Anzahl der Projekte als Kriterium herangezogen worden ist. Deutlich dominiert wird dieses Bild auch in dieser Darstellung durch den Bereich Onkologie, der rund 166 Projekte aufweist. Aus diesem Therapiegebiet stammten ebenfalls sämtliche von Roche analysierte Blockbuster-Medikamente. Daneben sind Schwerpunkte in den Bereichen Stoffwechseler-krankungen und Neurologie identifizierbar.

Abbildung 45: Forschungsschwerpunkte der eigenen F&E bei Roche nach Projekten.

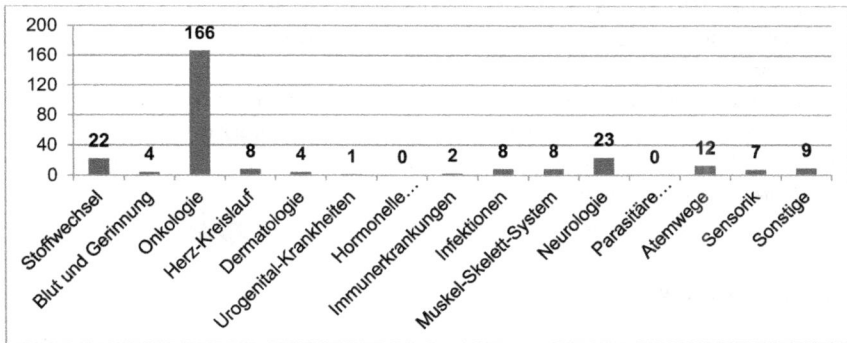

Quelle: Eigene Darstellung.

Die Onkologie weist auch bei näherer Betrachtung eine sehr gut gefüllte und phasenmäßig ausgewogene Pipeline auf.[343] Hier befinden sich alleine 16 Projekte in der Phase I sowie 89 Projekte in der Phase II, was extrem viel ist. Rund 34 Projekte befinden sich einer fortge-schrittenen Phase der Entwicklung, da sich diese bereits in der Phase III bis bereits zugelas-sen befinden. Diese Projekte haben eine realistische Chance auf eine baldige Marktzulas-sung. Allerdings ist die Onkologie zugleich das Forschungsgebiet mit der höchsten Ausfallquote. Von den 166 Projekten befinden sich 11 in dem Status „Kein Fortschritt gemeldet", 14 sind temporär ausgesetzt worden und bei einem Projekt wurde ein definitiver Abbruch gemeldet.

Ebenfalls gut aufgestellt ist die Pipeline bei Roche im Therapiegebiet Neurologie, zu dem u.a. auch die Volkskrankheit Alzheimer zählt. Hier befinden sich 23 Projekte in der Entwick-lung, von denen wiederum sechs im Status „Kein Fortschritt gemeldet" oder „Abgebrochen" ausgewiesen werden.[344] Insgesamt elf Projekte befinden sich hier in einer der früheren Phasen der Entwicklung sowie jeweils vier Projekte in der Phase II und III. Demnach kann

---

[343] Vgl. Anhang, S. XXXIV.
[344] Vgl. ebd.

auch in diesen Therapiegebiet zukünftig relativ wahrscheinlich mit weiteren Zulassungen gerechnet werden.

Die Pipeline im Therapiegebiet der Stoffwechselerkrankungen weist derzeit 22 in der Entwicklung befindliche Projekte auf und ist damit ebenfalls relativ stark aufgestellt.[345] Allerdings ist hier erkennbar, dass die Pipeline relativ jung ist und nur zwei Projekte in der Phase III befindlich sind.

Zusammenfassung

- Die Datenbank weist für Roche insgesamt 1.093 eigene Wirkstoffe aus, davon befinden sich derzeit 137 Substanzen in der aktiven Entwicklung
- Die Wirkstoff-Pipeline erweist sich als sehr ausgewogen: 28% der Wirkstoffe sind in der Präklinik, 46% in Phase I, 18% in Phase II und 8% befinden sich in einer späten Entwicklungsphase
- Ein Wirkstoff wird durchschnittlich in 2 Indikationen und 1,1 Therapiebereichen entwickelt
- 75 intern entwickelte Substanzen sind insgesamt in den Markt eingeführt
- Hinsichtlich der Projektanzahl dominieren die Therapiebereiche Onkologie, Neurologie sowie Stoffwechsel-Erkrankungen

11.2.2 Pfizer Inc.

Pfizer weist mit insgesamt 2.585 selbst entwickelten Substanzen das mit Abstand größte Portfolio der hier betrachteten Unternehmen auf. Davon befinden sich 199 Wirkstoffe in den unterschiedlichsten Indikationen bereits auf dem Markt. Rund 2.248 Substanzen werden im Status „Kein Fortschritt gemeldet" oder als „Abgebrochen" vermerkt, was also auch in diesem Beispiel eine extrem große Anzahl ausmacht und somit zu Verzerrungen führt. Nachfolgend ist die aktuelle Wirkstoff-Pipeline nach Phasen dargestellt, wobei jede Substanz nur einmal erfasst worden ist.

---

[345] Vgl. Anhang, S. XXXIV.

Abbildung 46: Pfizer – Wirkstoff-Pipeline aus interner F&E nach Phasen.

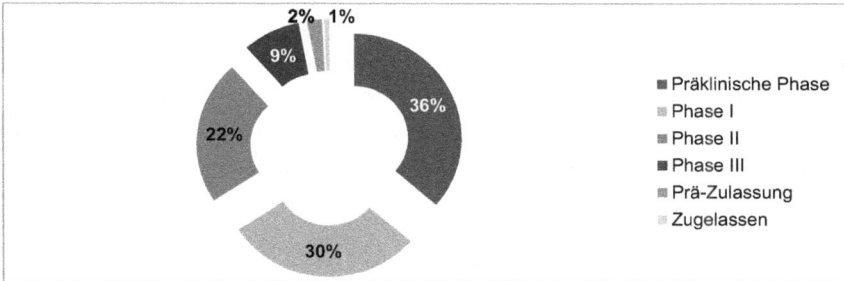

Quelle: Eigene Darstellung.

Absolut betrachtet befinden sich bei Pfizer aktuell 138 eigene Substanzen in der aktiven Entwicklung, also in den Phasen „Präklinisch" bis „Zugelassen". Das erscheint im Vergleich zu der immens hohen Gesamtanzahl an eigenen Projekten und den hohen F&E-Ausgaben als sehr wenig. Die Pipeline erscheint hinsichtlich der Phasenausprägung allerdings sehr ausgeglichen. Die meisten Wirkstoffe, nämlich 36%, befinden sich bei Pfizer in der Präklinik und 30% der Substanzen in der Phase I. Positiv hervorzuheben ist die verhältnismäßig stark vertretene Phase II, in der sich derzeit rund 22% zu entwickelten Wirkstoffe befinden. Insgesamt 12% der Substanzen befinden sich in einer späten Entwicklungsphase und haben gute Aussichten, es bis zur Marktreife zu schaffen.

Die Analyse des 138 Substanzen umfassenden Wirkstoff-Portfolios mittels der Pivot-Tabelle hat folgende Ergebnisse geliefert:

Tabelle 7:   Breitenanalyse in der Entwicklung befindliche Pfizer Substanzen.

	Anzahl der Indikationen je Substanz	Anzahl der Therapiebereiche je Substanz
Mittelwert	2,2	1,3
Median	1	1
Varianz	5,9	0,6
Minimaler Wert	1	1
Maximaler Wert	13	6

Quelle: Eigene Darstellung.

Die Substanzen werden bei Pfizer durchschnittlich in 2,2 Indikationen und 1,3 Therapiege-bieten entwickelt, womit dieses Portfolio hinsichtlich der Einsatzmöglichkeiten etwas breiter und tiefer aufgestellt ist als bei Roche. Sowohl der Median als auch die Varianz weisen allerdings insbesondere bei Indikationen auf Ausreißer hin. Genau wie bei Roche gibt es auch bei Pfizer einen Wirkstoff, der in 13 Indikationen erforscht wird. Hierbei handelt es sich um die Substanz „Tremelimumab", welche primär im Gebiet der Onkologie erforscht und entwickelt wird, allerdings auch noch für eine Indikation im Bereich der Infektionskrankheiten.

Das breiteste Einsatzspektrum weist die Substanz „Tofacitinib" auf, welche in sechs Therapiebereichen (und 11 Indikationen) entwickelt wird.

Die 138 in der aktiven Entwicklung befindlichen Substanzen werden laut Datenbank in 301 Projekten erforscht und weiterentwickelt. Von den 301 Projekten wurden bereits 40 in einem der Status „Kein Fortschritt gemeldet", „Abgebrochen" oder „Temporär ausgesetzt" ausgewiesen. Aus der nachfolgenden Abbildung geht hervor, welche Therapiegebiete bei Pfizer am häufigsten bei den eigenen F&E-Aktivitäten vertreten sind.

Abbildung 47: Forschungsschwerpunkte der eigenen F&E bei Pfizer nach Projekten.

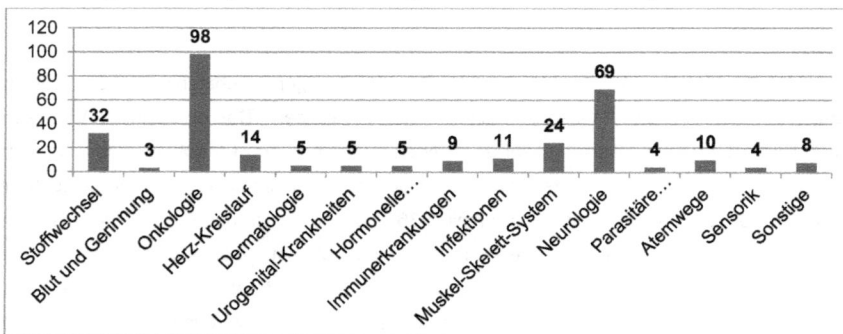

Quelle: Eigene Darstellung.

Wird nach der Projektanzahl über sämtliche Phasen beurteilt, so sind die therapeutischen Gebiete Onkologie, Neurologie sowie Stoffwechselerkrankungen bei Pfizer die dominierenden Themen bei der Ausrichtung der eigenen F&E-Aktivitäten. Der Bereich Onkologie weist zwar am meisten Projekte aus, ist aber nicht so dominant vertreten wie bei Roche. Die Neurologie ist mit 69 Projekten ebenfalls verhältnismäßig stark vertreten, deutlich weniger Projekte, nämlich 32, sind im Bereich der Stoffwechsel-Erkrankungen vorzufinden.

Die Pipeline bei Pfizer im Bereich der Onkologie ist sehr gut aufgestellt, neben vier Projekten in der Präklinik, befinden sich bereits 50 in der Phase I sowie weitere 31 in der Phase II.[346] Insgesamt fünf Projekte befinden sich in der Phase III bzw. in der Prä-Zulassung und sind damit als fortgeschritten in der Entwicklung zu bezeichnen. Überraschend gut aufgestellt ist der Bereich der Neurologie, der zuvor bei der Unternehmensanalyse bei Pfizer keine erwähnenswerte Rolle spielte bzw. bei Pfizer gar nicht separat ausgewiesen wird. Hier befinden sich 17 Projekte in der Präklinischen Phase sowie 15 bzw. 13 Projekte in den Phasen I und II.[347] Ganze neun Projekte sind schon weiter fortgeschritten und befinden sich in der Phase III, eines wurde bereits zugelassen. Erwähnt werden muss an dieser Stelle,

---

[346] Vgl. Anhang, S. XXXV.
[347] Vgl. ebd.

dass die Ausfallquote in diesem Therapiegebiet auch bei Pfizer relativ hoch ist, da hier 14 Projekte abgebrochen, temporär ausgesetzt oder nicht mehr aktualisiert worden sind.

An dritter Stelle folgen die Stoffwechselerkrankungen, in deren Gebiet derzeit 32 Projekte getestet werden. Aus diesem Bereich stammt auch das Blockbuster-Medikament Lipitor. Hier ist die Phase II mit 11 Projekten am stärksten vertreten, ein weiteres Projekt befindet sich in der Prä-Zulassung.[348] Die Phasen Präklinik und Phase I weisen zusammen 16 Projekte aus. Zwei Projekte wurden in diesem Therapiegebiet abgebrochen sowie jeweils eins als temporär ausgesetzt gemeldet bzw. nicht mehr aktualisiert.

Zusammenfassung

- Pfizer hat 2.585 selbst entwickelte Wirkstoffe im Portfolio, davon befinden sich derzeit noch 138 in der aktiven Entwicklung, was im Verhältnis zur Gesamtzahl sowie zu dem sehr hohen F&E-Budget wenig erscheint
- Die Wirkstoff-Pipeline zeigt sich sehr ausgewogen: 36% der Substanzen sind in der Präklinik, 30% in Phase I, 22% in Phase II sowie 12% in einem fortgeschrittenen Stadium
- Ein Wirkstoff wird durchschnittlich in 2,2 Indikationen und 1,3 Therapiebereichen entwickelt
- Hinsichtlich der Projektanzahl dominieren die Therapiebereiche Onkologie, Neurologie sowie Stoffwechselkrankheiten
- 199 der eigenen Substanzen sind im Markt eingeführt

11.2.3 Merck & Co., Inc.

Für Merck werden in der Datenbank insgesamt rund 1.424 selbst entwickelte Substanzen ausgewiesen. Rund 108 dieser Wirkstoffe haben bereits die Marktreife erreicht und werden entsprechend auf den verschiedenen Ländermärkten verkauft. Für 890 Substanzen wurde in der letzten Zeit kein Fortschritt gemeldet und im Laufe der Jahre wurden rund 296 Wirkstoffe während der Entwicklung abgebrochen oder wieder vom Markt genommen. Eine Substanz ist derzeit von der Entwicklung ausgesetzt. Nachfolgend ist die aktuelle Wirkstoff-Pipeline nach Phasen dargestellt, wobei jede Substanz nur einmal erfasst worden ist.

---

[348] Vgl. Anhang, S. XXXV.

Abbildung 48: Merck – Wirkstoff-Pipeline aus interner F&E nach Phasen.

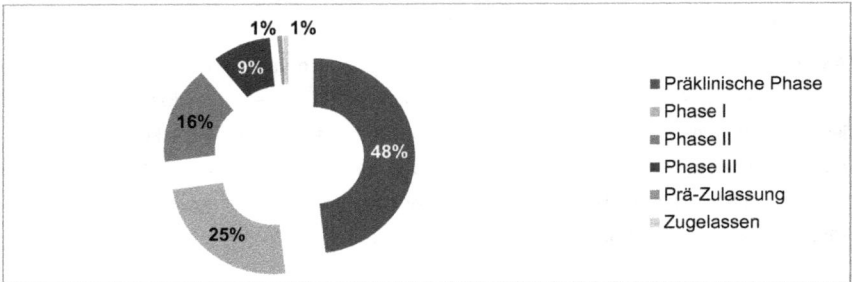

Quelle: Eigene Darstellung.

In absoluten Zahlen ausgedrückt, befinden sich bei Merck derzeit 130 Wirkstoffe in der aktiven Entwicklung, womit diese Pipeline etwa in die gleiche Größenordnung wie bei den beiden anderen Unternehmen fällt. Bei näherer Betrachtung fällt auf, dass sich bei Merck in der Präklinischen Phase mit Abstand die meisten Substanzen befinden, nämlich rund 48%. Damit ist diese sehr frühe Phase hier deutlich dominanter als bei den anderen beiden Konzernen und die Pipeline weist dementsprechend auch ein größeres Ausfallrisiko auf. In den Phasen I und II befinden sich 25 bzw. 16% der Wirkstoffe. Positiv anzumerken ist, dass sich rund 11% der Substanzen in einer reifen Entwicklungsphase befinden, bei denen das Ausfallrisiko relativ gering ist.

Die Analyse der 130 in der aktiven Entwicklung befindlichen Substanzen hat folgende Ergebnisse geliefert.

Tabelle 8:   Breitenanalyse in der Entwicklung befindliche Merck Substanzen.

	Anzahl der Indikationen je Substanz	Anzahl der Therapiebereiche je Substanz
Mittelwert	1,6	1,1
Median	1	1
Varianz	2,2	0,1
Minimaler Wert	1	1
Maximaler Wert	12	3

Quelle: Eigene Darstellung.

Demnach werden die von Merck selbst entdeckten Substanzen im Durchschnitt in 1,6 Indikationen und 1,1 Therapiefeldern entwickelt. Damit weist das Portfolio von Merck eine deutlich geringere Breite und Tiefe auf als die der beiden anderen Unternehmen. Sowohl für die Indikationen als auch die Therapiebereiche nimmt die Varianz relativ geringe Werte an, was für eine geringe Streuung der Werte um den Mittelwert spricht. Den „Allrounder" in der Merck Pipeline stellt demnach der Wirkstoff „Lonafarnib" dar, welcher in 13 Indikationen in drei verschiedenen Therapiegebieten, nämlich Blut und Gerinnung, Krebs und Muskel-

Skelett-System, entwickelt wird. Sofern diese Projekte noch aktiv sind und schließlich erfolgreich zum Abschluss gebracht würden, so wäre diese Substanz sehr breit und innerhalb der Indikation Onkologie auch sehr tief einsetzbar, denn hier wird sie in zehn Indikationen erforscht.

Die aktiven 130 Substanzen werden wiederum in 200 Projekten zu den verschiedenen Therapiegebieten entwickelt. Hierbei sind die Bereiche Onkologie, Neurologie und Infektionen nach der Projektanzahl zu urteilen wichtige Forschungsschwerpunkte für die eigenen F&E-Aktivitäten bei Merck. Wie bei den anderen Unternehmen auch ist der Bereich Onkologie am häufigsten vertreten, allerdings liegt keine deutliche Dominanz vor.

Abbildung 49: Forschungsschwerpunkte der eigenen F&E bei Merck nach Projekten.

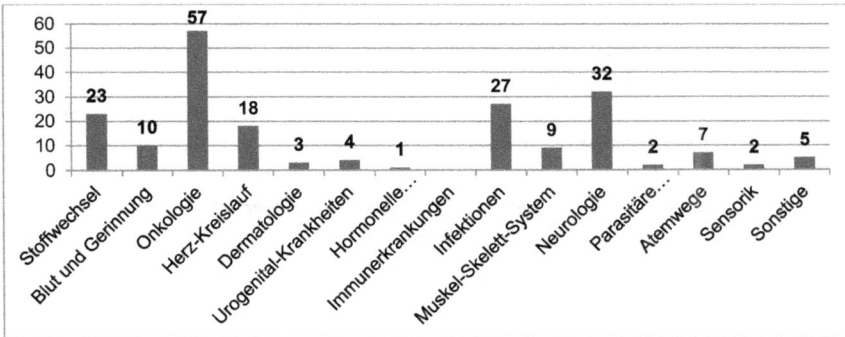

Quelle: Eigene Darstellung.

Im Gebiet der Onkologie befinden sich sehr viele Projekte in jungen Entwicklungsphasen, alleine in der Phase I sind derzeit 32 Projekte verzeichnet.[349] Die Phase II weist hingegen nur zwei Projekte auf, in der Phase I ist es sogar nur eines. Mit insgesamt sechs als abgebrochen gemeldeten Projekten, ist die die Onkologie auch bei Merck das Therapiegebiet mit der höchsten Ausfallquote.

Für den Einsatz in der Neurologie werden derzeit 32 Projekte erforscht und entwickelt, wobei diese ebenfalls eine eher geringe Reife aufweisen. Rund 22 von ihnen befinden sich aktuell in der Präklinik oder Phase I, nur sechs bzw. zwei in Phase II und III.[350] Ähnlich verhält es sich mit dem Bereich der Infektionen, für den 27 Projekte verzeichnet sind. Auch hier ist die Präklinische Phase mit 15 Projekten am stärksten vertreten, in Phase I befinden sich fünf Projekte. Die verbleibenden sieben Projekte verteilen sich auf die Phasen II und III.[351]

---

[349] Vgl. Anhang, S. XXXVI.
[350] Vgl. ebd.
[351] Vgl. ebd.

Interessant ist, dass Merck offensichtlich überhaupt keine eigenen F&E-Projekte im Bereich der Immunkrankheiten aufweist. Hier wäre im weiteren Verlauf dieser Arbeit zu klären, ob das Unternehmen dieses Therapiegebiet gar nicht bedient oder ob hier ausschließlich auf externes Wissen zurückgegriffen wird. Im Bereich der Stoffwechselerkrankungen ist laut Datenbank bereits ein Projekt zugelassen, hier kann also in Kürze höchstwahrscheinlich mit einer Markteinführung gerechnet werden. Relativ weit gereift ist die Merck-Pipeline im Bereich Herz-Kreislauf, da sich hier neun Projekte in der Phase III und Prä-Zulassung befinden.

Zusammenfassung

- Merck hat 1.424 selbst entwickelte Wirkstoffe im Portfolio, davon befinden sich 130 Substanzen aktuell in der aktiven Entwicklung
- Die Wirkstoff-Pipeline weist nur eine relativ geringe Reife auf, entsprechend hoch ist das Ausfallrisiko: 48% der Substanzen befinden sich in der Präklinik, 25% in Phase I, 16% in Phase II sowie 11% in einer reifen Phase
- Ein Wirkstoff wird durchschnittlich für 1,6 Indikationen und 1,1 Therapiegebiete entwickelt
- Hinsichtlich der Projektanzahl dominieren die Therapiebereiche Onkologie, Neurologie und Infektionen
- Der Bereich Herz-Kreislauf weist eine verhältnismäßig weit fortgeschrittene Pipeline auf
- 108 der eigenen Substanzen sind im Markt eingeführt

11.3 Die Wirkstoff-Einlizenzierung als Form des Knowledge-Buyings

11.3.1 Hoffmann-La Roche AG

Bei Roche weist die Datenbank insgesamt 299 einlizenzierte Wirkstoffe aus, von denen 90 erfolgreich in den Markt eingeführt worden sind und sich aktuell noch 38 in der aktiven Entwicklung befinden. Werden letztere den selbst entwickelten Substanzen, deren Entwicklung noch nicht abgeschlossen ist, gegenübergestellt, so ergibt sich folgendes Bild:

Abbildung 50: Roche – Eigene vs. einlizenzierte Wirkstoffe in der aktiven Entwicklung.

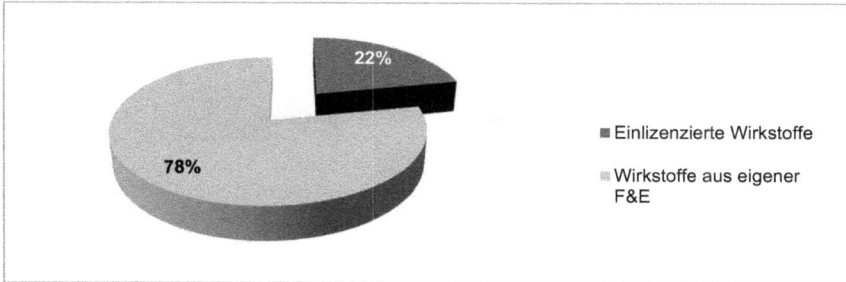

Quelle: Eigene Darstellung.

Demnach sind derzeit rund 22% aller in der Entwicklung befindlichen Substanzen einlizenziert. Roche greift also durchaus in nicht unerheblichen Umfang auf diese Form des Knowledge-Buyings zurück, der Fokus liegt aber deutlich auf der Entwicklung eigener Substanzen.

Die nähere Betrachtung der aus einlizenzierten Wirkstoffen bestehenden F&E-Pipeline zeigt, dass auch diese klar durch die Präklinischen Phase dominiert wird-rund 52% aller Substanzen befinden sich in diesem sehr frühen Stadium der Entwicklung. Auch die Phase I ist mit 18% der Projekte relativ stark vertreten, wohingegen die reiferen Phasen III und Prä-Zulassung zusammen nur 6% ausmachen.

Abbildung 51: Roche Entwicklungspipeline mit einlizenzierten Wirkstoffen nach Phasen.

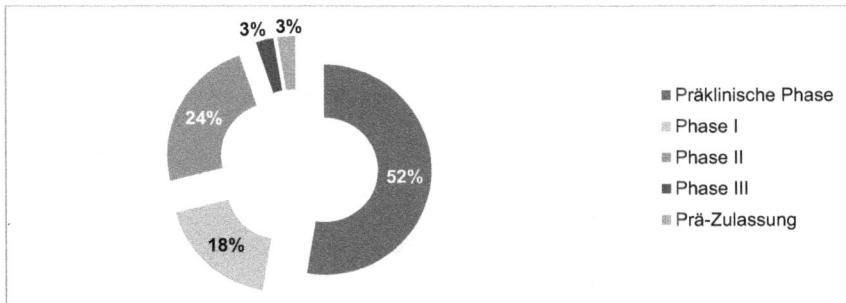

Quelle: Eigene Darstellung.

Basierend auf den Ausführungen in Kapitel 5, wonach Unternehmen dazu tendieren erst in späten Entwicklungsphasen einzulizenzieren, wurde hier prinzipiell mit einer noch reiferen Pipeline gerechnet. Das hier gewonnene Bild kann mehrere Gründe haben. Einerseits kann es sein, dass Roche generell Wirkstoffe in den Anfangsphasen der Entwicklung lizenziert. Andererseits ist es ebenfalls möglich, dass Substanzen einlizenziert werden, die beim

135

ursprünglichen Erfinder bereits in einer bestimmten Indikation sehr weit entwickelt worden sind, Roche diese Substanz aber noch in anderen Indikationen entwickelt. In diesem Fall muss der Wirkstoff wieder alle Phasen, beginnend mit der Präklinik, durchlaufen.

Abbildung 52: Roche – Einlizenzierte Projekte nach Therapiebereichen.

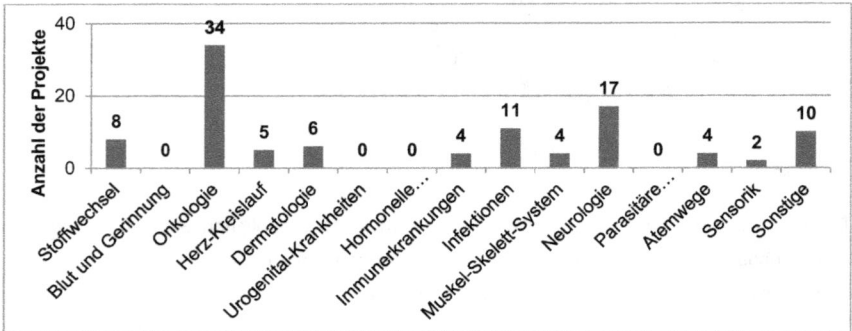

Quelle: Eigene Darstellung.

Die obige Abbildung gibt eine Übersicht, in welchen Therapiebereichen die Projekte mit den einlizenzierten Substanzen, welche sich aktuell bei Roche in der Entwicklung befinden, derzeit entwickelt werden. Die 38 Wirkstoffe bilden demnach die Forschungsgrundlage für 105 Projekte. Es dominieren nach der Projektanzahl die Bereiche Onkologie, Infektionen und Neurologie. Die Onkologie und Neurologie wiesen auch bei den eigenen F&E-Aktivitäten die meisten Projekte aus.

Zusammenfassung

- Die Datenbank weist für Roche 299 einlizenzierte Wirkstoffe aus, davon werden aktuell 38 Substanzen aktiv entwickelt
- Die einlizenzierten Wirkstoffe machen rund ¼ der derzeit in der Entwicklung befindlichen Substanzen aus
- Roche lizenziert offensichtlich überwiegend in frühen Phasen der Entwicklung
- In der Onkologie, Neurologie und bei den Infektionskrankheiten gibt es die meisten Projekte mit den einlizenzierten Wirkstoffen

11.3.2 Pfizer Inc.

Laut Datenbank werden für Pfizer derzeit insgesamt 577 einlizenzierte Wirkstoffe ausgewiesen, von denen sich aktuell 50 in der aktiven Entwicklung befinden. Rund 226 lizenzierte Substanzen hat Pfizer bereits in den Markt eingeführt. Im Verhältnis zu den Substanzen, welche aus eigenen F&E-Aktivitäten hervorgegangen sind und deren Entwicklung noch in keiner Indikation abgeschlossen ist, ergibt sich nachfolgendes Bild.

Abbildung 53: Pfizer – Eigene und einlizenzierte Wirkstoffe in der aktiven Entwicklung.

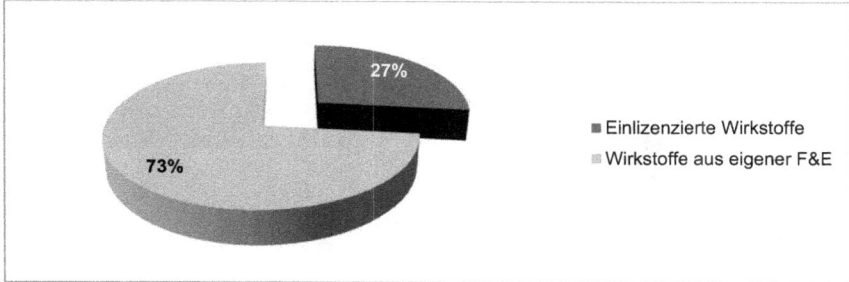

Quelle: Eigene Darstellung.

Demnach stammen von allen in der Entwicklung befindlichen Wirkstoffen rund 27% von externen Unternehmen. Der Fokus liegt also auch bei Pfizer auf Substanzen, welche aus eigenen F&E-Aktivitäten hervorgegangen sind. Allerdings liegt bei Pfizer der Anteil der einlizenzierten Wirkstoffe leicht über dem bei Roche.

Bei der Phasenbetrachtung der Pipeline fällt auf, dass diese auch bei den einlizenzierten Wirkstoffen sehr jung ist. Ca. 60% aller dieser Substanzen befinden sich in der Präklinik, was dafür spricht, dass Pfizer ähnlich wie Roche entweder sehr früh einlizenziert oder aber die Wirkstoffe in zusätzlichen Indikationen entwickelt. Den geringeren Kosten steht auf der anderen Seite in diesen Fällen ein erhöhtes Ausfallrisiko gegenüber.

Abbildung 54: Pfizer Entwicklungspipeline mit einlizenzierten Wirkstoffen nach Phasen.

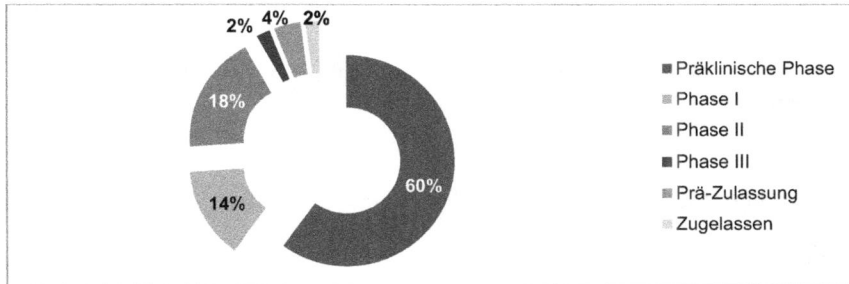

Quelle: Eigene Darstellung.

Darüber hinaus befinden sich aktuell 18% der Produkte in der Phase II, was als relativ weit vorangeschritten bewertet werden kann. Unklar ist, ob hier spät lizenziert wurde oder ob die

Entwicklung selbst bis zu dieser Phase vorangetrieben worden ist. Rund 8% der Substanzen befinden sich in der Klinischen Phase III bis „Zugelassen", so dass auch hier in Kürze mit neuen Markteinführungen gerechnet werden kann.

Abbildung 55: Pfizer – Einlizenzierte Projekte nach Therapiebereichen.

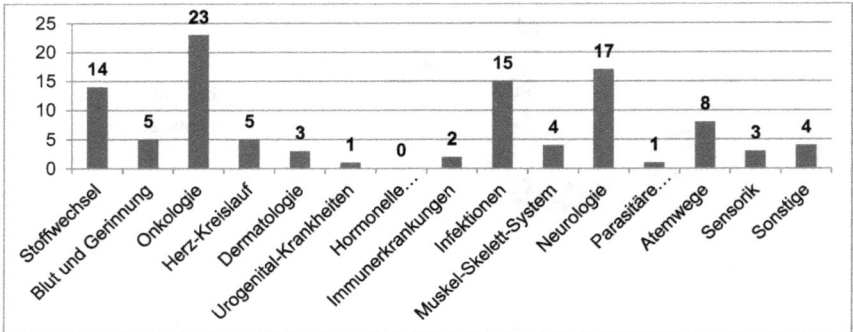

Quelle: Eigene Darstellung.

Insgesamt werden die 50 aktiven Wirkstoffe in 105 Projekten entwickelt. Bei der Analyse der Projekte nach Therapiebereichen ist erkennbar, dass nach der Projektanzahl die Themen Onkologie, Neurologie und Infektionen dominieren, wobei die zwei erst genannten auch schon bei den internen F&E-Aktivitäten den Großteil der Projekte stellten.

Zusammenfassung

- Die Datenbank weist für Pfizer 577 einlizenzierte Wirkstoffe aus, davon werden aktuell 50 Substanzen aktiv entwickelt
- Die einlizenzierten Wirkstoffe machen etwas über ¼ der derzeit in der Entwicklung befindlichen Substanzen aus
- Pfizer lizenziert offensichtlich viel in frühen Phasen, die Präklinische Phase weist mit 60% die meisten Projekte auf
- Die Onkologie, Neurologie und Infektionskrankheiten sind die Therapiegebiete mit den meisten Projekten

11.3.3 Merck & Co., Inc.

Für Merck werden insgesamt 369 einlizenzierte Wirkstoffe in der Datenbank ausgewiesen, von denen momentan noch 45 aktiv in der Entwicklung befindlich sind. Rund 112 lizenzierte Substanzen hat Merck bereits in den Markt eingeführt. Nachfolgend sind die in der Entwicklung befindlichen, extern erworbenen Substanzen denen gegenübergestellt, welche aus eigenen F&E-Aktivitäten hervorgegangen sind. Hier ergibt sich ein ähnliches Bild wie bei den beiden vorangegangenen Unternehmen: Ca. ein Viertel der Substanzen sind bei Merck einlizenziert. Das Hauptaugenmerk liegt somit auch in diesem Fall wenig überraschend auf der Entwicklung eigener Wirkstoffe.

Abbildung 56: Merck – Eigene und einlizenzierte Wirkstoffe in der aktiven Entwicklung.

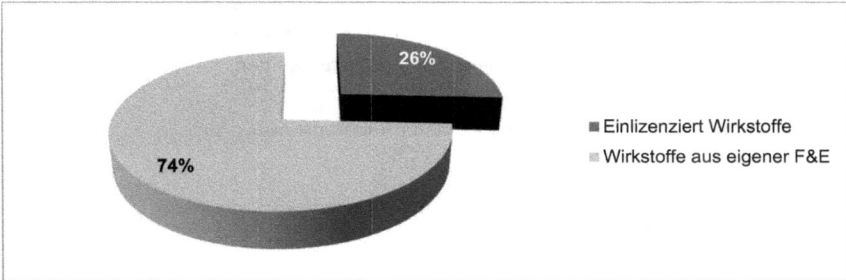

Die Analyse der Pipeline-Reife bei den einlizenzierten Substanzen ergibt allerdings ein deutlich von den anderen Unternehmen abweichendes Bild. Auffällig ist, dass bei Merck ein Großteil dieser Wirkstoffe bereits in einer reifen Entwicklungsphase befindlich ist.

Abbildung 57: Merck Entwicklungspipeline mit einlizenzierten Wirkstoffen nach Phasen.

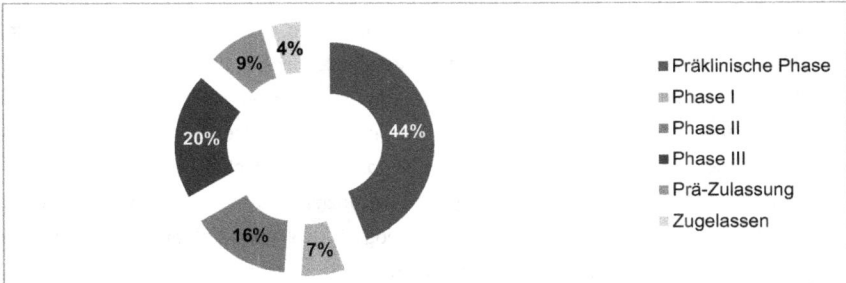

Besonders stechen die Phasen III bis Zugelassen hervor, die mit über 33% extrem stark vertreten sind. Dass es einige der hier enthaltenen Wirkstoffe bis zur Marktreife schaffen werden, ist relativ wahrscheinlich. In der Präklinik befinden sich 44% der einlizenzierten Substanzen, was zeigt, dass Merck ebenfalls teilweise in sehr jungen Phasen lizenziert bzw. Wirkstoffe in neuen, zusätzlichen Indikationen entwickelt. Im direkten Vergleich mit Roche und Pfizer fällt allerdings auf, dass diese Phase deutlich geringer ausgeprägt ist. Gleiches gilt für die Phasen I und II, die sogar nur sehr schwach ausgeprägt sind. Diese Lücken können u. U. zu einer Nachrückproblematik führen. Insgesamt spricht dieses Bild dafür, dass Merck dazu tendiert, in späten Phasen einzulizenzieren. Sofern bereits in der Präklinik lizenziert wurde, scheint es in diesem Portfolio nur wenige Substanzen zu geben, die es bislang in die nächste Phase geschafft haben, wodurch der geringe Anteil der Substanzen in Phase I und II zu erklären wäre.

Auch hier soll abschließend noch einmal ein Bild auf die Verteilung der einlizenzierten Projekte auf die verschiedenen Therapiebereiche geworfen werden.

Abbildung 58: Merck – Einlizenzierte Projekte nach Therapiebereichen.

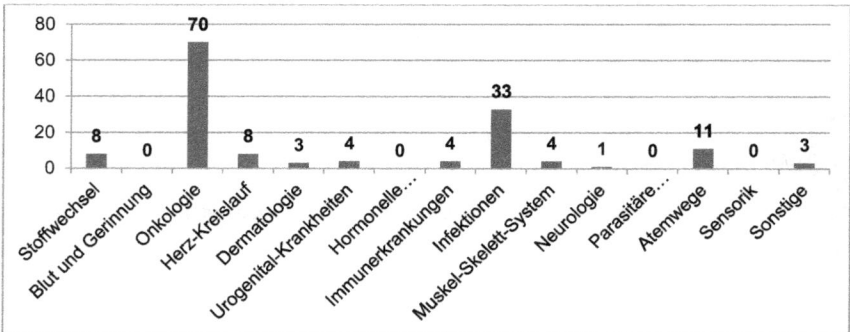

Quelle: Eigene Darstellung.

Merck entwickelt demnach die meisten Projekte auf Basis einlizenzierter Substanzen im Bereich der Onkologie, gefolgt von Infektionskrankheiten sowie dem Therapiegebiet der Atemwegserkrankungen. Die Onkologie und Infektionskrankheiten wiesen bei Merck schon bei den eigenen F&E-Aktivitäten die größte Projektanzahl auf. Der Bereich der Immunerkrankungen, der bei den eigenen F&E-Aktivitäten gar nicht on Erscheinung trat, wird hier mit insgesamt vier Projekten bedient, welche auf einlizenzierten Wirkstoffen basieren. Leider sind an dieser Stelle keine Aussagen darüber möglich, welchen strategischen Stellenwert diese Projekte haben bzw. ob diese überhaupt noch aktiv sind oder bereits als abgebrochen gemeldet wurden.

Zusammenfassung

- Die Datenbank weist für Merck 369 einlizenzierte Wirkstoffe aus, davon werden aktuell 45 Substanzen aktiv entwickelt
- Die einlizenzierten Wirkstoffe machen etwas über ¼ der derzeit in der Entwicklung befindlichen Substanzen aus
- Merck lizenziert offensichtlich viel in späteren Phasen der Entwicklung, da die Pipeline in den Phasen III bis „Zugelassen" rund 33% der Substanzen ausweist
- In der Onkologie, den Infektionskrankheiten sowie den Erkrankungen der Atemwege gibt es die meisten Projekte

11.4 M&A-Aktivitäten als weitere Form des Knowledge Buyings

11.4.1 Hoffmann-La Roche AG

Im Folgenden sollen die M&A-Aktivitäten der Unternehmen als wesentlicher Bestandteil externer Wachstumsstrategien näher beleuchtet werden. Eine detaillierte Tiefenanalyse ist an dieser Stelle aus Kapazitätsgründen nicht möglich. Das Ziel lautet daher, einen Überblick über die abgeschlossenen Deals der letzten zehn Jahre zu geben sowie generelle Muster zu identifizieren, sofern diese vorhanden sind. Neben M&A-Aktivitäten sind auch Joint Ventures aufgeführt, da diesen in der Pharmaindustrie ebenfalls eine große Bedeutung im Kontext der externen Wissensakquisition beigemessen werden kann. Als Informationsquelle wurde hierbei in erster Linie auf die OSIRIS-Datenbank zurückgegriffen.

Bei Roche wurden in den letzten zehn Jahren ca. 24 solcher Deals im Bereich M&A sowie Joint Ventures abgeschlossen, was als relativ gering zu bewerten ist. Weiterhin lässt sich festhalten, dass die Akquisitionen und Beteiligungen als sehr fokussiert charakterisiert werden können. Die Zielunternehmen stammten vor allem aus den Bereichen Biotechnologie und Diagnostik, lediglich ein Unternehmen ist dem Bereich Pharma zuzuordnen. Somit ist bereits vor der Abstoßung des Vitamingeschäftes im Jahr 2003 an DSM NV und der Trennung vom OTC-Geschäft durch den Verkauf an Bayer im Jahr 2005 eine klare Fokussierung auf die Bereiche Biotechnologie und Diagnostik erkennbar. Den Großteil machen 100%-Akquisitionen aus, bei lediglich vier Deals handelt es sich um Minderheitsbeteiligungen. Die folgende Tabelle gibt einen Überblick über die von Roche getätigten Deals.

Tabelle 9: M&A-Aktivitäten sowie Joint Ventures bei Roche.

Jahr	Art des Deals	Ziel-/ Partnerunternehmen	Sparte
2002	Minderheitsbeteiligung	Genmab	Biotechnologie
2003	Minderheitsbeteiligung	Antisoma plc.	Biotechnologie
2003	Joint Venture	Epigenomics	Diagnostik
2003	Minderheitsbeteiligung	Stressgen Biotechnologies Corporation	Biotechnologie
2003	Akquisition	Disetronic	Diagnostik
2004	Akquisition	Igen International	Diagnostik
2005	Akquisition	GLYCART Biotechnology	Biotechnologie
2007	Akquisition	Therpeutic Human Polyclonals	Biotechnologie
2007	Akquisition	454 Life Science Corporation	Diagnostik
2007	Akquisition	Nimble Gen Systems	Diagnostik
2007	Akquisition	Bio Veris Corporation	Diagnostik
2008	Akquisition	Ventana Medical Systems	Diagnostik
2008	Akquisition	Piramed	Biotechnologie
2008	Akquisition	Mirus Bio Corporation	Biotechnologie
2008	Akquisition	ARIUS Research	Biotechnologie
2009	Akquisition	innovatis	Diagnostik
2009	Akquisition	Genentech	Biotechnologie
2009	Minderheitsbeteiligung	Top Diagnostics	Diagnostik
2010	Joint Venture	Institut Curie	
2010	Akquisition	Medingo	Diagnostik
2011	Akquisition	PVT Probenverteiltechnik	Diagnostik
2011	Akquisition	mtm Laboratories	Diagnostik
2011	Akquisition	Anadys Pharmaceuticals	Pharma
2011	Akquisition	Verum Diagnostica	Diagnostik

Quelle: OSIRIS-Datenbank.

Bei einer näheren Betrachtung wird deutlich, dass Roche hauptsächlich innerhalb seines Kernkompetenzbereiches der Onkologie akquiriert. Bei der Beteiligung an Genmab lag der Fokus auf der gemeinsamen Entwicklung humanisierter Antikörper, welche vor allen Dingen in der Krebstherapie zum Einsatz kommen.[352] Roche beteiligte sich an Antisoma, da es sich auf diese Weise die Rechte an den vielversprechenden, sich in der klinischen Entwicklung befindlichen Onkologie-Projekten von Antisoma sicherte. Diese strategische Allianz räumte Roche das Recht ein, sich innerhalb von fünf Jahren in jedes Projekt einzuschalten, welches sich in einer der klinischen Entwicklungsphasen befindet bzw. in dieses Entwicklungsstadium eintritt, es weiterzuentwickeln sowie weltweit in den Markt einzuführen.[353] In 2003 beteiligte sich Roche an dem Biotechnologie-Unternehmen Stressgen Biotechnologies Corporation, um mit ihm gemeinsam ein neuartiges Hitzeschock-Protein, welches sich zu diesem Zeitpunkt bereits in der Klinischen Entwicklung befand, weiterzuentwickeln und anschließend weltweit zu vermarkten. Nach erfolgreichem Abschluss soll dieses Protein für die Behandlung einer großen Bandbreite an Krankheiten zur Verfügung stehen, welche durch das humane Papillomavirus verursacht werden. Der *Orphan Drug*-Status wurde bereits erteilt.[354] Im Jahr 2005 akquirierte Roche GLYCART Biotechnology, ein junges Biotechnologie-Unternehmen, welches als *Spin-Off* der Eidgenössischen Technischen Hochschule Zürich gegründet wurde. Damit wollte Roche sein Know-how in der Erforschung therapeutischer Antikörper ausbauen, da sich durch die Übernahme Zugang zu der GlycoMAb-Technologie verschafft wurde. Mit dieser Methode kann die Wirkung von Antikörpern verstärkt werden und führt somit zum Hervorbringen besserer Antikörper, bspw. im Bereich der Onkologie. Mit dieser Akquisition verschaffte sich Roche zudem Zugriff auf drei monoklonale Antikörper gegen Krebs, welche sich in der präklinischen Entwicklung bei GLYCART befanden.[355] Zwei Jahre später erfolgte die Übernahme von Therpeutic Human Polyclonals, mit der Roche nochmals die eigene Antikörper-Forschung ausbaute.[356]

Im Jahr 2008 akquirierte Roche insgesamt drei Biotechnologie-Unternehmen. Bei Piramed ging es in erster Linie darum, Zugang zu deren Forschungspipeline zu bekommen. Piramed forscht verstärkt im Bereich von Therapien, welche bei der PI3-Kinase (PI3-K) ansetzen, wobei es vereinfacht ausgedrückt um den Fortschritt bei Krebserkrankungen sowie die Resistenz von Krebszellen gegen Chemotherapeutika geht. Ein Wirkstoffkandidat befand sich zum Zeitpunkt der Akquise bereits in Phase I. Darüber hinaus besteht die Möglichkeit, dass die PI3-K-Hemmer auch bei Entzündungskrankheiten eingesetzt werden können, bspw. bei rheumatoider Arthritis.[357] Die Übernahme von Mirus Bio Corporation erfolgte mit der Intention, dass Roche seine Forschung im Bereich der RNAi-Applikationen vorantreiben wollte. Hierbei handelt es sich um eine neue Klasse von Medikamenten, die zur gezielten Behandlung komplexer Krankheiten, wie bspw. Krebs sowie Atemwegs- und Stoffwechseler-

---

[352] Vgl. Roche (2002).
[353] Vgl. PR Newswire (2002).
[354] Vgl. Stressgen Biotechnologies Corporation (2003).
[355] Vgl. Roche (2005b).
[356] Vgl. Roche (2007b).
[357] Vgl. Roche (2008a).

krankungen, zum Einsatz kommen sollen. Mirus Bio Coporation verfügt u.a. über eine patentrechtlich geschützte Plattform zur Applikation und Einschleusung von RNAi-Molekülen.[358] Die ebenfalls übernommene ARIUS Research ist auf die Erforschung und Entwicklung der nächsten Generation der Antikörper-Therapien spezialisiert. Roche verschaffte sich durch diese Akquisition u.a. Zugang zu der patentrechtlich geschützten FunctionFIRST-Technologieplattform, mit der Antikörper erzeugt und auf Basis ihrer Wirkmechanismen selektiert werden. Mit dieser einzigartigen Technologie war es ARIUS gelungen, eine Pipeline von mehr als 400 potenziellen Antikörper-Medikamenten aufzubauen.[359]

Im Jahr 2009 erfolgte dann die bereits mehrfach erwähnte vollständige Übernahme von Genentech, womit das siebtgrößte Pharmaunternehmen in den USA gemessen am Marktanteil entstanden ist. Genentech wird als das Pionierunternehmen im Bereich der Biotechnologie gehandelt und verfügt über ein enormes Wissen in diesem Bereich. Durch die Übernahme sollten erheblich Synergien gehoben werden, u.a. durch die Vereinfachung der Organisation sowie der Zusammenlegung von Vertriebs- und Forschungsaktivitäten. Darüber hinaus sollte die Innovationskraft von Roche deutlich gestärkt werden.[360] Im Jahr 2011 erfolgte durch die Übernahme von Anadys Pharmaceuticals die Akquisition eines reinen Pharmaunternehmens. Anadys hat seinen Schwerpunkt im Bereich der Virologie, der Fokus liegt auf Hepatitis-Erkrankungen. Mit der Akquisition erhält Roche Zugang zu in der Entwicklung fortgeschrittenen Substanzen zur Behandlung von Hepatitis C, welche evtl. auch bei Krebserkrankungen oder anderen chronischen Infektionen wirksam sein könnten.[361]

Zusammenfassung

- Roche hat in den letzten zehn Jahren sehr fokussiert akquiriert, so dass eine klare Struktur erkennbar ist
- Sämtliche Übernahmen oder Beteiligungen fanden in den Bereichen Diagnostik oder Biotechnologie bzw. Pharma statt, somit fand eine deutliche Konzentration auf die beiden heute noch vorhandenen Geschäftsfelder statt
- Die M&A-Aktivitäten im Bereich der Biotechnologie dienten in erster Linie der Stärkung des Kerngeschäftsfelds Onkologie, neben Know-how-Transfer stand hier auch der Zugang zu patentierten Technologieplattformen sowie den Pipelines der betreffenden Unternehmen im Vordergrund

---

[358] Vgl. Roche (2008b).
[359] Vgl. Roche (2008c).
[360] Vgl. Roche (2009).
[361] Vgl. Roche (2011b).

11.4.2 Pfizer Inc.

Ein gegensätzliches M&A-Verhalten zeigt sich hingegen bei Pfizer, wie die nachfolgende Übersicht hervorgeht.

Tabelle 10: M&A-Aktivitäten sowie Joint Ventures bei Pfizer.

Jahr	Art des Deals	Ziel-/ Partnerunternehmen	Sparte
2002	Minderheitsbeteiligung	Evotec Technologies GmbH	Diagnostik
2002	Minderheitsbeteiligung	ArQule	Biotechnologie
2003	Minderheitsbeteiligung	QuestOne Decision Scienes	Technologie / Software
2003	Akquisition	Pharmacia	Pharma
2004	Akquisition	Esperion Therapeutics	Biotechnologie
2004	Akquisition	CSL Animal Health Vaccines Unit	Veterinärmedizin
2004	Akquisition	Meridica Inc.	Diagnostik
2005	Akquisition	Idun Pharmaceuticals	Biotechnologie
2005	Akquisition	Angiosyn	Biotechnologie
2005	Beteiligung	Coley Pharmaceutical Group	Biotechnologie
2005	Akquisition	Bioren	Diagnostik
2005	Akquisition	Vicuron Pharmaceuticals	Pharma
2005	Beteiligung	Rigel Pharmceuticals	Pharma
2006	Beteiligung	NOXXON Pharma	Biotechnologie
2006	Beteiligung	Monogram Biosciences	Biotechnologie
2006	Akquisition	Rinat Neuroscience Corporation	Biotechnologie
2006	Beteiligung	NicOx	Biotechnologie
2006	Minderheitsbeteiligung	Odyssey Thera Inc.	Pharma
2007	Beteiligung	PTC Therapeutics	Biotechnologie
2007	Akquisition	BioRexis Pharmaceutical	Biotechnologie
2008	Akquisition	Coley Pharmaceutical Group	Biotechnologie
2007	Akquisition	CovX Pharmaceutical	Biotechnologie
2008	Akquisition	Serenex Inc.	Biotechnologie

2008	Akquisition	Encysive Pharmaceuticals	Biotechnologie
2008	Beteiligung	Eye Cyte	Biotechnologie
2009	Akquisition	Wyeth	Pharma
2009	Joint Venture	GlaxoSmithKline	Pharma
2010	Beteiligung	Teuto	Generika
2010	Akquisition	FoldRX	Medikamentenentwicklung
2011	Akquisition	King Pharmaceuticals	Pharma
2011	Akquisition	Icagen	Pharma
2011	Akquisition	Ferrosan´s Customer Health Care Business	Nahrungsergänzung
2011	Akquisition	Excaliard Pharmaceuticals	Biotechnologie
2011	Joint Venture	Hisun Pharmaceutical	Pharma
2011	Akquisition	Alacer	Nahrungsergänzung

Quelle: OSIRIS-Datenbank.

Pfizer ist hinsichtlich seiner M&A-Aktivitäten wesentlich aktiver gewesen als bspw. Roche. In den letzten zehn Jahren lassen sich in der Datenbank ca. 35 Deals entnehmen, wobei die in dieser Zeit getätigten Veräußerungen nicht in der obigen Tabelle enthalten sind. Ebenfalls lässt sich feststellen, dass es bei Pfizer mehr Beteiligungen als mehrheitliche Übernahmen gegeben hat. Die 100%-Akquisitionen sind bei Weitem nicht so dominant vertreten wie bei Roche. Grund hierfür sind in erster Linie eingegangene Forschungskooperationen, wobei ein Teil der Vereinbarung oftmals *Equity-Payments* in unterschiedlicher Höhe gewesen sind. Darüber hinaus sind die Zielunternehmen ganz unterschiedlicher Branchenherkunft: Neben der Biotechnologie und Pharmazie, lassen sich auch Unternehmen aus den Bereichen Diagnostik, Generika, Veterinärmedizin und Nahrungsergänzung identifizieren. Einige ausgewählte Deals aus der Pharma- und Biotechnologie-Branche sollen an dieser Stelle näher beleuchtet werden.

In dem Bereich Biotechnologie lassen sich insgesamt 17 M&A-Aktivitäten identifizieren, wobei auch hier auffällt, dass die Zielunternehmen alle sehr unterschiedliche Forschungs-schwerpunkte hinsichtlich der Therapiegebiete haben. ArQule ist beispielsweise auf die Erforschung kleinmolekularer Krebstherapien spezialisiert, während das 2004 akquirierte Esperion Therapeutics hauptsächlich im Bereich der Arterienverkalkungen forscht und entwickelt. Diese Akquisition begründete Pfizer damit, sich langfristig in der kardiovaskulären Forschung aufstellen zu wollen. Zum Zeitpunkt der Übernahme befanden sich zwei bi-

opharmazeutische Wirkstoffe in der Klinischen Phase II sowie einige weitere Wirkstoffkandidaten in früheren Phasen der Pipeline. Während der Pfizer-Blockbuster Lipitor eine Therapie
zur Behandlung von chronisch erhöhten Blutfettwerten darstellt, werden die Produkte von
Esperion als „akute Therapien" entwickelt, d.h. sie sollen im Krankenhaus bei Patienten mit
kardiovaskulären Erkrankungen, wie bspw. direkt nach einem Herzinfarkt, zum Einsatz
kommen, um u. a. Folgeschäden zu verringern. Pfizer versprach sich durch diese Akquisition
eine optimale Ergänzung des eigenen Portfolios.[362] Die Akquisition von Idun Pharmaceuticals im Jahr 2005 war in erster Linie durch dessen starkes Patentportfolio motiviert. Hauptaugenmerk lag auf einem bestimmten Enzymblocker, von welchem sich in der Therapie von
Krebs- und Entzündungskrankheiten ein großes Potenzial versprochen wurde. Durch die
Übernahme bekam Pfizer vier potenzielle Wirkstoffkandidaten in seine Pipeline, u.a. aus den
Bereichen Onkologie und Entzündungen.[363] Interessant ist, dass Pfizer Idun bereits im Jahr
2010 wieder veräußerte. Käufer war Conatus Pharmaceuticals, dessen *Board of Directors*
vollständig aus ehemaligen Managern von Idun besteht. Unklar ist, inwieweit Pfizer die zuvor
übernommenen Wirkstoff-Kandidaten zwischenzeitlich weiterentwickelt hat.[364]

Dieses Verhalten, bei dem ein Unternehmen erst gekauft und relativ zeitnah wieder veräußert wird, ist allerdings kein Einzelfall bei Pfizer. Im Jahr 2005 akquirierte es Vicuron Pharmaceuticals, ein auf die Entwicklung von Medikamenten im Bereich der Infektionskrankheiten, vor allen Dingen Krankenhausinfektionen, spezialisiertes Pharmaunternehmen. Zu
diesem Zeitpunkt befanden sich bereits zwei Produkte von Vicuron in der Zulassung. Pfizers
Intention war es, seine Produktpalette zu optimieren, da ein Jahr zuvor das Patent auf das
Anti-Pilz-Medikament Diflucan abgelaufen war.[365] In 2009 wurde Vicuron bereits wieder an
Durata Therapeutics veräußert, allerdings behielt Pfizer das Anti-Pilz-Medikament Eraxis,
welches ursprünglich von Vicuron entwickelt worden war.[366]

Die Akquisitionen von Angiosyn, NicOx und EyeCyte, ebenfalls alles Biotechnologie-
Unternehmen, stärken das Gebiet Augenheilkunde bei Pfizer. Insbesondere die Akquisition
von EyeCyte ist erwähnenswert, da sich dieses Unternehmen speziell mit höchst innovativen
Stammzellen-Therapien zur Behandlung von Netzhautschädigungen als Folge von Diabetes-
Erkrankungen beschäftigt. Bis dato hatten sich die großen Pharmakonzerne im Bereich der
Tests exotischer Stammzellenforschung kaum engagiert.[367] Neben den bereits angespro-
chenen Therapiebereichen haben die akquirierten Biotechnologie-Unternehmen u.a. Forschungsschwerpunkte im Bereich Neurologie, Diabetes, HIV sowie Dermatologie.

---

[362] Vgl. Pfizer (2003).
[363] Vgl. Pfizer (2005).
[364] Vgl. Koroneos, G. (2010).
[365] Vgl. Vicuron Pharmaceuticals Inc. (2005).
[366] Vgl. Durata Therapeutics (2009).
[367] Vgl. Langreth, R. (2008).

Bei den übernommenen Unternehmen aus dem Bereich Pharma fällt auf, dass diese in erster Linie ihre Schwerpunkte im Bereich der Impfstoffe und Schmerztherapie haben. Hier ist an vorderster Stelle die Akquise von Wyeth im Jahr 2009 zu nennen. Durch die Übernahme des Impfstoffspezialisten baute Pfizer seine Marktposition weiter aus, darüber hinaus wurden jährliche Einsparungen von über 4 Mio. USD erwartet. Neben dem Zugriff auf die Wyeth-Pipeline bekommt Pfizer Zugang zu neuen Medikamenten und Geschäftsfeldern.[368] In diesem Kontext ist ebenfalls die Akquisition von King Pharmaceuticals, dem führenden Anbieter von Schmerzmitteln, im Jahr 2011 für rund 3,6 Mrd. USD zu erwähnen. Das Geschäft in diesem Segment ist sehr lukrativ: allein in den USA wurden im Jahr 2011 320 Mio. Rezepte für Schmerzmittel ausgestellt. Pfizer versprach sich neben erheblichen Umsatzzuwächsen jährliche Einsparungen von über 200 Mio. USD.[369] Mit diesen Akquisitionen sollen vor allen Dingen die Umsatzeinbrüche durch den Patentverlust des Blockbuster-Medikamentes Lipitor aufgefangen werden.

Die M&A-Aktivitäten, die nicht in den Bereich der Pharma-Sparte von Pfizer fallen, sprechen dafür, dass auch die Geschäftsbereiche Nutrition, Animal Health und Consumer Healthcare weiter gestärkt werden sollen. Nichtsdestotrotz kam es in diesen Segmenten auch gehäuft zu Verkäufen, immer mit der Begründung Pfizer wolle sich verstärkt auf das Pharmageschäft sowie die Entwicklung innovativer Arzneimittel fokussieren.

Zusammenfassung
- Pfizer weist eine sehr hohe M&A-Aktivität auf, wobei die Zielunternehmen aus den unterschiedlichsten Segmenten stammen; eine klare Strategie ist nicht erkennbar
- Die Zielunternehmen aus dem Bereich Biotechnologie weisen ein breites Spektrum an Forschungsschwerpunkten auf
- Die Zielunternehmen aus dem Bereich Pharma haben sich überwiegend auf Impfstoffe oder Schmerztherapien fokussiert
- Pfizer sieht M&As als Möglichkeit, um die drohenden Umsatzeinbrüche des Blockbuster-Medikaments Lipitor aufzufangen

11.4.3 Merck & Co.

Wie bereits in der Unternehmensanalyse thematisiert, muss bei Merck aufgrund des großen Mergers mit Schering-Plough im Jahr 2009 auch dessen Aktivitäten im Bereich der M&A hinreichend berücksichtigt werden, sofern ein ganzheitliches Bild dargestellt werden soll. In der nachfolgenden Tabelle lassen sich die wesentlichen Deals beider Unternehmen der letzten Jahre nachvollziehen.

---

[368] Vgl. Pfizer (2010).
[369] Vgl. Berkrot, B. (2010).

Tabelle 11: M&A-Aktivitäten sowie Joint Ventures bei Merck.

Jahr	Art des Deals	Ziel-/ Partnerunternehmen	Sparte
2005	Akquisition (Schering-Plough)	NeoGenesis	Biotechnologie
2006	Akquisition (Merck)	Abmaxis	Biotechnologie
2006	Akquisition (Merck)	GlycoFi	Biotechnologie
2006	Akquisition (Merck)	Sirna Therapeutics	Biotechnologie
2007	Akquisition (Merck)	NovaCardia Inc	Medikamentenentwicklung
2007	Akquisition (Schering-Plough)	Organon BioScienes	Human- und Veterinärpharma
2009	Merger	Merck & Schering Plough	Pharma
2010	Joint Venture	China National Pharmaceutical Group	Pharma
2010	Akquisition	SmartCells	Pharma
2011	Akquisition	Inspire Pharmaceuticals	Pharma
2012	Joint Venture	Supera Farma Laboratórios	Pharma

Quelle: OSIRIS-Datenbank sowie Pharmaprojects.

Schering-Plough akquirierte im Jahr 2005 das Biotechnologie-Unternehmen NeoGenesis in erster Linie, um Zugang zu innovativen Technologien im Bereich der Arzneimittelentwicklung sowie den dazugehörigen geistigen Eigentumsrechten zu erhalten. NeoGenesis ist primär auf die Entdeckung neuer Screening- sowie chemischer Technologien spezialisiert.[370] Im Jahr 2006 kaufte Merck insgesamt drei Biotechnologie-Unternehmen, wobei alle unterschiedliche Schwerpunkte haben. Abmaxis ist auf die Entdeckung und Optimierung monoklonaler Antikörper spezialisiert, welche sowohl in der Humanmedizin als auch in der Diagnostik Anwendung finden. GlycoFi hingegen stellt unterschiedlichste Eiweißstoffe auf Basis von Hefen her, wobei die unterschiedlichen Kundenwünsche berücksichtigt werden können. Dies geschieht unter Berücksichtigung der sog. Glykosylierung.[371] Sina Therapeutics entwickelt wiederum Medikamente unter Verwendung der Technologie der RNAi-Interferenz, welche bereits bei der Analyse der Roche Akquisitionen erwähnt wurde.[372,373] Das 2007 von Merck akquirierte Nova Cardia ist ein privater Entwickler von Medikamenten im Bereich der Herzerkrankungen.

Ebenfalls im Jahr 2007 übernahm Schering-Plough Organon BioScienes, ein Pharmaunternehmen, welches sowohl im Bereich der Human- als auch der Veterinärmedizin aktiv ist. Ziel war es einerseits, die eigene Geschäftsbasis zu verbreitern, andererseits hatte das Unternehmen seinerzeit eine sehr attraktive Entwicklungspipeline zum Schließen der Lücken in

---

[370] Vgl. Schering-Plough (2005).
[371] Vgl. Anderson, C. (2006).
[372] Vgl. Kapitel 11.3.2.1.
[373] Vgl. Merck (2006).

der Schering Pipeline. Fünf Produkte befanden sich zum Zeitpunkt der Übernahme bereits in der Klinischen Phase III, zahlreiche weitere Wirkstoffkandidaten in der Phase II. Diese waren überwiegend im Bereich der zentralen Nervenerkrankungen sowie der Frauengesundheit angesiedelt. Weiterhin wollte Schering-Plough sein Biologika-Segment sowohl im Human- als auch Veterinärbereich stärken und sich das Potenzial zur Impfstoffentwicklung sichern.[374]

2009 kam es schließlich zum großen Zusammenschluss von Merck und Schering-Plough, nachdem beide Unternehmen bereits in den Jahren zuvor erfolgreich im Bereich der Cholesterinsenker zusammengearbeitet haben. Durch den Zusammenschluss wurden jährliche Einsparungen von rund 3,5 Mrd. USD angestrebt.[375] Ein Jahr später gründete der „neue" Merck-Konzern ein Joint Venture mit der China National Pharmaceutical Group. Gegenstand der Zusammenarbeit ist in erster Linie die Entwicklung von Impfstoffen, darüber hinaus wird über die gemeinsame Vermarktung von Merck-Produkten auf dem chinesischen Markt verhandelt. Durch dieses Joint Venture wollte Merck vor allen Dingen seine Position in den *Emerging Markets* weiter ausbauen.[376]

Ebenfalls im Jahr 2010 akquiriert Merck den Diabetes-Spezialisten SmartCells. Dieses Unternehmen verfügt über eine hoch innovative Technologie, auf deren Basis eine neuartige Form von Insulin entwickelt werden könnte. Dieses Insulin soll sich automatisch dem Blutzuckerspiegel anpassen, so dass die Einnahme nur einmal täglich notwendig wäre. Zum Zeitpunkt der Übernahme befand sich die Substanz in der Präklinischen Phase.[377] Die ein Jahr später übernommene Inspire Pharmaceuticals ist ein auf die Entwicklung und Vermarktung von Produkten im Bereich der Augenheilkunde spezialisiertes Pharmaunternehmen.[378] Das erst kürzlich gegründete Joint Venture mit Supera Farma Laboratórios, einem brasilianischen Pharmaunternehmen, soll die Vermarktung und den Verkauf von Marken-Generika im brasilianischen Markt unterstützen.[379]

Zusammenfassung

- Merck, bzw. vor dem Zusammenschluss Merck und Schering-Plough, hat sehr fokussiert akquiriert, die Anzahl der M&A-Aktivitäten ist zudem mit 11 Deals seit 2005 sehr übersichtlich
- Sämtliche Übernahmen oder Beteiligungen fanden in den Bereichen Biotechnologie und Pharma statt
- Die Forschungsschwerpunkte der Zielunternehmen sind sehr unterschiedlich gelagert, fast immer stellen die aktuelle Forschungspipeline und der Zugang zu patentgeschützten Technologien einen wesentlichen Übernahmegrund dar

---

[374] Vgl. Schering-Plough (2007).
[375] Vgl. Rockoff, J. D. (2009).
[376] Vgl. Merck (2010b).
[377] Vgl. Merck (2010c).
[378] Vgl. Merck (2011b).
[379] Vgl. Merck (2012e).

11.5 Zwischenfazit der quantitativen Untersuchung

11.5.1 Analyse der internen Wachstumsstrategien

Hinsichtlich der internen Wachstumsstrategien lassen sich bei den Unternehmen bei einigen Aspekten gewisse Parallelen erkennen, in bestimmten Punkten sind allerdings auch deutliche Unterschiede vorhanden. Zunächst einmal befinden sich alle drei Unternehmen in ungefähr derselben Größenordnung, was die intern hervorgebrachten Substanzen angeht, die sich aktuell in der aktiven F&E-Pipeline befinden. Merck bildet mit 130 Wirkstoffen rein anzahlmäßig betrachtet das Schlusslicht, Roche weist 137 eigene Substanzen auf und bei Pfizer sind es 138. Allerdings muss dabei berücksichtigt werden, dass das Forschungsbudget von Merck in absoluten Zahlen im Schnitt deutlich unter denen der beiden anderen Unternehmen lag. Das lässt den Rückschluss zu, dass die Forschung bei Merck besonders effektiv ist bzw. dass diese mit deutlich weniger Budget annähernd so viele Substanzen in die Entwicklung bringen kann wie die F&E-Abteilungen der beiden anderen Konzerne. Nichtsdestotrotz lässt diese Betrachtung wieder nur eine rein mengenmäßige Aussage hinsichtlich der selbst entdeckten Wirkstoffe zu, für eine Aussage hinsichtlich der Komplexität und strategischen Bedeutung der zugrunde liegenden Projekte wären weitere Analysen erforderlich.

Die F&E-Pipelines mit den sich noch in der aktiven Entwicklung befindlichen Wirkstoffen weisen hinsichtlich der Phasenausprägung jedoch gravierende Unterschiede bei den drei Konzernen auf. Bei Roche dominiert deutlich die Klinische Phase I, in welcher sich aktuell 46% der Wirkstoffe befinden. Auffällig – gerade im direkten Vergleich mit den anderen zwei Unternehmen – ist die relativ schwach gefüllte Präklinische Phase, in welcher sich nur 28% der Substanzen befinden. Aufgrund der großen Ausfälle insbesondere in dieser Phase muss Roche aufpassen, dass es hier nicht zu einer Nachschub-Problematik kommt. Rund 8% der eigenen Wirkstoffe befinden sich in den Phasen III bis „Zugelassen". Ein konträres Bild zeigt sich hingegen bei Pfizer. Hier dominiert mit 60% der Wirkstoffe ganz deutlich die Präklinische Phase. Das kann u. a. auf das sehr hohe F&E-Budget der letzten beiden Jahre zurückzuführen sein, da dessen Output – sofern es in Grundlagenforschung investiert wurde – immer erst etwas zeitversetzt zu erkennen ist. Bei Pfizer befinden sich im Vergleich zu Roche aber nur 14% der Substanzen in Phase I, wodurch auch hier ein gewisser Druck besteht, ausreichend viele Substanzen aus der Präklinik in die nächste Phase zu überführen. Genau wie bei Roche befinden sich auch hier 8% der Wirkstoffe in Phase III bis Zugelassen. Einen sehr ausgeglichenen Eindruck macht hingegen die F&E-Pipeline hinsichtlich der Phasenausprägungen von Merck. Die Präklinische Phase ist auch hier am stärksten ausgeprägt, allerdings ist diese mit 48% aller Wirkstoffe nicht so dominant wie bei Pfizer. Insgesamt 11% der

Substanzen befinden sich in einer späten Entwicklungsphase, also Klinische Phase III bis „Zugelassen", was im Vergleich zu den anderen Unternehmen relativ viel ist.

Die Breitenanalyse des aktiv in der Entwicklung befindlichen Wirkstoff-Portfolios aller drei Unternehmen hat ergeben, dass die Wirkstoffe bei Pfizer die größte Breite und Tiefe hinsichtlich der Einsatzmöglichkeiten aufweisen. Diese werden im Schnitt in 2,2 Indikationen und 1,3 Therapiegebieten entwickelt. Danach folgt Roche, welches seine Wirkstoffe durchschnittlich in zwei Indikationen und 1,1 Therapiegebieten entwickelt. Die geringe Breite bei den Therapiegebieten ist auch damit zu erklären, dass Roche sich deutlich in dem Bereich Onkologie aufstellt und seine F&E-Aktivitäten stark in diese Richtung konzentriert. Bei Merck werden die Wirkstoffe durchschnittlich in 1,6 Indikationen und 1,1 Therapiegebieten erforscht und entwickelt, womit es ein hinsichtlich des Einsatzspektrums das Portfolio mit der geringsten Ausprägung aufweist. Auch in diesem Kontext kann das bereits weiter oben angesprochene F&E-Budget eine Rolle spielen. Pfizer und Roche haben in den letzten Jahren absolut betrachtet das höchste Budget investiert, haben aber im Vergleich zu Merck nicht unbedingt deutlich mehr eigene Wirkstoffe in der Entwicklung. Dafür entwickeln beide Unternehmen ihre Substanzen aber in erheblich mehr Indikationen als Merck.

Hinsichtlich der am häufigsten vertretenen Therapiefelder bei den Forschungsprojekten ergeben sich wieder einige Übereinstimmungen bei den Unternehmen. So haben alle drei geschlossen die meisten Projekte im Bereich der Onkologie. Allerdings weist Roche mit 166 Projekten in diesem Gebiet die mit Abstand höchste Anzahl auf, wodurch die sehr fokussierte Ausrichtung des Konzerns auf das Thema Krebstherapie erneut deutlich wird. Die zweitmeisten Projekte enthält bei allen drei Unternehmen die Neurologie, bei Roche und Pfizer folgt an dritter Stelle das Gebiet der Stoffwechselerkrankungen. Bei Merck hingegen weisen die Infektionskrankheiten die dritthöchste Projektanzahl auf. Somit sind auch hier mit der Onkologie, Neurologie und den Stoffwechselerkrankungen die umsatzstärksten Therapiegebiete vertreten. Allerdings muss an dieser Stelle noch einmal darauf hingewiesen werden, dass diese Analyse im Prinzip keine Aussagen über den strategischen Stellenwert des jeweiligen Therapieschwerpunktes bei den betreffenden Unternehmen zulässt.

Zusammenfassung

- Alle drei Unternehmen haben zwischen 130 und 138 selbst hervorgebrachte Substanzen in ihren aktiven Entwicklungspipelines
- Die Pipelines weisen hinsichtlich der Phasenausprägungen eine sehr unterschiedliche Struktur auf
- Die in der Entwicklung befindlichen Wirkstoffe von Pfizer weisen die größte Breite und Tiefe hinsichtlich möglicher Einsatzgebiete auf, Mercks Substanzen sind am homogensten
- Die meisten Projekte gibt es in den Bereichen Onkologie, Neurologie und Stoffwechselerkrankungen

11.5.2 Analyse der externen Wachstumsstrategien

Zunächst einmal werden die Erkenntnisse aus der Analyse des Lizenzverhaltens der Unternehmen zusammengefasst und interpretiert. Auffällig war hier insbesondere, dass die drei Unternehmen rund ¼ aller derzeit in der aktiven Entwicklung befindlichen Wirkstoffe einlizenziert haben. Roche weist mit 22% den geringsten Anteil an externen Substanzen auf.

Grundlegende Unterschiede ergeben sich aber in der weiteren Betrachtung der F&E-Pipeline der einlizenzierten Substanzen in Bezug auf die einzelnen Phasenausprägungen. Hier wird deutlich, dass sich bei Roche und Pfizer ein sehr hoher Anteil dieser Wirkstoffe in der Präklinischen Phase befindet. Bei Roche sind es rund 52%, bei Pfizer 60% der lizenzierten Produkte. Dieses Bild spricht für ein umfangreiches Einlizenzieren in sehr frühen Entwicklungsphasen. Einerseits zeigt das eine gewisse Risikobereitschaft der Unternehmen, andererseits überrascht dieses Ergebnis auch dahingehend, da insbesondere bei Roche die F&E-Pipeline mit den einlizenzierten Wirkstoffen deutlich weniger fortgeschritten ist als diejenige, welche die im eigenen Hause entwickelten Substanzen beinhaltet. Gerade bei Roche kann diese „junge" Pipeline aber als optimale Ergänzung zu der recht reifen Pipeline mit den eigenen Substanzen erachtet werden, da hier die Lücke – insbesondere in der Präklinik – geschlossen werden kann. Im Gegensatz dazu ist die Pipeline mit den einlizenzierten Wirkstoffen bei Merck sehr reif. Hier befinden sich lediglich 44% der Substanzen in der Präklinik, allerdings ganze 33% in der Phase III bis „Zugelassen", was ein sehr großer Anteil ist. Einerseits kann es sein, dass Merck verstärkt dazu tendiert, erst in späteren Phasen zu lizenzieren, um so das Risiko zu minimieren. Andererseits ist es ebenfalls möglich, dass es die Entwicklung in den letzten Jahren im Bereich der einlizenzierten Produkte verstärkt vorangetrieben hat ohne im gleichen Maße neue Projekte in jungen Phasen zu lizenzieren.

Auch bei der Ausprägung der Therapiegebiete lassen sich wieder gewissen Parallelen zwischen den Unternehmen erkennen. Erneut weist die Onkologie bei allen die meisten Projekte auf. Allerdings ist es in diesem Fall so, dass Merck mit Abstand die meisten Projekte auf Basis einlizenzierter Substanzen in diesem Gebiet entwickelt. Ein Erklärungsansatz hierfür wäre, dass Merck versucht auf diese Weise die Marktposition in diesem umsatzstarken Bereich unter Rückgriff auf externes Know-how auszubauen – aktuell macht der Bereich Onkologie nur etwa 4% des Umsatzes bei Merck aus.[380] Ebenfalls werden bei allen drei Unternehmen relativ viele Projekte im Bereich der Infektionskrankheiten auf Basis von einlizenzierten Wirkstoffen entwickelt, auch hier weist Merck die größte Anzahl auf. Roche und Pfizer entwickeln darüber hinaus noch viele Projekte im Bereich der Neurologie, Merck

---

[380] Vgl. Kapitel 10.3.1.

hingegen greift noch verstärkt bei Projekten im Therapiegebiet der Atemwegserkrankungen auf externe Substanzen zurück.

Werden die Aktivitäten im Bereich der M&A als weitere Möglichkeit des *Knowledge Buyings* untersucht, so ergeben sich hier deutliche Unterschiede insbesondere im Akquisitionsverhalten der Unternehmen. In allen Fällen stellen der Zugriff auf patentgeschützte Technologien sowie die F&E-Pipeline des betreffenden Zielunternehmens wesentliche Übernahmegründe dar. Bei Roche lassen sich die M&A-Aktivitäten als sehr fokussiert charakterisieren. Die Anzahl der Übernahmen in den letzten zehn Jahren ist einerseits übersichtlich, andererseits erfolgten diese sehr fokussiert. So stammen alle Zielunternehmen entweder aus dem Bereich Biotechnologie oder Diagnostik und stärken auf diese Weise gezielt die beiden Geschäftsfelder des Unternehmens. Darüber hinaus weisen die akquirierten Biotechnologie-Unternehmen überwiegend Forschungsschwerpunkte im Bereich der Krebstherapie auf, womit auch hier das Kerngeschäftsfeld von Roche durch Übernahmen gestärkt wird.

Das Gegenteil stellt hingegen Pfizer dar. In den letzten zehn Jahren ist hier eine sehr große Anzahl an Übernahmen erfolgt, bei denen eine klare Strategie auf den ersten Blick nicht immer erkennbar ist. Obwohl das Unternehmen in der Vergangenheit mehrfach betonte, es wolle sich verstärkt auf das Segment der Entwicklung innovativer, verschreibungspflichtiger Medikamente fokussieren, fanden auch immer wieder Übernahmen in anderen Bereichen statt. Teilweise wurden die akquirierten Unternehmen relativ zeitnah wieder veräußert. Die übernommenen Biotechnologie-Unternehmen weisen eine Vielzahl an Forschungsschwerpunkten in den unterschiedlichsten Therapiegebieten auf, die akquirierten Pharmaunternehmen haben einen Fokus auf Schmerztherapie und Impfstoffe. Bei Pfizer dienen die M&A u.a. dem Zweck, die Umsatzrückgänge von Lipitor aufzufangen.

Die Akquisitionen von Merck sind ähnlich denen von Roche als sehr konzentriert und fokussiert zu charakterisieren, da die Zielunternehmen alle aus den Bereichen Pharma und Biotechnologie stammen. Die Anzahl der Deals ist ebenfalls sehr übersichtlich, allerdings sind die Forschungsschwerpunkte der akquirierten Unternehmen hinsichtlich der Therapiegebiete sehr unterschiedlich gelagert.

Zusammenfassung

- Bei allen Unternehmen machen die einlizenzierten Wirkstoffe rund ¼ der in der Entwicklung befindlichen Substanzen aus
- Roche und Pfizer haben sehr viele einlizenzierte Wirkstoffe in der Präklinischen Phase, die Pipeline von Merck in diesem Bereich ist deutlich reifer
- Die meisten Projekte auf Basis lizenzierter Substanzen finden in der Onkologie, Neurologie, bei den Infektionskrankheiten sowie im Bereich der Atemwegserkrankungen statt
- Das M&A-Verhalten ist sehr unterschiedlich; während Roche und Merck sehr fokussiert akquirieren, lässt sich bei Pfizer zwar eine große Anzahl an Übernahmen feststellen, eine klare Strategie ist jedoch nicht erkennbar

12 Einordnung der gewonnenen Erkenntnisse

12.1 Fragestellung und erzielte Ergebnisse

Nachfolgend sollen die im Verlauf der qualitativen und quantitativen Analyse gewonnenen Erkenntnisse zusammengeführt und verdichtet werden, indem die in Kapitel 7 aufgestellten Arbeitshypothesen möglichst umfassend beantwortet werden. Schließlich soll auf Basis dieser Ausführungen eine Annäherung an die Forschungsfrage gefunden werden. Angemerkt werden muss an dieser Stelle, dass es offensichtlich gewisse Diskrepanzen zwischen den Aussagen in den jeweiligen Geschäftsberichten bzw. auf den jeweiligen Internetpräsenzen der Unternehmen zur aktuellen F&E-Pipeline und den Informationen der Datenbanken gibt. Der Grund hierfür können einerseits Zeitverzögerungen sein, bspw. bei der Informationsvermittlung hinsichtlich der Durchlaufzeiten der Projekte durch die einzelnen Entwicklungsphasen. Andererseits wurden bei der quantitativen Analyse zu besseren Vergleichbarkeit ausschließlich aktiv in der Entwicklung befindliche Substanzen und die dazugehörigen Projekte betrachtet, bei der qualitativen Analyse sind auch reine Indikationsprojekte von bereits in den Markt eingeführten Substanzen in die Darstellung eingeflossen.

H1) *Die analysierten Blockbuster-Medikamente werden einen großen Anteil am Gesamtumsatz des Unternehmens haben.*

Prinzipiell ist diese Aussage zu bestätigen. Die Unternehmen sind zwar in Hinblick auf ihre Geschäftsfelder unterschiedlich stark diversifiziert, dennoch fallen zwischen 77 und 86% der gesamten Konzernumsätze auf das Segment mit den verschreibungspflichtigen Medikamenten. Hier machen die Blockbuster einen Großteil der Umsätze aus, allerdings müssen bei dem in dieser Arbeit betrachteten Sample die unterschiedlich weit vorangeschrittenen Lebenszyklusphasen des jeweiligen Medikamentes berücksichtigt werden. Bei Roche sind die Blockbuster Avastin, Herceptin und MabThera zugleich die drei umsatzstärksten Produkte im Portfolio und machten zusammen rund 50% des gesamten Pharmaumsatzes im Jahr 2011 aus. Pfizers Lipitor ist das umsatzstärkste Medikament aller Zeiten und zeigte sich in 2011 immer noch für über 16% des konzernweiten Pharmaumsatzes verantwortlich, obwohl schon von deutlichen Umsatzrückgängen aufgrund des Patentablaufes betroffen. Im umsatzstärksten Jahr von Lipitor waren es sogar knapp 29%. Ähnlich gestaltet sich die Situation bei Merck. Hier zeigten sich Singulair und Cozaar / Hyzaar in 2011 für rund 17,5% der Umsätze im Bereich der verschreibungspflichtigen Medikamente verantwortlich, obwohl Cozaar / Hyzaar bereits deutlich unter den Folgen des Patentablaufes in Form von Umsatzeinbrüchen zu leiden hatte. Cozaar ist in dieser Arbeit das einzige Fallbeispiel, bei dem die

Auswirkungen des Patentablaufes bereits deutlich nachvollziehbar sind, da dieser auf den Schlüsselmärkten wie den USA und Europa bereits zwei Jahre zurückliegt.

H2) *Die F&E-Pipelines werden nur eine geringe Anzahl an Projekten aufweisen, die sich in reifen Entwicklungsphasen und somit kurz vor der Zulassung befinden.*

Diese Hypothese ergab sich aus der Lektüre diverser Artikel in Zeitungen und Fachzeitschriften, deren Tenor zumeist lautete, dass die Pharmaunternehmen Mühe haben werden, die durch ablaufende Patente ihrer Blockbuster-Medikamente entstehenden Lücken zu schließen. Grund hierfür seien in erster Linie schlecht gefüllte F&E-Pipelines und insbesondere wenig Projekte in reifen Entwicklungsphasen. Generell wird diese Aussage durch die in dieser Arbeit durchgeführten Analysen qualitativer und quantitativer Art aber nicht bestätigt. Im Folgenden soll die Situation für jedes Unternehmen kurz zusammengefasst werden.

Die Fallstudien-Analyse hat für Roche im April 2012 insgesamt 117 Projekte in der F&E-Pipeline ergeben, dabei handelt es sich bei 47 Projekten um NMEs, also neuartige Substanzen und keine reinen Indikationsprojekte. Insgesamt befanden sich 45 Projekte in der Klinischen Phase III und der Zulassung. Die Auswertung der Datenbanken hat für Roche sogar 137 eigene und 38 einlizenzierte Wirkstoffe ergeben, die sich aktuell noch in der aktiven Entwicklung befinden. Davon befanden sich 8% der eigenen Wirkstoffe in einer späten Entwicklungsphase, bei den einlizenzierten Substanzen waren es 6%, die bereits relativ weit entwickelt sind. Somit ist die H2 für Roche abzulehnen, da sich die Wirkstoff-Pipeline sowohl im Bereich der selbst hervorgebrachten als auch der einlizenzierten Substanzen als gut gefüllt zeigt. Dies gilt auch für die reiferen Entwicklungsphasen.

Bei Pfizer hat die Fallstudien-Analyse gezeigt, dass sich 87 Projekte in der F&E-Pipeline von Mai 2012 befinden, davon beschäftigen sich 64 Projekte mit der Entwicklung von NMEs. Damit hat Pfizer in dieser Darstellung im Vergleich zu Roche einen sehr hohen Anteil an höchst innovativen Projekten, da es nur in wenigen Fällen um Produktmodifikationen oder zusätzliche Indikationen geht. Rund 31 Projekte befinden sich demnach in der Klinischen Phase III und der Zulassung, was rund 36% aller Projekte und somit einen recht hohen Anteil ausmacht. Die Datenbank weist sogar 138 selbst entdeckte Wirkstoffe und rund 50 einlizenzierte Substanzen aus, die sich derzeit in der aktiven Entwicklung bei Pfizer befinden. Ganze 12% der eigenen Wirkstoffe befinden sich demnach in der Klinischen Phase III bis „Zugelassen", bei den einlizenzierten Substanzen sind es immerhin 8%. Somit kann die H2 auch für Pfizer abgelehnt werden.

Bei Merck zeigte die Fallstudien-Analyse 35 Projekte in der Pipeline von April 2012, wobei die Phase I aufgrund fehlender Informationen in den Geschäftsberichten sowie der Internetpräsenz nicht berücksichtigt werden konnte. Damit hat Merck im direkten Vergleich zu den beiden Mitbewerbern am wenigsten Projekte in der Phase II bis Zulassung. Allerdings befinden sich 22 Projekte in der Klinischen Phase III bis Zulassung und sind somit in einer reifen Phase der Entwicklung. Die Interpretation der Pipeline-Daten von Merck gestaltete sich aufgrund der untypischen Darstellungsform relativ schwierig.[381] Die Auswertung der Datenbank hinsichtlich der selbst entdeckten Wirkstoffe zeigte dann für Merck 130 aktiv in der Entwicklung befindliche Substanzen an. Hier wurde deutlich, dass insbesondere die Präklinische Phase mit 48% aller Wirkstoffe offenbar sehr intensiv ausgeprägt ist. 11% befinden sich in einer reifen Entwicklungsphase, was auch im Vergleich zu den anderen Unternehmen ein relativ hoher Prozentsatz ist. Bei den einlizenzierten Substanzen befinden sich derzeit noch 45 in der aktiven Entwicklung, davon sind über 33% in der Klinischen Phase III bis Zugelassen. Damit ist die Pipeline der einlizenzierten Wirkstoffe als extrem fortgeschritten in ihrer Reife zu beurteilen. Somit ist auch für Merck die H2 abzulehnen.

H3) *Durch die generelle Intensivierung der eigenen F&E-Aktivitäten sowie deren Fokussierung auf umsatzstarke Therapiefelder, werden die Unternehmen versuchen die Umsatzverluste durch die ablaufenden Blockbuster-Patente abzufangen.*

Sofern für die Intensivierung der Forschungsaktivitäten die Entwicklung des F&E-Budgets als Indikator herangezogen wird, muss diese Hypothese unisono bestätigt werden. Bei allen betrachteten Unternehmen ist in den letzten Jahren ein immenser Anstieg der F&E-Ausgaben zu verzeichnen. Allerdings muss dabei berücksichtigt werden, dass die Entwicklung von Medikamenten im Zeitverlauf immer teurer geworden ist, wie die Historie gezeigt hat.[382] Somit bedeutet ein Aufstocken des F&E-Budgets nichts zwangsweise eine Intensivierung der Forschung, es kann auch lediglich bedeuten, dass damit den steigenden Kosten, etwa für aufwendigere Studien, Gutachten etc., Rechnung getragen wird. Die Literaturrecherche hat ergeben, dass die Entwicklungskosten eines Medikamentes vom Jahr 2000 bis 2006 in etwa um das 1,6-fache gestiegen sind. Betrachtet man nun die Entwicklung des F&E-Budgets der Unternehmen im selben Zeitraum, so zeigt sich, dass sich diese überproportional dazu entwickelt haben. Daraus lässt sich also durchaus auf eine Intensivierung der Forschung schließen, was wiederum auch durch die Vielzahl an Projekten, welche sich bei allen Unternehmen in der Präklinischen Phase befinden, bestätigt wird.

Wie bereits angesprochen, können zu der strategischen Relevanz der einzelnen Therapiegebiete bei den F&E-Aktivitäten keine Aussagen getroffen werden, da hierzu weitere Informationen benötigt werden. Bei Roche scheint allerdings die Onkologie generell das Top-Therapiegebiet zu sein, auf welches sich auch primär ausgerichtet wird. Sowohl die qualitati-

---

[381] Vgl. dazu Kapitel 10.3.1.
[382] Vgl. dazu Kapitel 4.3.

ve als auch die quantitative Analyse haben in diesem Segment mit Abstand die meisten Projekte ausgewiesen, des Weiteren wird diese Einstellung auch bei der Durchsicht der Geschäftsberichte deutlich. Darüber hinaus stammen alle drei Blockbuster aus dem Therapiegebiet Onkologie, welches generell das umsatzstärkste bei Roche ist, und es sieht aktuell nicht danach aus, als wolle sich Roche diesbezüglich neu aufstellen.

Der sehr umsatzstarke Blockbuster von Pfizer stammt aus dem Therapiegebiet der kardiovaskulären Erkrankungen, was in erheblichem Umfang dazu beiträgt, dass dieses Segment aktuell auch für den höchsten Umsatz bei Pfizer verantwortlich ist. Für die F&E-Pipeline ergab die Fallstudien-Analyse bei Pfizer die höchste Projektanzahl im Bereich der Onkologie, gefolgt von dem Segment Neurologie / Schmerz (die beiden Therapiegebiete werden bei Pfizer zusammengefasst). Damit konform geht auch die Analyse der Datenbank, welche ebenfalls die meisten Projekte im Bereich der Onkologie aufweist, die Neurologie weist die zweithäufigste Anzahl an Projekten auf. Auffällig ist, dass der Bereich der kardiovaskulären Erkrankungen keine besonders hohen Projektaufkommen verzeichnet.

Die beiden von Merck analysierten Blockbuster-Medikamente stammen aus dem Bereich der Atemwegs- und kardiovaskulären Erkrankungen. Das Therapiegebiet Atemwegserkrankungen / Immunologie (die beiden Therapiebereiche werden bei Merck zusammengefasst) stellt das umsatzstärkste bei Merck dar, allerdings ist das Nummer 1-Produkt Singulair alleine schon für 5,5 Mrd. USD Umsatz im letzten Jahr verantwortlich. Lediglich 11% der Gesamtumsätze entfallen auf das Segment Herz-Kreislauf-Erkrankungen. Die Fallstudien-Analyse ergab für Merck die meisten Projekte in der aktuellen F&E-Pipeline im Bereich Onkologie und der kardiovaskulären Erkrankungen. Auf beide entfielen jeweils 17% der Projekte. Bei der quantitativen Analyse waren ebenfalls die meisten Projekte im Therapiegebiet Onkologie angesiedelt, an zweiter Stelle folgte die Neurologie.

Auch wenn die Beantwortung der H3 den bereits erwähnten Limitationen unterworfen ist, so lässt sich doch feststellen, dass insbesondere die beiden Therapiegebiete Onkologie und Neurologie über alle drei Unternehmen hinweg hinsichtlich der ihnen zugeordneten Anzahl an Projekten sehr präsent sind. Beides sind sehr umsatzstarke und auch zukünftig sehr aktuelle Segmente innerhalb der Pharmaindustrie, sofern sich die steigende Anzahl der Krebsdiagnosen sowie die Ausbreitung von „Volkskrankheiten" wie bspw. Alzheimer vor Augen geführt werden.

H4) *Die Lizenzierungs- und M&A-Aktivitäten werden stark ausgeprägt sein, um sich externes Know-how, insbesondere außerhalb des angestammten Kerngeschäftes, zu erschließen.*

Die H4 muss differenziert beantwortet werden. Grundsätzlich bedienen sich alle analysierten Unternehmen der Möglichkeit des externen Wissenserwerbs sowohl in Form von Lizenzierungen als auch durch M&A-Aktivitäten. Der Fokus liegt aber deutlich auf der Entwicklung intern hervorgebrachter Substanzen, da der Anteil an einlizenzierten Wirkstoffen in jedem Fall nur rund ¼ aller in der Entwicklung befindlichen Substanzen ausmacht.

Bei Roche fällt in diesem Kontext auf, dass die meisten externen Projekte ebenfalls aus dem Bereich der Onkologie stammen. An zweiter Stelle folgt die Neurologie. Die M&A-Aktivitäten von Roche sind als sehr überlegt und fokussiert zu charakterisieren. Die Anzahl der Deals ist einerseits sehr überschaubar, andererseits stammen die Zielunternehmen fast ausschließlich aus dem Bereich Diagnostik und Biotechnologie. Hier waren die Übernahmegründe in erster Linie der Zugang zu patentgeschützten Technologieplattformen sowie das Voranbringen der eigenen Forschung im Bereich Onkologie. Roche bedient sich also externer Wachstumsstrategien, allerdings sollen dadurch die eigenen Schwerpunkte noch weiter ausgebaut und ergänzt werden. Es geht weniger um die Erschließung oder den Ausbau neuer Therapiefelder.

Bei Pfizer sind die meisten Projekte auf Basis einlizenzierter Substanzen ebenfalls im Bereich der Onkologie zu finden, gefolgt vom Therapiegebiet Neurologie. Auch hier zeigt sich in puncto Projektanzahl eine ähnliche Gewichtung wie bei den intern hervorgebrachten Substanzen. Somit wird nicht primär außerhalb des eigenen Kompetenzbereiches lizenziert. Ein differenziertes Bild ist jedoch in Hinblick auf die M&A-Aktivitäten erkennbar. Einerseits ist eine sehr große Anzahl an Deals zu verzeichnen, andererseits stammen die Zielunternehmen aus den unterschiedlichsten Branchen. Neben Pharma und Biotechnologie sind u. a. auch Unternehmen darunter, welche ihren Schwerpunkt im Bereich der Nahrungsergänzung, Software oder Veterinärmedizin haben. Weiterhin wurde deutlich, dass die akquirierten Unternehmen oftmals schon nach wenigen Jahren wieder abgestoßen wurden. Im Bereich der übernommenen Pharma- und Biotechnologie-Unternehmen ließen sich sehr unterschiedliche Forschungsschwerpunkte identifizieren. Pfizer akquiriert demnach, um sein Know-how und Produktportfolio sowie seine Pipeline in den verschiedensten Therapiebereichen auszubauen und zu ergänzen. Damit verfolgt es das Ziel, die Umsatzeinbrüche von Lipitor möglichst umfassend aufzufangen.

Merck entwickelt die meisten einlizenzierten Projekte im Bereich der Onkologie, gefolgt von den Infektionen. Somit wird hier ebenfalls in Bereichen lizenziert, in denen die meisten internen Projekte entwickelt werden. Wie bei Roche auch, so sind die M&A-Aktivitäten bei

Merck ebenfalls sehr fokussiert. Obwohl Merck ähnlich wie Pfizer sehr differenziert hinsichtlich seiner Geschäftsbereiche ist, wurde ausschließlich im Bereich Pharma und Biotechnologie akquiriert. Allerdings waren die Forschungsschwerpunkte der Zielunternehmen relativ breit gestreut, so dass sich hier nicht konkret erkennen lässt, ob primär innerhalb oder außerhalb des angestammten Kerngeschäftsfeldes akquiriert wird.

Nachdem die Arbeitshypothesen nun so weit wie möglich beantwortet wurden, soll sich abschließend noch einmal der übergeordneten Forschungsfrage gewidmet werden.

Wie reagieren die Unternehmen, wenn ihre Blockbuster-Medikamente vom Patentablauf bedroht sind?

Es wurde im Laufe der Ausführungen deutlich, welchen großen Stellenwert diese Medikamente aus Unternehmenssicht aufgrund ihres großen Anteils am Gesamtumsatz haben. Um den drohenden Umsatzeinbrüchen entgegenzusteuern, bedienen sich die Unternehmen sowohl interner als auch externer Wachstumsstrategien in unterschiedlich großem Umfang. Die eigenen F&E-Pipelines sind prinzipiell gut gefüllt und weisen auch eine ausreichend große Anzahl an Projekten in späten Entwicklungsphasen auf. Die meisten Entwicklungsprojekte werden über alle Unternehmen betrachtet zweifelsohne im Bereich der Onkologie durchgeführt. Dieses gilt sowohl für den internen als auch externen Bereich, also auf Basis eigener und einlizenzierter Substanzen. Ob diese schlussendlich auch den strategisch größten Stellenwert haben, kann an dieser Stelle aufgrund von Limitationen des verfügbaren Datenmaterials nicht abschließend beantwortet werden. Insbesondere Biotechnologie-Unternehmen sind beliebte Übernahmeziele, wobei die Unternehmen hierdurch einerseits ihr angestammtes Kerngeschäftsfeld ausbauen (siehe Roche) als auch neue Bereiche erschließen wollen (insbesondere Pfizer).

12.2 Limitationen der Untersuchung

Die Limitationen der Arbeit wurden teilweise an mehreren Stellen bereits erwähnt und sollen hier noch einmal gesammelt aufgegriffen werden. Da Roche in Schweizer Franken bilanziert, muss in dieser Arbeit eine Umrechnung in USD vorgenommen werden, damit eine Vergleichbarkeit zwischen den Unternehmen gegeben ist. Durchgeführt wurde diese Umrechnung jeweils mit dem Wechselkurs zum 31.12. eines jeden Jahres, da dieses Datum auch den Bilanzstichtag von Roche darstellt. Auf diese Weise kommt es allerdings zwangsweise zu Verzerrungen und Wechselkurseffekten, die an dieser Stelle in Kauf genommen werden mussten. Aus der Bezugnahme auf die beiden Datenbanken ergab sich, dass in der vorliegenden Arbeit nicht mit Patenten als Datengrundlage gearbeitet wurde, sondern mit den F&E-Projekten selbst. Somit handelt es sich – anders als bei Patenten – um inputorientierte

Indikatoren, d.h. das Projekt wird gemeldet und in die Datenbank aufgenommen, sobald die F&E beginnt. Die Datenbanken erlauben darüber hinaus keine Aussagen über die Gewichtung der Projekte, was bedeutet, dass keine Informationen zur Projektgröße verfügbar sind. Somit kann de facto nichts über den Wert eines Projektes an sich ausgesagt werden und folglich auch nichts über dessen strategische Relevanz für das Unternehmen. Schlussendlich muss noch darauf hingewiesen werden, dass die Informationen in die Datenbank aufgenommen werden, sobald diese öffentlich kommuniziert werden. Diese Vorgehensweise kann einen gewissen *time lag* nach sich ziehen, wodurch es ebenfalls zu Verzerrungen kommen kann.

13 Fazit

Die theoretische Fundierung auf Basis des Ressourcenbasierten Strategieansatzes hat gezeigt, dass Patente ressourcenbasierte verteidigungsfähige Wettbewerbsvorteile für ein Pharmaunternehmen darstellen. Insbesondere aufgrund des in der Pharmabranche sehr stark ausgeprägten Missverhältnisses von Innovations- und Imitationskosten, wird den Patenten eine sehr große Bedeutung beigemessen. Sie liefern den Pharmakonzernen Anreize, in die langwierige und kostenintensive Forschung zu investieren, da sie ihnen die Aneignung der Erträge aus ihren Innovationen für einen gewissen Zeitraum garantieren. Läuft der Patentschutz bei einem Medikament ab, hat das Unternehmen zwar noch einen Wettbewerbsvorteil, dieser ist allerdings nicht mehr verteidigungsfähig, da von nun an Generika-Anbieter auf den Markt drängen, welche den identischen Wirkstoff erheblich günstiger anbieten können. Für den Pharmakonzern bedeutet das einen erheblichen Umsatzeinbruch bei dem vom Patentablauf betroffenen Produkt, insbesondere dann, wenn es sich um einen Blockbuster handelt. Als Reaktion darauf stehen den Unternehmen prinzipiell vier Optionen zur Verfügung, nämlich das *Competence Building, Competence Leveraging, Knowledge Buying* sowie das *Competence Building* bzw. *Competence Leveraging* in neue Geschäftsfelder.

Aufgrund der steigenden Lebenserwartung, einer Vielzahl an nach wie vor nicht therapierbaren Krankheiten sowie dem allgemeinen Streben nach besserer Lebensqualität bis ins hohe Alter wird die Pharmaindustrie als weltweiter Wachstumsmarkt charakterisiert. Der Umsatz des globalen Pharmamarktes belief sich im Jahr 2010 auf rund 856 Mrd. USD, wobei die umsatzstärksten Medikamente im Bereich der Krebstherapien, Cholesterinsenker, Antiasthmatika sowie der Diabetes-Arzneimittel zu finden waren. Dennoch ist die Entwicklung von Medikamenten in den letzten Jahren immer langwieriger und teurer geworden, was in erster Linie den immer höher werdenden Anforderungen an Sicherheit und Wirksamkeit und damit einhergehend immer aufwendigeren Klinischen Studien geschuldet ist. Das Ausfallrisiko eines in der Entwicklung befindlichen Wirkstoffes wird immer größer, die Zeitspanne der Marktexklusivität entsprechend immer kürzer. Schätzungen zufolge verlieren bis zum Jahr 2015 Arzneimittel mit über 120 Mrd. USD Umsatz den Patentschutz, darunter viele Blockbuster-Medikamente. Demgegenüber stehen schlechte gefüllte F&E-Pipelines der Unternehmen, da wegen der genannten Gründe die Effektivität der eigenen Forschung trotz stark erhöhter F&E-Budgets erheblich nachgelassen hat. Sofern die internen F&E-Aktivitäten nicht ausreichen, um dieser Entwicklung entgegenzuwirken, greifen die Unternehmen auf externes Know-how zurück und bedienen sich dabei sowohl M&A als auch dem Einlizenzieren von vielversprechenden Wirkstoffen. Auf diese Weise kann das eigene Produktportfolio aufgestockt und Lücken in der internen F&E-Pipeline geschlossen werden. Zudem kann sich komplementäres Wissen angeeignet sowie der Zugang zu blockierenden Patenten verschafft werden.

Im empirischen Teil dieser Arbeit wurden sowohl drei große Pharmakonzerne als auch sechs vom Patentablauf betroffene Blockbuster-Medikamente untersucht. Die Blockbuster-Analyse hat ergeben, dass hier offensichtlich die Strategie des *Knowledge Buyings* dominiert hat, da außer Mercks Singulair alle betrachteten Medikamente durch Lizenzierung oder M&A in das Portfolio des entsprechenden Unternehmens übergegangen sind. Ebenfalls fiel auf, dass alle sechs Medikamente den weltweit umsatzstärksten Arzneimittel-Typen zuzuordnen sind. Hinsichtlich ihrer Einsatzbreite- und tiefe weisen sie allerdings alle unterschiedliche Charakteristika auf, womit dieser Punkt offensichtlich kein übergeordnetes Erfolgskriterium darstellt. Die Mehrheit dieser Medikamente waren *First-Mover* in ihrem Segment und stellten Innovationen in der Behandlung der jeweiligen Indikation dar. Lediglich bei Lipitor und Singulair handelte es sich um Marktfolger, allerdings gelang hier eine von den Patienten und verschreibenden Ärzten wahrgenommene Differenzierung von den anderen Arzneimitteln. Während Lipitor, Cozaar und Singulair mittlerweile den Patentschutz verloren haben, genießen alle drei Biopharmazeutika aus der Onkologie aktuell noch die Marketingexklusivität. Bei Cozaar haben sich bereits deutliche Umsatzrückgänge bemerkbar gemacht, während die Entwicklung bei Lipitor und Singulair abzuwarten bleibt.

Die Unternehmensanalyse zeigte, dass die Konzerne zunächst einmal eine sehr hohe Forschungsintensität aufweisen, was sich in hohen F&E-Budgets sowie einer hohen F&E-Quote niederschlägt. Die internen F&E-Pipelines sind entgegen der Annahme gut gefüllt, die Ausgestaltung insbesondere der späten Entwicklungsphasen variiert allerdings von Unternehmen zu Unternehmen. Im Schnitt sind ¾ aller in der aktiven Entwicklung befindlichen Substanzen aus eigenen F&E-Aktivitäten hervorgegangen, ¼ sind einlizenziert. Hier zeigte sich, dass ein Großteil der einlizenzierten Wirkstoffe bei Merck bereits sehr weit in der Entwicklung vorangeschritten ist, was auf ein tendenziell risikoaverses Lizenzierungsverhalten hindeutet. Weiterhin bedienen sich alle drei Unternehmen auch M&A, um ihr Know-how, ihr Produktportfolio und ihre Pipeline zu ergänzen. Während bei Roche und Merck in den letzten 12 Jahre sehr fokussiert und ausschließlich im Bereich Diagnostik und Biotechnologie sowie Pharma akquiriert wurde, so lässt sich bei Pfizer diesbezüglich keine klare Ausrichtung feststellen. Die Zielunternehmen stammen in diesem Fall aus vielen unterschiedlichen Branchen und wurden teilweise nach wenigen Jahren wieder veräußert. Generell scheinen die Therapiegebiete Onkologie, Neurologie, Infektionen, Stoffwechsel- sowie Herz-Kreislauf- und Atemwegserkrankungen eine bedeutende Rolle zu spielen. In diesen Bereichen werden einerseits die meisten Entwicklungsprojekte durchgeführt, andererseits stellen sie auch im aktuellen Produktportfolio der Unternehmen die umsatzstärksten Segmente dar.

Diese Arbeit konnte einige vielversprechende Ansätze zu Beantwortung der Forschungsfrage herausarbeiten. So wurden generelle Einblicke in die Charakteristika von Blockbuster-Medikamenten gewährt als auch die Forschungsaktivitäten und gewählten Strategien von den analysierten drei Pharmaunternehmen näher beleuchtet. Es wurde gezeigt, dass die Unternehmen sowohl auf internes als auch externes Know-how zurückgreifen, wenn es darum geht, sich auch zukünftig wettbewerbsfähig am Markt zu positionieren und innovative Medikamente hervorzubringen. Eine wesentliche Rolle spielen dabei die umsatzstarken Therapiegebiete Onkologie, Neurologie sowie Stoffwechsel-, Atemwegs- und kardiovaskuläre Erkrankungen. Um die Forschungsfrage noch tiefgehender beantworten zu können, erscheint es sinnvoll, die eine oder andere Fragestellung durch Experteninterviews verifizieren zu lassen oder ggf. zu ergänzen. Diese Vorgehensweise würde auch dem Umstand Rechnung tragen, dass die Geschäftsberichte und Datenbanken teilweise voneinander abweichende Informationen geliefert haben. Weiterhin waren in dem hier betrachteten Sample ausschließlich die Medikamente chemisch-synthetischen Ursprungs bereits direkt vom Patentablauf betroffen und nur bei dem Pfizer-Blockbuster Cozaar / Hyzaar ließen sich die Folgen für die Umsatzentwicklung bereits nachvollziehen. Sicherlich wäre eine ergänzende Analyse interessant, wenn auch die Patente auf die drei Biopharmazeutika abgelaufen sind. So könnte nachvollzogen werden, ob der Markteintritt von Biosimilars tatsächlich andere Auswirkungen hat, als es bei den Generika der Fall ist. Auch eine nähere Betrachtung der Lipitor-Daten zum Jahresende könnte nochmals aufschlussreiche Erkenntnisse liefern, da der Blockbuster dann bereits für ein volles Jahr keinen Patentschutz mehr auf den Schlüsselmärkten innehat.

Literaturverzeichnis

ABODERIN, I. ET AL. (2001)
Life Course Perspectives on Coronary Heart Disease, Stroke and Diabetes: Key Issuesand Implications for Policy and Research. Geneva, World Health Organization.

ALPEN, D. (2000)
Zur Ökonomik blockierender Patente, Wiesbaden 2000.

ANDERSON, C. (2006)
Biologics Buyouts: Merck Buys GlycoFi, Abmaxis;
http://www.drugdiscoverynews.com/index.php?newsarticle=857; [abgerufen am: 05.08.2012].

ARLINGTON, S. ET AL. (2002)
Pharma 2010: The Threshold of Innovation; IBM Global Business Services;
http://www-07.ibm.com/services/pdf/pharma_es.pdf; [abgerufen am: 24.04.2012].

BACHERT, C. ET AL. (2005)
Asthma und allergische Rhinitis; Stuttgart 2005.

BARTELS, H. (2008)
Rechtliche Rahmenbedingungen der Arzneimitteltherapie; in: Arbeitsgemeinschaft Rechtsanwälte im Medizinrecht (Hrsg.), Arzneimittelsicherheit – Wunsch und Wirklichkeit, Heidelberg 2008, S. 35-57.

BARTHOLOMÄUS, U. / HALTMEIER, H. (2001)
Revolution in der Krebstherapie; Interview mit dem Direktor des Max-Planck-Institutes für Biochemie Prof. Dr. Axel Ullrich, in: Focus Magazin, Vol. 9, No. 47, S. 182-188.

BERKROT, B. (2010)
Pfizer to buy King Pharma for $3.6 billion in cash;
http://www.reuters.com/article/2010/10/12/us-king-pfizer-idUSTRE69B2G620101012; [abgerufen am: 01.08.2012].

BHARDWAJ, G. (2006)
How the Anti-Hypertensive Losartan was Discovered; in: Expert Opinion on Drug Discovery, Vol. 1, No. 6, S. 609-618.

BLOOMBERG (2007)
Dr Reddy's generic of Roche's cancer drug to cost 50% less;
http://www.livemint.com/2007/05/02004327/Dr-Reddys-generic-of-Roches.html; [abgerufen am: 21.07.2012].

BOOTH, B. / ZEMMEL, R. (2003)
Quest for the Best; in: Nature Reviews Drug Discovery, Vol. 2, No. 10, S. 838-841.

BIOGEN IDEC (2012)
History; http://www.biogenidec.com/about_history.aspx?ID=5480#/1989; [abgerufen am: 26.06.2012].

BREITENBACH, J. (2010)
Wandel und Herausforderung – die pharmazeutische Industrie; in: Fischer, D. /
Breitenbach, J. (Hrsg.), Die Pharmaindustrie: Einblick – Durchblick – Perspektiven, 3.
Aufl., Heidelberg 2010, S. 1-45.

BREITENBACH, J. / LEWIS, J. B. (2010)
Business Development – Geschäftsentwicklung und Lizenzgeschäft; in: Fischer, D. /
Breitenbach, J. (Hrsg.), Die Pharmaindustrie: Einblick – Durchblick – Perspektiven, 3.
Aufl., Heidelberg 2010, S. 243-257.

BREYER ET AL. (2003)
Gesundheitsökonomie, 4. Aufl., Berlin 2003.

BOOZ & COMPANY (2011)
The Global Innovation 1000 - Why Culture Is Key;
http://www.booz.com/media/uploads/BoozCo-Global-Innovation-1000-2011-Culture-
Key.pdf; [abgerufen am: 15.06.2012].

BUNDESMINISTERIUM FÜR WIRTSCHAFT UND TECHNOLOGIE (2009)
Die volkswirtschaftliche Bedeutung geistigen Eigentums und dessen Schutzes mit Fokus
auf den Mittelstand, Berlin 2009.

BUNDESVERBAND DER PHARMAZEUTISCHEN INDUSTRIE E.V. (2011)
Pharmadaten 2011, Berlin 2011.

BURR, W. / MUSIL, A. (2003)
Institutionelle Rahmenbedingungen als Unterstützungs- und Hemmfaktoren für
Innovationen im Gesundheitswesen – am Beispiel der Pharmaindustrie; http://www.wk-
tim.de/fachtagungen/2003/unterlagen/TIM2003BurrMusilP.pdf; [abgerufen am:
27.04.2012].

BURR, W. ET AL. (2011)
Unternehmensführung, 2. Aufl., München 2011.

BURR, W. (2011)
Innovationsorientierte Strategien von Pharmaunternehmen beim Ablauf von Patenten –
Eine explorative Studie aus Sicht des Resource Based View of the Firm;
Forschungskolloquium „Innovation, Strategie und Organisation" für Prof. Dr.
Alexander Gerybadze, Universität Hohenheim, 1.7.2011.

CAPSUGEL BELGIUM NV (2012)
Pfizer verkauft Capsugel an KKR;
http://de.capsugel.com/en/news-events/news/pfizer-to-sell-capsugel-to-kkr/;
[abgerufen am: 23.05.2012].

CLINICALTRIALS.GOV (2012)
A Study of Herceptin (Trastuzumab) in Combination With Whole Brain Radiotherapy in
Patients With HER-2 Positive Breast Cancer;
http://www.clinicaltrials.gov/ct2/show/NCT01363986; [abgerufen am: 26.06.2012].

CONSUMER PROJECT ON TECHNOLOGY (2012A)
Avastin (Bevacizumab); http://www.cptech.org/ip/health/avastin.html; [abgerufen am:
20.06.2012].

CONSUMER PROJECT ON TECHNOLOGY (2012B)
Pfizer starts biosimilar rituximab Phase I/II trial; http://www.biosimilarnews.com/pfizer-starts-biosimilar-rituximab-phase-iii-trial; [abgerufen am: 03.07.2012].

CRESSEY, D. (2011)
Pfizer slashes R&D; in: Nature, Vol. 470, No. 7.333, S. 154.

DATAMONITOR (2004)
Singulair Case Study: Building a Successful Launch Strategy Through Clinical Differentiation; März 2004, S. 1-13.

DATAMONITOR (2005A)
IDEC-Genentech Case: Successful Late Stage Licensing Strategies; Oktober 2005, S. 1-18.

DATAMONITOR (2005B)
Lipitor Case Study: Lifecycle Management Strategies; November 2005; S. 1-14.

DAVID, E. ET AL. (2010)
New Frontiers in Pharma R&D Investment, McKinsey Quarterly, Februar 2010.

DEPARTMENT OF HEALTH (UK) (2001)
Medicines and Older People: Implementing medicines-related aspects of the NSF for Older People, März 2011, http://www.dh.gov.uk/prod_consum_dh/groups/dh_digitalassets/@dh/@en/documents/digitalasset/dh_4067247.pdf; [abgerufen am: 28.04.2012].

DERENTHAL, K. (2009)
Innovationsorientierung von Unternehmen, 1. Aufl., Wiesbaden 2009.

DEUTSCHES PATENT- UND MARKENAMT (2012A)
Gebrauchsmuster; http://www.dpma.de/gebrauchsmuster/index.html; [abgerufen am: 05.05.2012].

DE LA HAYE, R. / GEBAUER, A. (2008)
Die Entwicklung eines Arzneimittels, in: Schöffski et al. (Hrsg.), Pharmabetriebslehre, 2. Aufl., Heidelberg 2008, S. 105-114.

DEUTSCHES PATENT- UND MARKENAMT (2012A)
Marke; http://www.dpma.de/marke/index.html; [abgerufen am: 05.05.2012].

DIMASI, J.A. / HANSEN, R.W. / GRABOWSKI, H.G. / LASAGNA, L. (1991)
Cost of Innovation in the Pharmaceutical Industry; in: Journal of Health Economics Vol. 10, No. 2, S. 107–142.

DIMASI, J.A. / HANSEN, R.W. / GRABOWSKI, H.G. / LASAGNA, L. (1995)
Research and Development Costs for New Drugs by Therapeutic Category: a Study of the US Pharmaceutical Industry; in: PharmacoEconomics Vol. 7, No. 2, S. 152–169.

DINGERMANN, T. / ZÜNDORF, I. (2007)
Biosimilars – ähnlich, aber nicht gleich; in: Deutsche Apotheker Zeitung, Vol. 147, No. 38, S. 68 -74.

DREGER, C. (2000)
Strategisches Pharma-Management, Wiesbaden 2000.

DURATA THERAPEUTICS (2009)
Newly Formed Durata Therapeutics Acquires Pfizer's Vicuron Subsidiary; http://ir.stockpr.com/duratatherapeutics/archived-press-releases/detail/113/newly-formed-durata-therapeutics-acquires-pfizers-vicuron-subsidiary; [abgerufen am: 01.08.2012].

EUROPEAN COMMISSION (2008)
Pharmaceutical Sector Inquiry - Preliminary Report, DG Competition Staff Working Paper, November 2008.

EBAN, K. (2011)
The War over Lipitor; in: Fortune, Vol. 163, No. 7, S. 204-210.

EUROPEAN COMMISSION (2011)
2011 EU Industrial R&D Investment Scoreboard; http://iri.jrc.ec.europa.eu/research/scoreboard_2011.htm, [abgerufen am: 15.04.2012].

EUROPEAN MEDICINES AGENCY (2007)
Fragen und Antworten zu Biosimilar-Arzneimitteln (ähnliche biologische Arzneimittel); http://www.emea.europa.eu/docs/de_DE/document_library/Medicine_QA/2009/12/WC50 0020062.pdf; [abgerufen am: 03.07.2012].

EUROPEAN MEDICINES AGENCY (2010)
MabThera; http://www.ema.europa.eu/docs/de_DE/document_library/EPAR_-_Summary_for_the_public/human/000165/WC500025815.pdf; [abgerufen am: 26.06.2012].

EUROPEAN MEDICINES AGENCY (2011A)
Avastin; http://www.ema.europa.eu/docs/de_DE/document_library/EPAR_-_Summary_for_the_public/human/000582/WC500029260.pdf; [abgerufen am: 22.06.2012].

EUROPEAN MEDICINES AGENCY (2011B)
Herceptin; http://www.ema.europa.eu/docs/de_DE/document_library/EPAR_-_Summary_for_the_public/human/000278/WC500049819.pdf; [abgerufen am: 22.06.2012].

FEHR, J. (2009)
Entwicklung eines systematischen Verfahrens zur Untersuchung von indikationsübergreifenden Signalwegen und Zielmolekülen für pharmazeutische Forschung und Entwicklung, Marburg 2009.

FORBES (2012)
Merck & Co. Inc; http://finapps.forbes.com/finapps/BuyHoldSellAnalysis.do?tkr=mrk; [abgerufen am: 03.06.2012].

FORSTER, A. (2012)
Rheumatoide Arthritis: Was folgt nach den TNF-Blockern?; http://www.tellmed.ch/tellmed/Fachliteratur/Medizin_Spektrum/Rheumatoide_Arthritis_W as_folgt_nach_den_TNF_Blockern.php; [abgerufen am: 26.06.2012].

FUEST, B. (2011)
Generika kosten Pharmariesen jährlich Milliarden; http://www.welt.de/wirtschaft/article12668293/Generika-kosten-Pharmariesen-jaehrlich-Milliarden.html; [abgerufen am: 19.07.2012].

GASSMANN, O. / BAADER, M. A. (2011)
Patentmanagement: Innovationen erfolgreich nutzen und schützen, 3. Aufl., Heidelberg 2011.

GEMEINSAMER BUNDESAUSSCHUSS (2012)
Fragen und Antworten zur OTC-Übersicht der verordnungsfähigen, nicht verschreibungspflichtigen Arzneimittel; http://www.g-ba.de/institution/sys/faq/8/; [abgerufen am: 19.07.2012].

GENENTECH (2012A)
Herceptin Development Timeline; http://www.gene.com/gene/products/information/oncology/herceptin/timeline.html; [abgerufen am: 23.06.2012].

GENENTECH (2012B)
Herceptin in Breast Cancer Fact Sheet; http://www.gene.com/gene/products/information/oncology/herceptin/factsheet.html; [abgerufen am: 17.07.2012].

GLAXOSMITHKLINE (O. J.)
Climate Change and Health: Framing the Issue; http://www.gsk.com/publications/climate-change.pdfM [abgerufen am: 13.08.2012].

GOLDMAN, B. (2007)
HER2 Testing: The Patent "Genee" is out of the Bottle; in: Canadian Medical Accosiation Journal, Vol. 176, No. 10, S. 1443–1444.

GRABOWSKI, H. (2002)
Patents, Innovation and Access to new Pharmaceuticals; in: Journal of International Economic Law, Vol. 5, No. 4, S. 849-860.

HEITMANN,   M.   (2010)
Biosimilars: Markt im Aufbruch; in: Biospektrum, Vol. 16, No. 3, S. 360-361.

HOFMANN, S. (2012)
Pharma ist in stabiler Verfassung, in: Handelsblatt, Nr. 001 vom 02.01.2012, S. 30.

HUNT, V. / MANSON, N. / MORGAN, P. (2011)
A Wake-Up Call for Big Pharma, McKinsey Quarterly, Dezember 2011.

IMS HEALTH (2010A)
Top 20 Global Corporations, 2010, Total Audited Markets; http://www.imshealth.com/deployedfiles/ims/Global/Content/Corporate/Press%20Room/Topline%20Market%20Data/2010%20Topline%20Market%20Data/Top_20_Global_Companies.pdf; [abgerufen am: 20.04.2012].

IMS HEALTH (2010B)
Top 20 Global Therapeutic Classes, 2010, Total Audited Markets; http://www.imshealth.com/deployedfiles/ims/Global/Content/Corporate/Press%20Room/Top-line%20Market%20Data/2010%20Top-line%20Market%20Data/Top_20_Global_Therapy_Classes.pdf; [abgerufen am: 20.04.2012].

IMS HEALTH (2011A)
Total Unaudited and Audited Global Pharmaceutical Market, 2003 – 2010; http://www.imshealth.com/deployedfiles/ims/Global/Content/Corporate/Press%20Room/ Top-line%20Market%20Data/2010%20Top-line%20Market%20Data/Total_Market_ 2003-2010.pdf; [abgerufen am: 20.04.2012]

IMS HEALTH (2011B)
Total Unaudited and Audited Global Pharmaceutical Market By Region; http://www.imshealth.com/deployedfiles/ims/Global/Content/Corporate/Press%20Room/ Top-line%20Market%20Data/2010%20Top-line%20Market%20Data/Total_Regional_ Market_Size.pdf; [abgerufen am: 20.04.2012].

INNOVATIONS REPORT (2009)
M&A-Trends in der Pharma- und Biotech-Branche: Analyse eines Geschäftsmodells, 29.06.2009; http://www.innovationsreport.de/html/berichte/studien/m_a_trends_pharma_ biotech_branche_analyse_134964.html; [abgerufen am: 09.07.2012].

INNOVATIONS REPORT (2011)
Lebensbedrohliche Gefäßentzündung - Wegener-Granulomatose erkennen und behandeln, 30.05.2011; http://www.innovationsreport.de/html/berichte/biowissenschaften _chemie/lebensbedrohliche_gefaessentzuendung_wegener_176093.html; [abgerufen am: 26.06.2012].

JACK, A. (2007)
Climate Change Bites; http://www.ft.com/cms/s/0/b9e2e800-f2c8-11db-a454-000b5df10621.html#axzz23QjjOLIN; [abgerufen am: 10.04.2012].

JAMES, A. D. (2002)
The Strategic Management of Mergers and Acquisitions in the Pharmaceutical Industry: Developing a Resource-based Perspective; in: Technology Analysis & Strategic Management, Vol. 14, No. 3, S. 299-313.

KALAMAS, J. ET AL. (2002)
The New Math for Drug Licensing; in: The McKinsey Quarterly, November 2002.

KLÜTING, A. (1998)
Losartan und Valsartan, zwei AT1-Antagonisten; in: Pharmazeutische Zeitung Online, No. 48/1998; http://www.pharmazeutische-zeitung.de/index.php?id=19942; [abgerufen am: 11.07.2012].

KORONEOS, G. (2010)
5 Years Later: Conatus Acquires Idun; http://www.pharmexec.com/pharmexec/Deals/5-Years-Later-Conatus-Acquires-Idun/ArticleStandard/Article/detail/681404; [abgerufen am: 01.08.2012].

KÖLLEN, K. (2012)
Pharma-Branche drohen Milliardenverluste; http://www.wiwo.de/unternehmen/industrie/patentschutz-laeuft-aus-pharma-branche-drohen-milliardenverluste-/6016302.html; [abgerufen am: 19.07.2012].

KRESGE, N. (2010)
Teva Targets Roche's $5 Billion Rituxan Cancer Drug in Biosimilar Trial; http://www.bloomberg.com/news/2010-05-25/teva-targets-roche-s-5-billion-rituxan-cancer-drug-in-biosimilar-trial.html; [abgerufen am: 03.07.2012].

LAMNEK, S. (2005)
Qualitative Sozialforschung: Lehrbuch, 4. Aufl., Weinheim 2005.

LANGRETH, R. (2008)
Pfizer Eyes New Use for Stem Cells; http://www.forbes.com/2008/06/21/pfizer-blindness-research-biz-health-cx_rl_0623stemcell.html; [abgerufen am: 01.08.2012].

LEDFORD, H. (2011A)
Blockbuster Drug Bows Out; in: Nature, Vol. 480, No. 7375, S. 16-17.

LEDFORD, H. (2011B)
Drug Buddies; in: Nature, Vol. 474, No. 7352, S. 433-434.

LEVIN ET AL. (1987)
Appropriating the Returns from Industrial Research and Development; Brookings Papers on Economic Activity, Vol. 1987, No. 3, Special Issues on Microeconomics (1987), S. 783-831.

LOPEZ ET AL. (2006)
Global and Regional Burden of Disease and Risk Factors, 2001: Systematic Analysis of Population Health Data; in: The Lancet, Vol. 367, No. 9524, S. 1747-1757.

LÜLLMANN ET AL. (2006)
Pharmakologie und Toxikologie, 16. Aufl., Stuttgart 2006.

MAHONEY, J. T. / PANDIAN, J. R. (1992)
The Resource-Based View Within the Conversation of Strategic Management; in: Strategic Management Journal, Vol. 13, No. 5., S. 363-380.

MCKNICKLE, M. (2012)
5 blockbuster name brand drugs facing patent expiration; http://www.healthcarefinancenews.com/news/5-blockbuster-name-brand-drugs-facing-patent-expiration; [abgerufen am: 19.07.2012].

MEDTRACK (2012)
Deal Statistics; http://v1.medtrack.com/deals/DealStats.asp#list2, [abgerufen am: 06.05.2012]

MERCK KGAA (2011)
Merck ist nicht gleich Merck; http://www.merck.de/de/unternehmen/der_name_merck/der_name_merck.html; [abgerufen am: 04.07.2012].

MERCK (1999)
Annual Report 1998; http://www.wiley.com/college/weygandt/0471382280/database/merck/p4.htm; [abgerufen am: 10.07.2012].

MERCK (2001)
Annual Report 2000; http://www.anrpt2000.com/00arfinancials.pdf; [abgerufen am: 17.07.2012].

MERCK (2006)

News Release: Merck & Co., Inc. to Acquire Sirna Therapeutics, Inc.; http://phx. corporate-ir.net/phoenix.zhtml?c=141787&p=irol-newsArticle&ID=923596&highlight; [abgerufen am: 01.08.2012].

MERCK (2008)

Annual Report 2007; http://www.merck.com/investors/financials/annual-reports/home.html; [abgerufen am: 07.07.2012].

MERCK (2010A)

Annual Report 2009; http://www.merck.com/investors/financials/annual-reports/home.html; [abgerufen am: 13.07.2012].

MERCK (2010B)

News Release: Sinopharm and Merck Sign Statement of Mutual Intent; http://www.merck.com/licensing/our-partnership/Sinopharm-partnership.html; [abgerufen am: 05.08.2012].

MERCK (2010C)

News Release: Merck to Acquire SmartCells, Inc.; http://www.merck.com/newsroom/news-release-archive/corporate/2010_1202.html; [abgerufen am: 05.08.2012].

MERCK (2011)

Annual Report 2010; http://www.merck.com/investors/financials/annual-reports/home. html; [abgerufen am: 07.07.2012].

MERCK (2011B)

News Release: Merck Completes Acquisition of Inspire Pharmaceuticals, Inc.; http://www.merck.com/newsroom/news-release-archive/corporate/2011_0516.html; [abgerufen am: 01.08.2012].

MERCK (2012A)

History; http://www.merck.com/about/our-history/home.html; [abgerufen am: 04.07.2012].

MERCK (2012B)

Annual Report 2011; http://www.merck.com/investors/financials/annual-reports/home.html; [abgerufen am: 06.07.2012].

MERCK (2012C)

Pipeline; http://www.merck.com/research/pipeline/home.html; [abgerufen am: 06.07.2012].

MERCK (2012D)

Prescription Products; http://www.merck.com/product/prescription-products/home.html; [abgerufen am: 07.07.2012].

MERCK (2012E)

News Release: Merck Establishes Joint Venture with Supera Farma to Commercialize Innovative Pharmaceutical Products and Branded Generics in Brazil; http://www.merck.com/newsroom/news-release-archive/corporate/2012_0215.html; abgerufen am: 05.08.2012].

MEYER, R. (2011A)
Atorvastatin: Erste Generika in den USA; veröffentlicht am 1. Dezember 2011, http://www.aerzteblatt.de/nachrichten/48262/; [abgerufen am: 04.06.2012].

MEYER, R. (2011B)
FDA widerruft Avastin-Indikation bei Brustkrebs; veröffentlicht am 21. November 2011; http://www.aerzteblatt.de/nachrichten/48116; [abgerufen am: 19. Juni 2012].

MITTRA, J. (2007)
Life Science Innovation and the Restructuring of the Pharmaceutical Industry: Merger, Acquisition and Strategic Alliance Behaviour of Large Firms; in: Technology Analysis & Strategic Management, Vol. 19, No. 3, S. 279-301.

MOLDASCHL, M. (2011)
Zirkuläre Wissensdiskurse, in: Ibert, O. / Kujath, H. J. (Hrsg.), Räume der Wissensarbeit, Wiesbaden 2011.

MOSSINGHOFF, G. J. / BOMBELLES, T. (1996)
The importance of intellectual property protection to the American research-intensive pharmaceutical industry; in: The Columbia Journal of World Business, Vol. 31, No. 1, S. 38-48.

MÜLLER, M. (2006)
Das Geschäft mit dem Krebs, in: Facts, 15. Juni 2006, S. 40.

MUNOS, B. (2009)
Lessons from 60 years of pharmaceutical innovation; in: Nature Reviews Drug Discovery, Vol. 8, No. 959, S. 959-968.

OPENDRUGDATABASE (2012A)
Atorvastatin Parke-Davis; http://de.oddb.org/de/drugs/fachinfo/uid/2328475; [abgerufen am: 28.05.2012].

O. V. (2004)
Genentech: Avastin on track for 2004 launch; in: PharmaWatch: Cancer, Vol. 2, No. 7, S. 10.

PFIZER ANNUAL REVIEW (2011A)
Determination; http://www.pfizer.com/files/annualreport/2011/pfizer_11ar_determination.pdf; [abgerufen am: 23.05.2012].

PFIZER ANNUAL REVIEW (2011B)
Biopharmaceutical Businesses; http://www.pfizer.com/files/annualreport/2011/pfizer_11ar_biopharmaceutical_businesses.pdf; [abgerufen am: 23.05.2012].

PFIZER (2003)
Press Release: Pfizer to Acquire Esperion Therapeutics to Extend Its Research Commitment in Cardiovascular Disease; http://www.dealipedia.com/deal_view_acquisition.php?r=392; [abgerufen am: 01.08.2012].

PFIZER (2005)
Press Release: Pfizer to Acquire Idun Pharmaceuticals; http://www.prnewswire.com/news-releases/pfizer-to-acquire-idun-pharmaceuticals-54135977.html; [abgerufen am: 01.08.2012].

PFIZER (2010)
Pressemitteilung: Wyeth wird Pfizer: Zusammenführung in Deutschland vollzogen; http://www.pfizer.de/medien/meldungen/meldung/news/wyeth-wird-pfizer-zusammenfuehrung-in-deutschland-vollzogen.htm; [abgerufen am: 01.08.2012].

PFIZER (2011A)
Geschichte; http://www.pfizer.de/unternehmen/geschichte.htm; [abgerufen am: 22.05.2012].

PFIZER (2011B)
Rezeptpflichtige Medikamente; http://www.pfizer.de/unternehmen/geschaeftsfelder/rezeptpflichtige-medikamente.htm?L=title; [abgerufen am: 23.05.2012].

PFIZER (2011C)
Financial Report 2011; http://www.pfizer.com/files/annualreport/2011/financial/financial2011.pdf; [abgerufen am: 21.05.2012].

PFIZER (2012A)
Zahlen und Fakten; http://www.pfizer.de/unternehmen/unternehmensprofil/zahlen-und-fakten.htm; [abgerufen am: 22.05.2012].

PFIZER (2012B)
Leadership and Structure; http://www.pfizer.com/about/leadership_and_structure/leadership_structure.jsp; [abgerufen am: 22.05.2012].

PFIZER (2012C)
Pipeline; http://www.pfizer.com/files/research/pipeline/2012_0510/pipeline_2012_0510.pdf; [abgerufen am: 25.05.2012].

PFIZER (2012D)
Pressemitteilung: Pfizer engagiert sich verstärkt für Kinderarzneimittel-Sicherheit; http://www.pfizer.at/index.php?id=1441&print=1&no_cache=1&product_id=&tx_ttnews%5Btt_news%5D=491&tx_felistalphabetical%5Bbuchstabe%5D; [abgerufen am: 20.06.2012].

PHARMAPROJECTS (2012)
About Us: Mission Statement; http://www.pharmaprojects.com/about_us/#; [abgerufen am: 15.05.2012].

PICOT, G. (2005)
Handbuch Mergers & Acquisitions, 3. Aufl., Stuttgart 2005.

PIRK, O. / SCHÖFFSKI, O (2012)
Primärdatenerhebung; in: Schöffski, O. / Graf v. d. Schulenburg, J.-M. (Hrsg.), Gesundheitsökonomische Evaluationen, 4. Aufl., Heidelberg 2012, S. 197-243.

PREUSKER, U. K. (HRSG.) (2010)
Lexikon des deutschen Gesundheitssystems, 3. Aufl., Heidelberg 2010.

PRICEWATERHOUSECOOPERS (2007)
Pharma 2020: The vision; http://www.pwc.com/gx/en/pharma-life-sciences/pharma-2020/pharma-2020-vision-path.jhtml; [abgerufen am: 05.03.2012].

PRICEWATERHOUSECOOPERS (2008)
Pharma 2020: Virtual R&D; http://www.pwc.com/gx/en/pharma-life-sciences/pharma-2020/pharma2020-virtual-rd-which-path-will-you-take.jhtml; [abgerufen am: 05.03.2012].

PR NEWSWIRE (2002)
Roche erwirbt Rechte auf viel versprechendes Krebsmedikament-Portfolio von Antisoma; http://www.wallstreet-online.de/diskussion/661244-1-10/roche-erwirbt-rechte-auf-viel-versprechendes-krebsmedikament-portfolio-von-antisoma; [abgerufen am: 01.08.2012].

PROFF, H. (2012)
Beidhändiges Management im langfristigen, radikalen diskontinuierlichen Übergang der Automobilindustrie in die Elektromobilität, in: Proff, H. et al. (Hrsg), Zukünftige Entwicklungen in der Mobilität, Wiesbaden 2012, S. 259-272.

PRO GENERIKA E. V. (2008)
Biosimilars: Ein Handbuch, Berlin 2008.

QIAN, Y. (2002)
Do National Patent Laws Stimulate Domestic Innovation in a Global Patenting Environment? A Cross-Country Analysis of Pharmaceutical Patent Protection, 1978-2002; in: The Review of Economics and Statistics, Vol. 89, No. 3, S. 436-453.

RAASCH, C. / SCHÖFFSKI, O. (2008)
Management des Patentablaufs, in: Schöffski et al. (Hrsg.) (2008), Pharmabetriebslehre, 2. Aufl., Heidelberg 2008, S. 215-233.

RAASCH, C. (2010)
Der Patentauslauf von Pharmazeutika als Herausforderung beim Management des Produktlebenszyklus, 2. Aufl., Wiesbaden 2010.

RANBAXY LABORATORIES (2011)
Ranbaxy announces Launch of Astorvastatin, Generic Lipitor, in the U.S.; http://www.ranbaxy.com/news/newsdisp.aspx?cp=987&flag=LN; [abgerufen am: 04.06.2012].

REUTERS (2012)
Basics kopiert umsatzstärkstes Medikament; http://www.handelsblatt.com/unternehmen/industrie/deutsche-pharmafirma-basics-kopiert-umsatzstaerkstes-medikament/v_detail_tab_print/6292944.html; [abgerufen am: 29.05.2012].

RIEDL, P. (2010)
Intellectual Property – Patente und Marken, in: Die Pharmaindustrie: Einblick – Durchblick – Perspektiven, 3. Aufl., Heidelberg 2010, S. 217-242.

ROCHE (O. J.)
Roche – An Innovator's Perspective and Position on Biosimilars; www.roche.com/irp101005.pdf; [abgerufen am: 02.07.2012].

ROCHE (1999)
Geschäftsbericht 1999; http://www.roche.com/de/investors/annual_reports/annual_reports_archive.htm; [abgerufen am: 22.06.2012].

ROCHE (2000)
Geschäftsbericht 2000; http://www.roche.com/de/investors/annual_reports/annual_reports_archive.htm; [abgerufen am: 22.06.2012].

ROCHE (2001)
Geschäftsbericht 2001; http://www.roche.com/de/investors/annual_reports/annual_ reports_archive.htm; [abgerufen am: 22.06.2012].

ROCHE (2002)
Medienmitteilung: Roche und Genmab geben eine Intensivierung ihrer Zusammenarbeit auf dem Gebiet der Antikörper bekannt; http://www.pressrelations.de/new/standard/ result_main.cfm?pfach=1&n_firmanr_=103020&sektor=pm&detail=1&r=96575&sid= &aktion=jour_pm&quelle=0&profisuche=1; [abgerufen am: 01.08.2012].

ROCHE (2004)
Medienmitteilung: Roche verkauft Consumer Health-Geschäft – klare Fokussierung auf Pharma und Diagnostics; http://www.roche.com/de/media/media_releases/med-cor-2004-07-19.htm; [abgerufen am: 16.07.2012].

ROCHE (2005A)
Short Insight into the World of Patents; www.roche.com/sus_eth_pat.pdf; [abgerufen am: 04.06.2012].

ROCHE (2005B)
Medienmitteilung: Roche erwirbt das in der Schweiz ansässige Unternehmen GlycArt Biotechnology und baut damit ihr Know-how in der Forschung von therapeutischen Antikörpern aus; http://www.roche.com/de/media/media_releases/med-cor-2005-07-19.htm; [abgerufen am: 01.08.2012].

ROCHE (2006A)
Geschäftsbericht 2006; http://www.roche.com/de/investors/annual_reports/annual_ reports_archive.htm; [abgerufen am: 22.06.2012].

ROCHE (2006B)
Medienmittteilung: FDA erteilt erste Zulassung für Rituxan (MabThera) gegen rheumatoide Arthritis; http://www.roche.com/de/med-cor-2006-03-01; [abgerufen am: 29.06.2012].

ROCHE (2007A)
Geschäftsbericht 2007; http://www.roche.com/de/investors/annual_reports/annual_ reports_archive.htm; [abgerufen am: 22.06.2012].

ROCHE (2007B)
Media Release: Roche acquires THP to expand its therapeutic antibody research; http://www.roche.com/med-cor-2007-04-02.htm; [abgerufen am: 01.08.2012].

ROCHE (2008A)
Medienmitteilung: Roche übernimmt das Biotechnologie-Unternehmen Piramed; http://www.roche.com/de/media/media_releases/med-cor-2008-04-15.htm; [abgerufen am: 01.08.2012].

ROCHE (2008B)
Roche übernimmt Mirus um Forschung auf dem Gebiet der RNAi-Applikation voranzutreiben; http://www.roche.com/de/media/media_releases/med-cor-2008-07-22.htm; [abgerufen am: 01.08.2012].

ROCHE (2008C)
Medienmitteilung: Roche startet Übernahme von ARIUS um Zugang zu neuer Screening-Plattform für Antikörpertherapeutika zu erhalten; http://www.roche.com/ de/media/media_releases/med-cor-2008-07-23.htm; [abgerufen am: 01.08.2012].

ROCHE (2009)
Medienmitteilung: Roche und Genentech erzielen einvernehmliche
Übernahmevereinbarung: Durch den Zusammenschluss beider Organisationen
entsteht ein führendes innovatives Healthcare Unternehmen; http://www.roche.com/
de/media/media_releases/med-cor-2009-03-12.htm; [abgerufen am: 01.08.2012].

ROCHE (2010)
Medienmitteilung: Roche investiert rund 190 Millionen Franken in infusionfreies
Verabreichungsgerät für neue Herceptin-Formulierung; http://www.roche.com/de/med-
cor-2010-01-20; [abgerufen am: 29.06.2012].

ROCHE (2011A)
Jahresabschlussbericht 2010; http://www.roche.com/de/investors/annual_reports/
annual_reports_2010.htm; [abgerufen am: 19.06.2012].

ROCHE (2011B)
Medienmitteilung: Roche unterzeichnet Vereinbarung zur Übernahme von Anadys
Pharmaceuticals; http://www.roche.com/de/media/media_releases/med-cor-2011-10-
17.htm; [abgerufen am: 01.08.2012].

ROCHE (2012A)
Meilensteine; http://www.roche.com/de/about_roche/milestones.htm; [abgerufen am:
05.06.2012].

ROCHE (2012B)
Firmenportrait; http://www.roche.com/de/about_roche/at_a_glance/company_portrait.
htm; [abgerufen am: 05.06.2012].

ROCHE (2012C)
Unternehmensstruktur; http://www.roche.com/de/about_roche/at_a_glance/company_
structure.htm; [abgerufen am: 05.06.2012].

ROCHE (2012D)
Übersicht Forschung und Entwicklung; http://www.roche.com/de/research_and_
development/r_d_overview.htm; [abgerufen am: 07.06.2012].

ROCHE (2012E)
Jahresabschlussbericht 2011, http://www.roche.com/investors/annual_reports.htm;
[abgerufen am: 15.06.2012].

ROCHE (2012F)
Pharma Pipeline; http://www.roche.com/de/research_and_development/pipeline/
roche_pharma_pipeline.htm; [abgerufen am: 16.06.2012].

ROCHE (2012G)
Indikationsgebiete; http://www.roche.com/de/about_roche/business_fields/disease_
areas.htm; [abgerufen am: 15.06.2012].

ROCHE (2012H)
Finanzbericht 2011; http://www.roche.com/de/investors/annual_reports.htm; [abgerufen
am: 19.06.2012].

ROCHE (2012I)
Medienmittteilung: Herceptin von Roche als subkutane Injektion ist patientenfreundlicher
und reduziert Gesundheitskosten im Vergleich zur gängigen intravenösen Infusion;
www.roche.com/de/med-cor-2012-03-23-d.pdf; [abgerufen am: 23.06.2012].

ROCKOFF, J. D. (2009)
Merck to Buy Rival for $41 Billion; http://online.wsj.com/article/SB123659326420569463.
html; [abgerufen am: 01.08.2012].

RUMELT, R. P. (1984)
Toward a Strategic Theory of the Firm; in: Lamb, R. (Hrsg.), Competitive Strategic Management, Prentice-Hall, Englewood Cliffs, NJ 1984, S. 556-570.

SCHERING-PLOUGH (2005)
Schering-Plough und NeoGenesis teilen Vereinbarung mit; http://www.presseportal.ch/
de/pm/100007107/100485235/schering-plough-und-neogenesis-teilen-vereinbarung-mit;
[abgerufen am: 05.08.2012].

SCHERING-PLOUGH (2007)
Schering-Plough übernimmt Organon BioSciences; http://www.ots.at/
presseaussendung/OTS_20070313_OTS0281/schering-plough-
uebernimmt-organon-biosciences; [abgerufen am: 05.08.2012].

SCHLEMMINGER, M. (2010)
The proof of the pudding – die Zulassung, in: Die Pharmaindustrie: Einblick – Durchblick
– Perspektiven, 3. Aufl., Heidelberg 2010, S. 135-148.

SEIßLER, J. (2011)
Update diabetische Nephropathie; http://www.bayerischerinternistenkongress.de/
abstracts-2011/Seissler.pdf; [abgerufen am: 11.07.2012].

SINGER, N. (2009)
Merck to Buy Schering-Plough for $41.1 Billion; http://www.nytimes.com/2009/03/10/
business/10drug.html?pagewanted=all; [abgerufen am: 04.07.2012].

STATISTISCHES BUNDESAMT (2008)
Klassifikation der Wirtschaftszweige. Mit Erläuterungen, Wiesbaden, 2008.

STRESSGEN BIOTECHNOLOGIES CORPORATION (2003)
Stressgen Biotechnologies und Roche haben weltweite Zusammenarbeit im Bereich
Entwicklung und Zusammenarbeit im Wert von bis zu 204 Millionen US-Dollar bekannt
gegeben; http://www.prnewswire.co.uk/news-releases/stressgen-biotechnologies-und-
roche-haben-weltweite-zusammenarbeit-im-bereich-entwicklung-und-zusammenarbeit-
im-wert-von-bis-zu-204-millionen-us-dollar-bekannt-gegeben-155461495.html;
[abgerufen am: 01.08.2012].

THE PHARMALETTER (2012)
First Launch Of Parke-Davis' Lipitor; http://www.thepharmaletter.com/file/32410/first-
launch-of-parke-davis-lipitor.html; [abgerufen am: 29.05.2012].

THIEROLF, C. (2008)
Kosten und Finanzierung pharmazeutischer Forschung und Entwicklung; in: Schöffski et
al. (Hrsg.), Pharmabetriebslehre, 2. Aufl., Heidelberg 2008, S. 117-128.

TUSHMAN, M. L. / O'REILLY, C. A. (1996)
Ambidextrous Organizations: Managing Evolutionary and Revolutionary Change, in: California Management Review, Vol. 38, No. 4, S. 8-30.

VERBAND FORSCHENDER ARZNEIMITTELHERSTELLER (2011)
Statistics 2011. Berlin 2011.

VERBAND FORSCHENDER ARZNEIMITTELHERSTELLER E. V. (VFA) (2002)
Innovative Arzneimittel. Schlüssel zu therapeutischem Fortschritt. Berlin 2002.

VERBAND FORSCHENDER ARZNEIMITTELHERSTELLER E.V. (VFA) / INSTITUT DER DEUTSCHEN WIRTSCHAFT KÖLN (2011)
Die Pharmazeutische Industrie in Deutschland: Ein Branchenportrait, Berlin, Köln 2011.

VICURON PHARMACEUTICALS INC. (2005)
Pfizer to Acquire Vicuron Pharmaceuticals to Extend its Research Commitment in Anti-Infectives; http://www.prnewswire.com/news-releases/pfizer-to-acquire-vicuron-pharmaceuticals-to-extend-its-research-commitment-in-anti-infectives-54699602.html; [abgerufen am: 01.08.2012].

ZWEIFEL, P. ET AL. (2009)
Health Economics, 2. Aufl., Heidelberg 2009.

Anhang

1. Steckbrief Avastin

Steckbrief Avastin		
Name (Auswahl)	**Substanz bzw. Wirkstoff**	**Erfinder**
bevacizumab		
anti-VEGF MAb, Genentech		
anti-VEGF MAb, Roche	Bevacizumab	Hoffmann-LaRoche
Avastin		
R-435		
Indikationen		
Krankheit	**Krankheitsgruppe**	**Krankheits-Status**
Hirnkrebs	Krebs	Eingeführt
Kolorektalkrebs	Krebs	Eingeführt
Nicht-kleinzelliges Lungenkarzinom	Krebs	Eingeführt
Nierenkrebs	Krebs	Eingeführt
Brustkrebs	Krebs	Zugelassen
Eierstockkrebs	Krebs	Zugelassen
Kopf-Hals-Krebs	Krebs	Phase III
Leberkrebs	Krebs	Phase III
Bauchspeicheldrüsenkrebs	Krebs	Phase III
Prostatakrebs	Krebs	Phase III
Magen-Darm-Krebs (Magen)	Krebs	Phase III
Magen-Darm-Krebs (Stroma)	Krebs	Phase III
Peritonealkrebs (Bauchfell)	Krebs	Phase III
Eileiterkrebs	Krebs	Phase III
Neuroendokriner Karzinoid-Krebs	Krebs	Phase III
Blasenkrebs	Krebs	Phase II
Gebärmutterkörperkrebs	Krebs	Phase II
Kleinzelliges Lungenkarzinom	Krebs	Phase II
Hautkrebs	Krebs	Phase II
Myelom-Krebs (Knochenmark)	Krebs	Phase II
Schilddrüsenkrebs	Krebs	Phase II
Mesotheliom (diffus wachsender Tumor)	Krebs	Phase II
Chronische lymphozytische Leukämie	Krebs	Phase II
Weichgewebesarkom	Krebs	Phase II
Lymphozytäre Leukämie (CLL), B-Zellen	Krebs	Abgebrochen
Non-Hodgkin-Lymphom	Krebs	Abgebrochen
Therapieklassen		
Therapieklasse	**Therapieklassen-Status**	
Humanisierter monoklonaler Antikörper	Eingeführt	
Antikanzerös, immunologisch	Eingeführt	

Quelle: Eigene Darstellung. Daten entnommen aus Pharmaprojects und Pipeline Datenbank.

2. Steckbrief Herceptin

Steckbrief Herceptin		
Name (Auswahl)	**Substanz bzw. Wirkstoff**	**Erfinder**
trastuzumab		
Herceptin		
anti-HER-2 MAb, Genentech	trastuzumab	Hoffmann-LaRoche
anti-HER-2 MAb, Roche		
rhuMAb HER2		
Indikationen		
Krankheit	**Krankheitsgruppe**	**Krankheits-Status**
Brustkrebs	Krebs	Eingeführt
Speiseröhrenkrebs	Krebs	Eingeführt
Magenkrebs	Krebs	Eingeführt
Hirnkrebs	Krebs	Phase II
Blasenkrebs	Krebs	Keine Weiterentwicklung berichtet
Kolorektalkrebs	Krebs	Keine Weiterentwicklung berichtet
Nicht-kleinzelliges Lungenkarzinom	Krebs	Keine Weiterentwicklung berichtet
Bauchspeicheldrüsenkrebs	Krebs	Keine Weiterentwicklung berichtet
Nierenkrebs	Krebs	Keine Weiterentwicklung berichtet
Therapieklassen		
Therapieklasse	**Therapieklassen-Status**	
Humanisierter monoklonaler Antikörper	Eingeführt	
Antikanzerös, immunologisch	Eingeführt	

Quelle: Eigene Darstellung. Daten entnommen aus Pharmaprojects und Pipeline Datenbank.

3. Steckbrief Rituxan / Mab Thera

Steckbrief Rituxan/MabThera		
Name (Auswahl)	**Substanz bzw. Wirkstoff**	**Erfinder**
rituximab		
MabThera		
Rituxan	rituximab	Biogen Idec
anti-CD20 MAb, Genentech		
anti-CD20 MAb, Roche		
Indikationen		
Krankheit	**Krankheitsgruppe**	**Krankheits-Status**
Rheumatoide Athritis	Muskuloskeletale Erkrankungen (Bewegungsapparat)	Eingeführt
Non-Hodgkin-Lymphom, diffuses großzelliges B-Zelllymphom (NHL)	Krebs	Eingeführt
Non-Hodgkin-Lymphom, follikuläres Lymphom (NHL)	Krebs	Eingeführt
Chronische lymphozytäre Leukämie (CLL), B-Zellen	Krebs	Eingeführt
Wegener-Granulomatose (Gefäßentzündung, Vaskulitis)	Immunologische Erkrankungen	Zugelassen
Mikroskopische Polyangiitis (MPA) (Gefäßentzündung, Vaskulitis)	Immunologische Erkrankungen	Zugelassen
Hodgkin-Lymphom	Krebs	Phase II
Verletzung der Hornhaut (Auge)	Sensorik	Phase II
Thrombozytopenische Purpura (Blutgerinsel)	Blut und Gerinnung	Phase II
Nierensklerose	Muskuloskeletale Erkrankungen (Bewegungsapparat)	Phase II
Pemphigoid (blasenbildende Hauterkrankung)	Hautkrankheiten	Phase II
Systematischer Lupus erythematosus (Autoimmunerkrankung)	Immunologische Erkrankungen	Abgebrochen
Lupus Nephritis	Urogenitale Erkrankungen	Abgebrochen
Sjögren-Syndrom	Alimentäre Stoffwechselerkrankungen	Keine Weiterentwicklung berichtet
Ankylosierende Spondylitis	Muskuloskeletale Erkrankungen (Bewegungsapparat)	Keine Weiterentwicklung berichtet
Multiple Sklerose, schubförmig remittierend	Neurologische Erkrankungen	Keine Weiterentwicklung berichtet
Waldenströms Makroglobulinämie	Krebs	Keine Weiterentwicklung berichtet
Opsoklonus-Myoklonus-Syndrom	Neurologische Erkrankungen	Keine Weiterentwicklung berichtet
Multiple Sklerose, primär progredient	Neurologische Erkrankungen	Keine Weiterentwicklung berichtet
Therapieklassen		
Therapieklasse	**Therapieklassen-Status**	
Monoklonaler Antikörper, chimär	Eingeführt	
Krebs, immunologisch	Eingeführt	
Antiathritisch, immunologoisch	Eingeführt	
Entzündungshemmer	Zugelassen	
Hämatologie	Phase II	
Antiparkinson	Phase II	
Ophtalmologie	Phase II	

Urologie	Phase II
Multiple Sklerose Behandlung	Keine Weiterentwicklung berichtet
Immunhemmer	Abgebrochen

Quelle: Eigene Darstellung. Daten entnommen aus Pharmaprojects und Pipeline Datenbank.

4. Steckbrief Lipitor

<table>
<tr><td colspan="4" align="center">Steckbrief Lipitor</td></tr>
<tr><td>Name (Auswahl)</td><td>Substanz bzw. Wirkstoff</td><td colspan="2">Originator</td></tr>
<tr><td>Lipitor</td><td rowspan="5">Atorvastatin Calcium</td><td colspan="2" rowspan="5">Pfizer</td></tr>
<tr><td>atorvastatin (chewable, tablet, suspension, etc.)</td></tr>
<tr><td>Cardyl</td></tr>
<tr><td>Sortis</td></tr>
<tr><td>Tahor</td></tr>
<tr><td colspan="4" align="center">Indikationen</td></tr>
<tr><td>Krankheit</td><td colspan="2">Krankheitsgruppe</td><td>Krankheits-Status</td></tr>
<tr><td>Hypercholesterolämie</td><td colspan="2">Herz-Kreislauf</td><td>Eingeführt</td></tr>
<tr><td>Hypertriglyzeridämie</td><td colspan="2">Herz-Kreislauf</td><td>Eingeführt</td></tr>
<tr><td>Sonstige Hyperlipidämien</td><td colspan="2">Herz-Kreislauf</td><td>Eingeführt</td></tr>
<tr><td>Alzheimer</td><td colspan="2">Neurologie</td><td>Keine Weiterentwicklung berichtet</td></tr>
<tr><td colspan="4" align="center">Therapieklassen</td></tr>
<tr><td>Therapieklasse</td><td colspan="3">Therapieklassen-Status</td></tr>
<tr><td>Gefäßverkalkung</td><td colspan="3">Eingeführt</td></tr>
<tr><td>Kardiovaskulär</td><td colspan="3">Eingeführt</td></tr>
<tr><td>Symptomatisches Antidiabetikum</td><td colspan="3">Eingeführt</td></tr>
<tr><td>Neuroprotektiv</td><td colspan="3">Eingeführt</td></tr>
<tr><td>Steigerung der Gehirnleistung</td><td colspan="3">Keine Weiterentwicklung berichtet</td></tr>
</table>

Quelle: Eigene Darstellung. Daten entnommen aus Pharmaprojects und Pipeline Datenbank.

5. Steckbrief Singulair

Steckbrief Singulair		
Name (Auswahl)	**Substanz bzw. Wirkstoff**	**Erfinder**
Emlucast		
Singulair		
Romilast	montelukast sodium	Merck & Co.
Lukair		
montelukast		
Indikationen		
Krankheit	**Krankheitsgruppe**	**Krankheits-Status**
Asthma	Atemwege	Eingeführt
Ganzjährige allergische Rhinitis	Atemwege	Eingeführt
Saisonale allergische Rhinitis	Atemwege	Eingeführt
Atopisches Ekzem / Neurodermitis	Dermatologie	Keine Weiterentwicklung berichtet
Therapieklassen		
Therapieklasse	**Therapieklassen-Status**	
Anti-Asthma	Eingeführt	
Antiallergisch, kein Asthma	Eingeführt	

Quelle: Eigene Darstellung. Daten entnommen aus Pharmaprojects und Pipeline Datenbank.

6. Steckbrief Cozaar

Steckbrief Cozaar		
Name (Auswahl)	**Substanz bzw. Wirkstoff**	**Erfinder**
Avastar		
Cozaar		
Cosaar	losartan potassium	Bristol-Myers Squibb
Cozart		
Lorzaar		
Indikationen		
Krankheit	**Krankheitsgruppe**	**Krankheits-Status**
Herzinsuffizienz	Herz-Kreislauf	Eingeführt
Bluthochdruck, unspezifiziert	Herz-Kreislauf	Eingeführt
Diabetische Nephropathie[383]	Stoffwechsel, alimentär bedingt	Eingeführt
Therapieklassen		
Therapieklasse	**Therapieklassen-Status**	
Blutdrucksenkend, Renin-System	Eingeführt	
Kardiostimulierend	Eingeführt	
Symptomatisches Antidiabetikum	Eingeführt	
Urologisch	Eingeführt	

Quelle: Eigene Darstellung. Daten entnommen aus Pharmaprojects und Pipeline Datenbank.

---

[383] Dabei handelt es sich um Nierenschäden infolge einer Diabetes-Erkrankung, was die zweithöchste Folgeerkrankung (nach Amputationen infolge des diabetischen Fußsyndroms) des Diabetes darstellt. Der Einsatz von AT1-Hemmern kann das Fortschreiten dieser Erkrankung aufhalten.

7. Unternehmensprofile

	Hoffmann-La Roche	Pfizer Inc.	Merck & Co., Inc.
Gründung	1896, Schweiz	1849, USA	1668, Deutschland bzw. 1891, USA
Ursprung	Herstellung pharmazeutischer Substanzen	Herstellung von Rohchemikalien für Pharma- und Lebensmittelindustrie	Herstellung pharmazeutischer Substanzen
Mitarbeiter in 2011	80.000	100.000	86.000
Gesamtumsatz in 2011	45,3 Mrd. USD	67,4 Mrd. USD	48,0 Mrd. USD
Pharmaumsatz in 2011	34,9 Mrd. USD (77%)	57,7 Mrd. USD (86%)	41,3 Mrd. USD (86%)
Geschäftsbereiche	**Pharmaceuticals** und Diagnostics	**Worldwide Biopharmaceutical Businesses** und Pfizer Diversified Businesses	**Pharmaceutical**, Animal Health, Consumer Care und Alliances
Therapieschwerpunkt akt. Pharma-Produktportfolio	Onkologie (57%)	Herz-Kreislauf- und Stoffwechselerkrankungen	Atemwegser- erkrankungen / Immunologie (27%)
Therapieschwerpunkt F&E-Pipeline	Onkologie (59%)	Onkologie (27%), Neurologie / Schmerz (23%)	Herz-Kreislauferkrankungen (17%), Onkologie (17%)
Ø F&E-Quote (2000-2011)	16,9%	15,4%	16,1%
Anzahl Projekte in Pipeline	117 (76 in Phase II bis Registrierung)	87 (64 in Phase II bis Registrierung)	35 (in Phase II bis Registrierung)
Bedeutende M&As	• 1994: Übernahme *Syntex Corporation* (Pharma), Umfirmierung in Roche Bioscience • 2009: Vollständige Übernahme von *Genentech* (Biotech)	• 2000: Fusion mit *Warner-Lambert* (Pharma) • 2003: Übernahme von *Pharmacia* (Pharma) • 2009: Akquisition von *Wyeth* (insb. Biopharmazeutika, Impfstoffe)	• 2009: Übernahme von *Schering-Plough* (Pharma)

8. Blockbuster-Profile

Medikament	Hoffmann-LaRoche			Pfizer Inc.	Merck & Co., Inc.	
	Avastin	Herceptin	Rituxan/MabThera	Lipitor	Singulair	Cozaar
Wirkstoff	Bevacizumab	Trastuzumab	Rituximab	Atorvastatin Calcium	Montelukast Sodium	Losartan Potassium
Erfinder	Roche und Genentech	Genentech (jetzt Roche)	Biogen Idec	Parke-Davis (Warner-Lambert)	Merck	DuPont (Bristol-Myers-Squibb) und Merck
Chemischer Ursprung	Biopharmazeutikum, monoklonaler Antikörper, bindet an Gefäßwachstumsfaktor VEGF	Biopharmazeutikum, monokloner Antikörper, bindet an Wachstumsfaktor HER2	Biopharmazeutikum, monklonaler chimärischer Antikörper, bindet an das CD20-Antigen	Chemisch-synthetisch	Chemisch-Synthetisch	Chemisch-synthetisch
Primäres Therapiegebiet	Onkologie	Onkologie	Onkologie	Kardiovaskuläre Erkrankungen	Atemwegs-erkrankungen	Kardiovaskuläre Erkrankungen
Zugelassene Indikationen	6 ▪ Darmkrebs ▪ Lungenkrebs ▪ Nierenkrebs ▪ Hirntumore ▪ Brustkrebs ▪ Eierstockkrebs	2 ▪ Brustkrebs ▪ Magenkrebs	6 ▪ 2 Arten von Lymphdrüsen-krebs ▪ Leukämie ▪ Rheumatoide Arthritis ▪ 2 Arten der Vaskulitis	3 ▪ Hypercholesterinämie ▪ Hyperlipidämie ▪ Hypertriglyceridämie Bei allen drei Indikationen geht es um erhöhte Blutfettwerte	3 ▪ Chronisches Asthma ▪ Saisonale Rhinitis ▪ Ganzjährige Rhinitis	3 ▪ Bluthochdruck ▪ Herzinsuffizienz ▪ Diabetische Nephropathie
Patentanmeldung	Mai 95	Aug 94	Nov 93	Feb 91	Dez 94	Dez 88
Erste Marktzulassung	Mrz 04	Jan 99	Jan 98	Apr 97	Feb 98	Jan 95
Patentablauf	vor. 2019 (USA)	vor. 2019 (USA), Europa 2015	vor. 2018 (USA), Europa 2013	2011 (USA), Europa 2012	2012 (USA), Europa 2013	2010 (USA und Europa)
Markteintrittsstrategie	First-Mover	First-Mover	First-Mover	Differentiator	Second-to-market	First-Mover

9. F&E-Pipeline bei Roche: Projekte mit intern entdeckten Substanzen

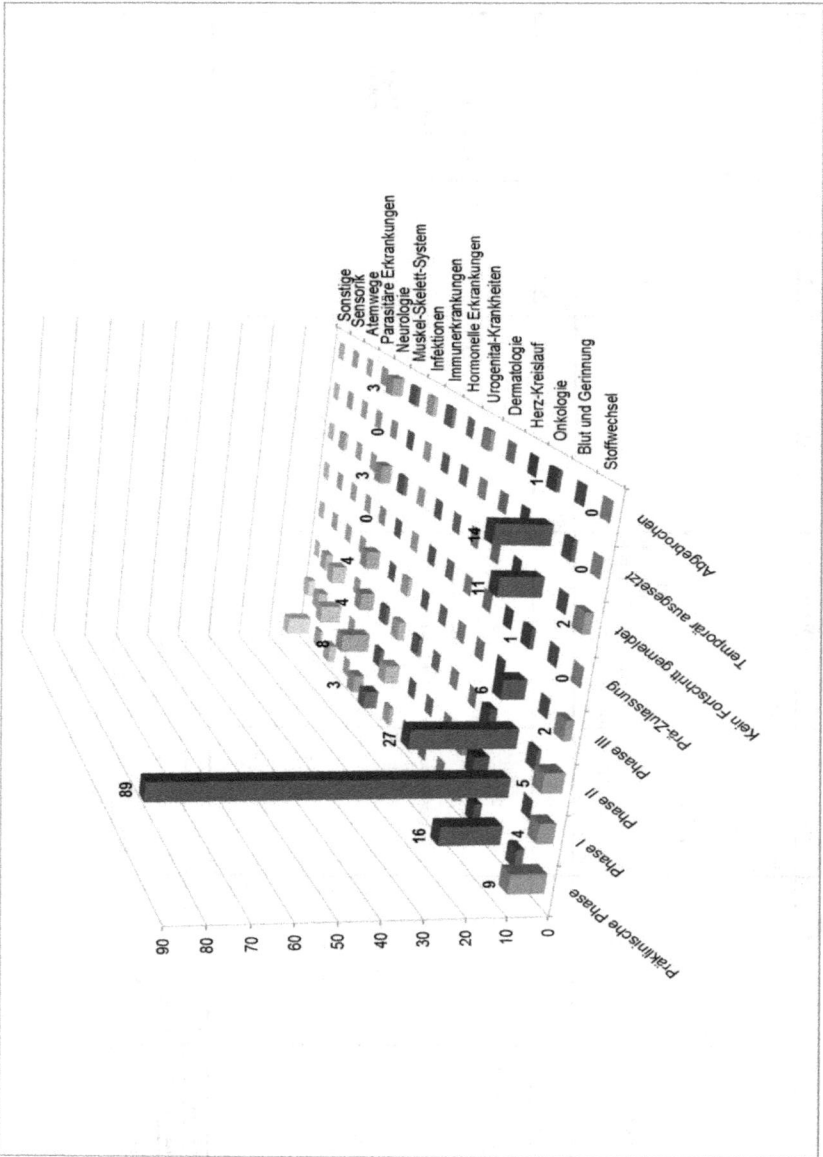

10. F&E-Pipeline bei Pfizer: Projekte mit intern entdeckten Substanzen

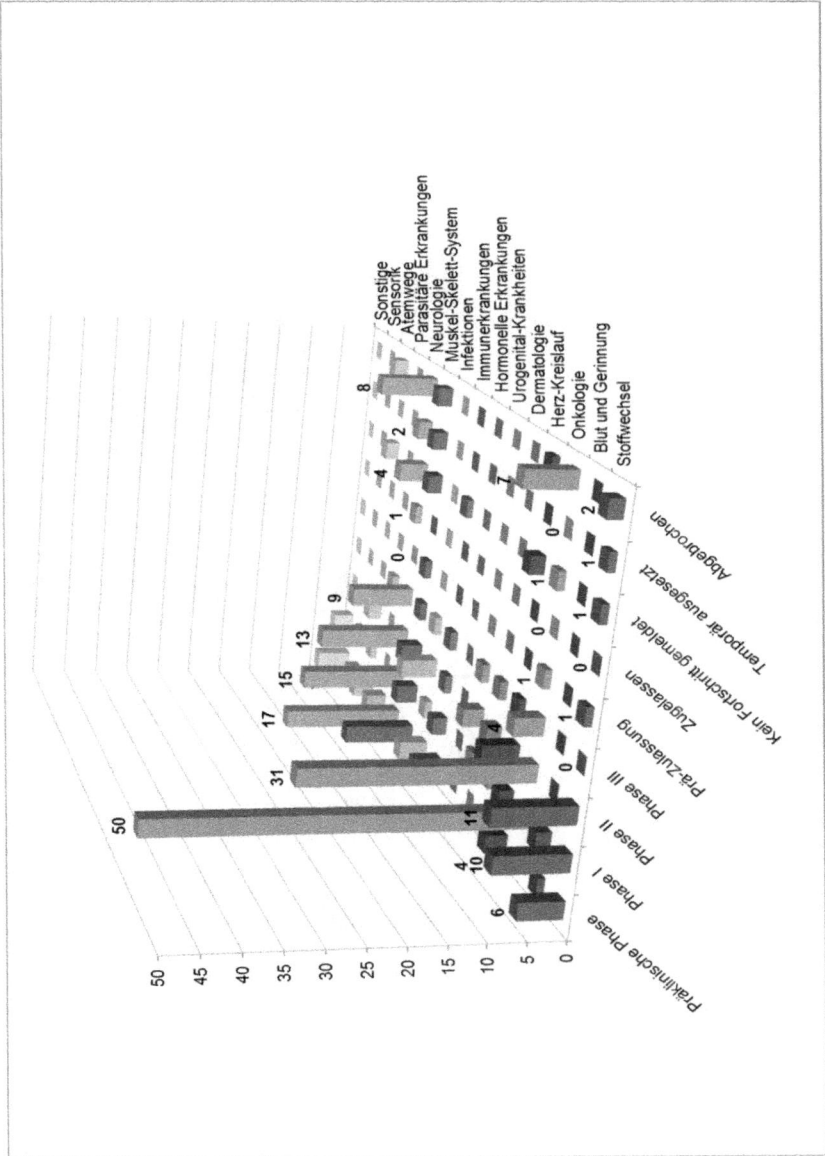

11. F&E-Pipeline bei Merck: Projekte mit intern entdeckten Substanzen

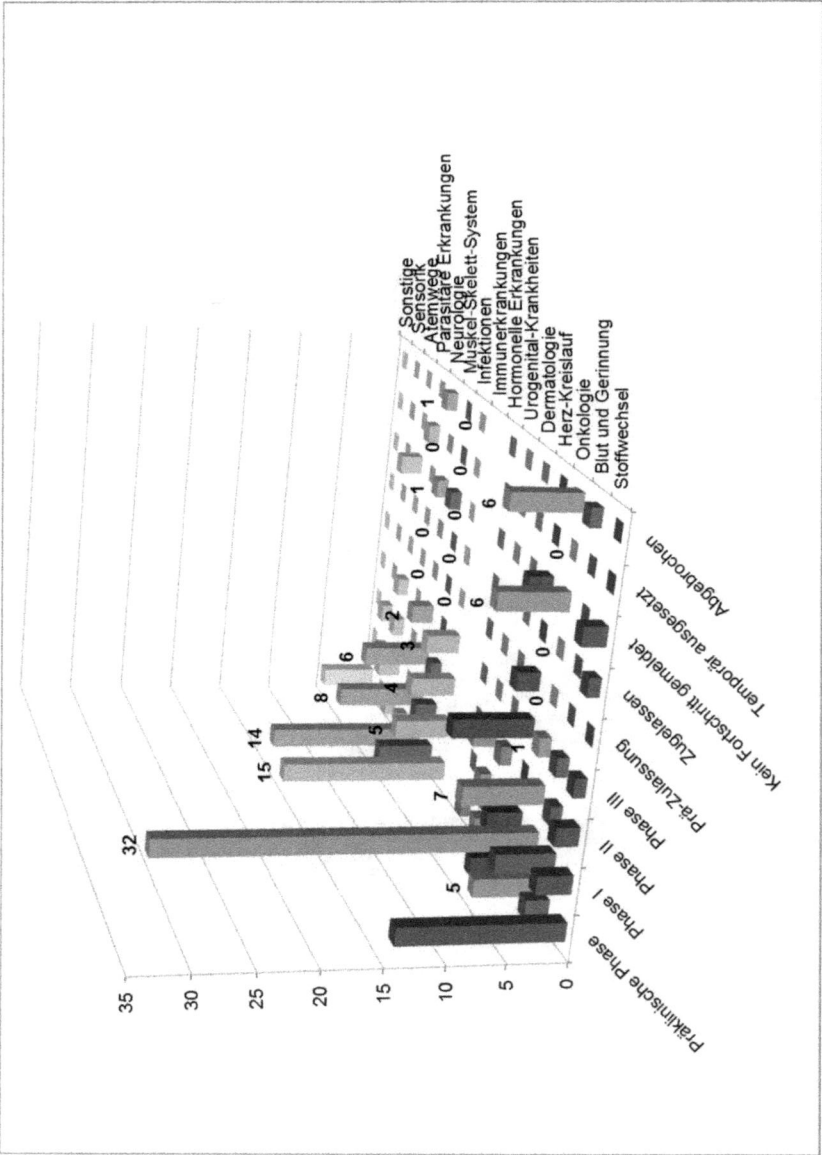